国家卫生健康委员会"十四五"规划教材

全国高等中医药教育教材

供护理学类专业用

护理人文修养与沟通

第 3 版

護理

主　编　王文姮　金胜姬

副主编　王　力　黄卫东　卢咏梅　李东雅

编　者　（按姓氏笔画排序）

王　力（江西中医药大学）　　　　张一敏（成都中医药大学）

王文姮（山东中医药大学）　　　　张钰群（南京中医药大学）

王向荣（湖北中医药大学）　　　　金胜姬（南京中医药大学）

王岩梅（上海中医药大学）　　　　郝会欣（河北中医学院）

卢咏梅（广州中医药大学）　　　　徐东娥（浙江省立同德医院）

田丽霞（山东中医药大学）　　　　郭莉莉（山西中医药大学）

任　蓁（黑龙江中医药大学）　　　黄卫东（长春中医药大学）

李东雅（湖南中医药大学）　　　　蔡华娟（浙江中医药大学）

人民卫生出版社

·北京·

图书在版编目（CIP）数据

护理人文修养与沟通/王文姮，金胜姬主编. —3版. —北京：人民卫生出版社，2021.8（2025.4 重印）
ISBN 978-7-117-31575-3

Ⅰ.①护… Ⅱ.①王…②金… Ⅲ.①护理学-医学伦理学-中医学院-教材 Ⅳ.①R47②R-052

中国版本图书馆 CIP 数据核字（2021）第 156257 号

| 人卫智网 | www.ipmph.com | 医学教育、学术、考试、健康，购书智慧智能综合服务平台 |
| 人卫官网 | www.pmph.com | 人卫官方资讯发布平台 |

护理人文修养与沟通
Huli Renwen Xiuyang yu Goutong
第 3 版

主　　编：王文姮　　金胜姬
出版发行：人民卫生出版社（中继线 010-59780011）
地　　址：北京市朝阳区潘家园南里 19 号
邮　　编：100021
E - mail：pmph @ pmph.com
购书热线：010-59787592　010-59787584　010-65264830
印　　刷：廊坊一二〇六印刷厂
经　　销：新华书店
开　　本：850×1168　1/16　　印张：19
字　　数：474 千字
版　　次：2012 年 6 月第 1 版　　2021 年 8 月第 3 版
印　　次：2025 年 4 月第 7 次印刷
标准书号：ISBN 978-7-117-31575-3
定　　价：68.00 元

打击盗版举报电话：010-59787491　E-mail：WQ @ pmph.com
质量问题联系电话：010-59787234　E-mail：zhiliang @ pmph.com

数字增值服务编委会

主　编　王文姐　金胜姬

副主编　王　力　黄卫东　卢咏梅　李东雅

编　者　（按姓氏笔画排序）

　　　　王　力（江西中医药大学）

　　　　王　博（山东中医药大学）

　　　　王文姐（山东中医药大学）

　　　　王向荣（湖北中医药大学）

　　　　王岩梅（上海中医药大学）

　　　　卢咏梅（广州中医药大学）

　　　　任　蓁（黑龙江中医药大学）

　　　　李东雅（湖南中医药大学）

　　　　张一敏（成都中医药大学）

　　　　张钰群（南京中医药大学）

　　　　金胜姬（南京中医药大学）

　　　　郝会欣（河北中医学院）

　　　　徐东娥（浙江省立同德医院）

　　　　郭莉莉（山西中医药大学）

　　　　黄卫东（长春中医药大学）

　　　　蔡华娟（浙江中医药大学）

修 订 说 明

为了更好地贯彻落实《中医药发展战略规划纲要(2016—2030年)》《中共中央国务院关于促进中医药传承创新发展的意见》《教育部 国家卫生健康委 国家中医药管理局关于深化医教协同进一步推动中医药教育改革与高质量发展的实施意见》《关于加快中医药特色发展的若干政策措施》和新时代全国高等学校本科教育工作会议精神,做好第四轮全国高等中医药教育教材建设工作,人民卫生出版社在教育部、国家卫生健康委员会、国家中医药管理局的领导下,在上一轮教材建设的基础上,组织和规划了全国高等中医药教育本科国家卫生健康委员会"十四五"规划教材的编写和修订工作。

为做好新一轮教材的出版工作,人民卫生出版社在教育部高等学校中医学类专业教学指导委员会、中药学类专业教学指导委员会和第三届全国高等中医药教育教材建设指导委员会的大力支持下,先后成立了第四届全国高等中医药教育教材建设指导委员会和相应的教材评审委员会,以指导和组织教材的遴选、评审和修订工作,确保教材编写质量。

根据"十四五"期间高等中医药教育教学改革和高等中医药人才培养目标,在上述工作的基础上,人民卫生出版社规划、确定了第一批中医学、针灸推拿学、中医骨伤科学、中药学、护理学5个专业100种国家卫生健康委员会"十四五"规划教材。教材主编、副主编和编委的遴选按照公开、公平、公正的原则进行。在全国50余所高等院校2 400余位专家和学者申报的基础上,2 000余位申报者经教材建设指导委员会、教材评审委员会审定批准,聘任为主编、副主编、编委。

本套教材的主要特色如下:

1. **立德树人,思政教育** 坚持以文化人,以文载道,以德育人,以德为先。将立德树人深化到各学科、各领域,加强学生理想信念教育,厚植爱国主义情怀,把社会主义核心价值观融入教育教学全过程。根据不同专业人才培养特点和专业能力素质要求,科学合理地设计思政教育内容。教材中有机融入中医药文化元素和思想政治教育元素,形成专业课教学与思政理论教育、课程思政与专业思政紧密结合的教材建设格局。

2. **准确定位,联系实际** 教材的深度和广度符合各专业教学大纲的要求和特定学制、特定对象、特定层次的培养目标,紧扣教学活动和知识结构。以解决目前各院校教材使用中的突出问题为出发点和落脚点,对人才培养体系、课程体系、教材体系进行充分调研和论证,使之更加符合教改实际、适应中医药人才培养要求和社会需求。

3. **夯实基础,整体优化** 以科学严谨的治学态度,对教材体系进行科学设计、整体优化,体现中医药基本理论、基本知识、基本思维、基本技能;教材编写综合考虑学科的分化、交叉,既充分体现不同学科自身特点,又注意各学科之间有机衔接;确保理论体系完善,知识点结合完备,内容精练、完整,概念准确,切合教学实际。

4. **注重衔接,合理区分** 严格界定本科教材与职业教育教材、研究生教材、毕业后教育教材的知识范畴,认真总结、详细讨论现阶段中医药本科各课程的知识和理论框架,使其在教材中得以凸显,既要相互联系,又要在编写思路、框架设计、内容取舍等方面有一定的区分度。

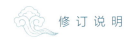

5. **体现传承,突出特色** 本套教材是培养复合型、创新型中医药人才的重要工具,是中医药文明传承的重要载体。传统的中医药文化是国家软实力的重要体现。因此,教材必须遵循中医药传承发展规律,既要反映原汁原味的中医药知识,培养学生的中医思维,又要使学生中西医学融会贯通,既要传承经典,又要创新发挥,体现新版教材"传承精华、守正创新"的特点。

6. **与时俱进,纸数融合** 本套教材新增中医抗疫知识,培养学生的探索精神、创新精神,强化中医药防疫人才培养。同时,教材编写充分体现与时代融合、与现代科技融合、与现代医学融合的特色和理念,将移动互联、网络增值、慕课、翻转课堂等新的教学理念和教学技术、学习方式融入教材建设之中。书中设有随文二维码,通过扫码,学生可对教材的数字增值服务内容进行自主学习。

7. **创新形式,提高效用** 教材在形式上仍将传承上版模块化编写的设计思路,图文并茂、版式精美;内容方面注重提高效用,同时应用问题导入、案例教学、探究教学等教材编写理念,以提高学生的学习兴趣和学习效果。

8. **突出实用,注重技能** 增设技能教材、实验实训内容及相关栏目,适当增加实践教学学时数,增强学生综合运用所学知识的能力和动手能力,体现医学生早临床、多临床、反复临床的特点,使学生好学、临床好用、教师好教。

9. **立足精品,树立标准** 始终坚持具有中国特色的教材建设机制和模式,编委会精心编写,出版社精心审校,全程全员坚持质量控制体系,把打造精品教材作为崇高的历史使命,严把各个环节质量关,力保教材的精品属性,使精品和金课互相促进,通过教材建设推动和深化高等中医药教育教学改革,力争打造国内外高等中医药教育标准化教材。

10. **三点兼顾,有机结合** 以基本知识点作为主体内容,适度增加新进展、新技术、新方法,并与相关部门制订的职业技能鉴定规范和国家执业医师(药师)资格考试有效衔接,使知识点、创新点、执业点三点结合;紧密联系临床和科研实际情况,避免理论与实践脱节、教学与临床脱节。

本轮教材的修订编写,教育部、国家卫生健康委员会、国家中医药管理局有关领导和教育部高等学校中医学类专业教学指导委员会、中药学类专业教学指导委员会等相关专家给予了大力支持和指导,得到了全国各医药卫生院校和部分医院、科研机构领导、专家和教师的积极支持和参与,在此,对有关单位和个人表示衷心的感谢! 希望各院校在教学使用中,以及在探索课程体系、课程标准和教材建设与改革的进程中,及时提出宝贵意见或建议,以便不断修订和完善,为下一轮教材的修订工作奠定坚实的基础。

人民卫生出版社

2021 年 3 月

前　言

　　"人"者仁也，仁者"人"也；"文"，为表达人性的方式。因此，人文修养即为培养"人"的学科。随着护理事业的发展，一方面护理既是高科技、高技术含量的知识密集型行业，另一方面护理服务的对象是人，更是一门"人学"。这就需要护理学的发展建立在对人性充分认识与理解基础之上，护士的培养需要以增强人文情感、人际沟通技巧，以及不断完善心理素质为目的，使其在不断学习、积累人文知识的过程中并在人文环境的熏陶下，将人文修养内化为自己的人格、气质，以提高整个护理队伍的综合素质。护理人文修养与沟通是护理专业教育中人文素质教育的重要课程，以培养学生优秀的人格、气质与修养为宗旨，使学生具备良好的、相对稳定的内在品质，为提高学生的人文素质起到核心主导作用。

　　《护理人文修养与沟通》作为国家卫生健康委员会"十四五"规划教材，以高等护理教育人才培养目标为依据，以高等院校护理专业学生为对象，以人文知识与护理专业有机结合为特色，结合护理实践进行编写，充分体现新时代人才培养、护理事业发展和护理人文教育创新。

　　本教材紧紧围绕教育教学改革方向，对教材体系进行科学规划，坚持"立德树人"，在内容上根据护士应具备的人文修养要素进行优选整合，主要介绍了护理人文修养、护理文化修养、护理社会学修养、护理职业素养、护理美学修养、护理礼仪修养、护理人际关系和沟通理论、护理工作中常用的沟通方式和技巧、护理人际关系与特殊情境中的沟通、护患沟通实践应用等，并将中国传统文化融入各个章节，具有实用性和发展性的特点。教材结构上注重护理与人文结合、理论与实践结合，传承与创新结合，通过"提纲挈领"式的引导，既荟萃护理人文教育的基本内容，也给教学留下了很大的发挥空间。为便于教学，教材引入学习目标、案例分析、课堂互动、思政元素等多种模块，正文中还穿插内容丰富的知识链接、拓展阅读等，章后附有学习小结、复习思考题等，有助于提高学生自主学习的兴趣。教材编写中始终以适应新时代对护理人才的需要为宗旨，在教学方法上与时俱进，书中设有随文二维码，通过扫码，学生可对教材的数字增值服务内容进行自主学习，体现了"乐教乐学"的课堂教学理念。

　　本教材共分十章，共有十六位编写人员参加编写，编写人员有多年的护理教学经验和临床护理实践经历。本教材的编写人员包括金胜姬、张钰群、李东雅、王力、蔡华娟、卢咏梅、张一敏、王向荣、郝会欣、王文姬、田丽霞、郭莉莉、徐东娥、黄卫东、王岩梅、任蓁。他们为本书的编写做了大量的工作，在此表示感谢。

编者

2021 年 3 月

目 录

第一章 绪论——追溯护理本源，提升护理温度 ……………………………………… 1

第一节 概述——万物悉备，莫贵于人 ……………………………………………… 1
一、人文 …………………………………………………………………………… 2
二、人文科学与人文学科 ………………………………………………………… 2
三、人文精神 ……………………………………………………………………… 3
四、人文修养 ……………………………………………………………………… 3

第二节 中医与人文——医乃仁术 ………………………………………………… 4
一、中医人文思想溯源 …………………………………………………………… 4
二、中医人文思想核心要素 ……………………………………………………… 6
三、医学人文传统的流失与复归 ………………………………………………… 7

第三节 护理与人文——推己及人，尽善尽美，守护生命 ………………………… 9
一、护理学的人文特征 …………………………………………………………… 9
二、南丁格尔创建的护理人文精神 ……………………………………………… 10
三、护理人文关怀 ………………………………………………………………… 11
四、护士应具备的人文修养 ……………………………………………………… 15
五、提高护士人文修养的途径和方法 …………………………………………… 18

第四节 护理哲学修养——理不明则识不精 ……………………………………… 19
一、哲学概述 ……………………………………………………………………… 19
二、护理认知与实践 ……………………………………………………………… 21
三、护理专业价值观 ……………………………………………………………… 23
四、护理工作中哲学修养的培养 ………………………………………………… 25

第二章 护理文化修养——积淀底蕴，绽放护理魅力 …………………………… 30

第一节 概述——以文化人，重在引领 …………………………………………… 30
一、文化的含义与结构 …………………………………………………………… 30
二、文化的特征与功能 …………………………………………………………… 32
三、中医文化的指导思想 ………………………………………………………… 34

第二节 文化与健康——文化养生，智慧生活 …………………………………… 35
一、文化影响生活方式 …………………………………………………………… 35
二、文化影响就医行为 …………………………………………………………… 36

三、健康文化学 ………………………………………………………………… 36

四、中医养生文化 ………………………………………………………………… 37

第三节 护理文化——白衣天使远航中的灯塔 ……………………………… 39

一、护理文化的含义、特征与功能 …………………………………………… 39

二、护理文化的内容 …………………………………………………………… 40

三、跨文化护理理论 …………………………………………………………… 40

四、文化休克 …………………………………………………………………… 42

第四节 医院文化——仁心仁术,救死扶伤 ………………………………… 44

一、医院文化的含义与特征 …………………………………………………… 44

二、医院文化的内容 …………………………………………………………… 46

第三章 护理社会学修养——进德修业,融会贯通 ………………………… 48

第一节 护理社会学概述——以人为本,一体同心 ………………………… 48

一、社会学及其含义 …………………………………………………………… 48

二、社会学的基本概念 ………………………………………………………… 49

三、护理社会学研究的对象与内容 …………………………………………… 51

第二节 护理的社会属性——顺势而为,尽善尽美 ………………………… 52

一、护理学发展的社会动因 …………………………………………………… 52

二、护理在社会中的地位与作用 ……………………………………………… 53

三、护理的社会化 ……………………………………………………………… 54

四、护理实践中的社会角色 …………………………………………………… 55

第三节 社会问题与护理——辨证施治,多管齐下 ………………………… 56

一、社会问题的界定 …………………………………………………………… 56

二、常见的社会问题概述 ……………………………………………………… 56

三、社会问题与护理干预 ……………………………………………………… 58

四、护理与社会支持系统 ……………………………………………………… 61

第四节 社会因素与健康——眼观六路,耳听八方 ………………………… 62

一、社会因素与健康的关系 …………………………………………………… 62

二、影响健康的社会因素 ……………………………………………………… 63

第五节 护理工作中的社会学修养——明天地之理道,播撒人文关怀 …… 66

一、护理中的社会学方法 ……………………………………………………… 66

二、提高护士的社会学修养 …………………………………………………… 67

第四章 护理职业素养——一事精致,便能动人 …………………………… 71

第一节 护理职业情感——知之、好之,而后乐之 ………………………… 71

一、护理职业情感的含义 ……………………………………………………… 71

二、护理职业情感的特征表现 ………………………………………………… 72

第二节 护理职业态度——内化于心,外化于行 …………………………… 73

一、概述 ……………………………………………………………………………… 73

二、护理职业认同 …………………………………………………………………… 74

三、护理职业忠诚 …………………………………………………………………… 74

四、敬业强度 ………………………………………………………………………… 75

第三节　护理职业道德——仁心仁术,厚德载物 ……………………………………… 76

一、道德概述 ………………………………………………………………………… 76

二、护理职业道德 …………………………………………………………………… 78

三、临床护理工作中的道德要求 …………………………………………………… 82

第四节　护理职业能力——精诚精进,方得始终 ……………………………………… 87

一、概述 ……………………………………………………………………………… 87

二、能力与职业的匹配 ……………………………………………………………… 88

三、护士职业能力的构成 …………………………………………………………… 88

四、护理职业素养的培养 …………………………………………………………… 91

第五章　护理美学修养——擢审美能力,彰护理之美 ……………………………… 95

第一节　概述——启美之面纱,入美学之堂 …………………………………………… 95

一、美与美学概述 …………………………………………………………………… 95

二、护理美学概述 …………………………………………………………………… 99

第二节　美的基本形态——大千世界,斑斓多姿 ……………………………………… 102

一、自然美 …………………………………………………………………………… 102

二、社会美 …………………………………………………………………………… 103

三、艺术美 …………………………………………………………………………… 106

四、科学美 …………………………………………………………………………… 107

第三节　形式美与美的范畴——美之形,琳琅满目 …………………………………… 108

一、形式美 …………………………………………………………………………… 108

二、美的基本范畴 …………………………………………………………………… 110

第四节　护理美感——悦耳目,悦心意,悦神志 ……………………………………… 111

一、美感 ……………………………………………………………………………… 111

二、护理美感 ………………………………………………………………………… 112

第五节　护理审美与审美评价——美不自美,因人而彰 ……………………………… 114

一、护理审美概述 …………………………………………………………………… 114

二、护理美的塑造与审美实践 ……………………………………………………… 115

三、护理审美评价 …………………………………………………………………… 118

第六章　护理礼仪修养——不学礼,无以立 ………………………………………… 122

第一节　概述——博学于文,约之以礼 ………………………………………………… 122

一、礼仪的概念与内涵 ……………………………………………………………… 122

二、礼仪的特性 ……………………………………………………………………… 123

三、礼仪的功能 …………………………………………………………………………… 124

第二节　护士社交礼仪——敬人者，人恒敬之 …………………………………………… 126

一、见面礼仪 ……………………………………………………………………………… 127

二、通信礼仪 ……………………………………………………………………………… 130

三、公共礼仪 ……………………………………………………………………………… 133

第三节　护士职业礼仪——仁之发处自是爱 ……………………………………………… 134

一、护士仪表礼仪 ………………………………………………………………………… 134

二、护士体态礼仪 ………………………………………………………………………… 140

三、护士言谈礼仪 ………………………………………………………………………… 147

第四节　涉外礼仪——国无礼则不宁 ……………………………………………………… 148

一、涉外礼仪的基本规则 ………………………………………………………………… 149

二、涉外护理工作的礼仪 ………………………………………………………………… 150

第五节　求职礼仪——亮出你的风采 ……………………………………………………… 151

一、书面求职礼仪 ………………………………………………………………………… 151

二、面试礼仪 ……………………………………………………………………………… 154

三、网络求职礼仪 ………………………………………………………………………… 156

第七章　护理人际关系和沟通理论——沟通是管理的浓缩 ……………………………… 161

第一节　人际关系概述——天时不如地利，地利不如人和 ……………………………… 161

一、人际关系的概念及特征 ……………………………………………………………… 161

二、建立良好人际关系的策略 …………………………………………………………… 163

三、护理人际关系概念及特征 …………………………………………………………… 165

四、建立良好护理人际关系的意义 ……………………………………………………… 166

第二节　人际交往的社会心理基础——己所不欲，勿施于人 …………………………… 167

一、人际交往的动机与需求 ……………………………………………………………… 167

二、人际认知理论 ………………………………………………………………………… 169

三、认知形成的心理效应 ………………………………………………………………… 171

四、人际吸引理论 ………………………………………………………………………… 172

第三节　人际沟通概述——沟通从心开始 ………………………………………………… 177

一、沟通的含义与构成要素 ……………………………………………………………… 177

二、人际沟通的含义与类型 ……………………………………………………………… 178

三、人际沟通的特点与功能 ……………………………………………………………… 180

四、非暴力沟通 …………………………………………………………………………… 181

第四节　人际沟通的层次与影响因素——思想产生于交往 ……………………………… 183

一、人际沟通的层次 ……………………………………………………………………… 183

二、人际沟通的影响因素 ………………………………………………………………… 184

第五节　护理工作中的人际沟通——善人者，人亦善之 ………………………………… 185

一、人际沟通在护理工作中的作用 ……………………………………………………… 185

二、护理人员人际沟通能力的培养 ………………………………………………………… 186

第八章　护理工作中常用的沟通方式和技巧——和谐护患关系,彰显仁爱风采 ……… 191

第一节　护患沟通变量——和谐关系之本 …………………………………………………… 191

一、共情 ………………………………………………………………………………………… 191

二、自我暴露 …………………………………………………………………………………… 192

三、信任 ………………………………………………………………………………………… 192

四、控制 ………………………………………………………………………………………… 192

五、确认 ………………………………………………………………………………………… 193

第二节　护士的语言沟通——发乎心,言之宜 ……………………………………………… 194

一、概述 ………………………………………………………………………………………… 194

二、护士语言沟通的主要类型——交谈 …………………………………………………… 195

三、护士应具备的语言修养和技巧 ………………………………………………………… 199

第三节　护士的非语言沟通——始于心,止于行 …………………………………………… 203

一、概述 ………………………………………………………………………………………… 203

二、非语言沟通的分类 ……………………………………………………………………… 204

三、非语言沟通的应用 ……………………………………………………………………… 208

第四节　其他类型的沟通——与时俱进 …………………………………………………… 209

一、演讲沟通 …………………………………………………………………………………… 209

二、书面沟通 …………………………………………………………………………………… 213

三、现代传播媒介与沟通 …………………………………………………………………… 214

第五节　护理实践中的治疗性沟通——事半功倍 ………………………………………… 214

一、治疗性沟通的概述 ……………………………………………………………………… 214

二、治疗性沟通的实施步骤 ………………………………………………………………… 217

三、治疗性沟通在护理实践中的应用 ……………………………………………………… 219

第九章　护理人际关系与特殊情境中的沟通——做有专业感、职业范儿的护理人 … 223

第一节　护患关系与沟通——有理也应让三分 …………………………………………… 223

一、护患关系的特点与模式 ………………………………………………………………… 223

二、影响护患关系的因素 …………………………………………………………………… 225

三、护患标准化沟通与技巧 ………………………………………………………………… 226

第二节　医护关系与沟通——和为贵,守护健康的同盟军 ……………………………… 229

一、医护关系特点与模式 …………………………………………………………………… 229

二、影响医护关系的因素 …………………………………………………………………… 230

三、医护标准化沟通与技巧 ………………………………………………………………… 231

第三节　护际关系与沟通——共享智慧,抱团成长 ……………………………………… 233

一、护士间交往心理与矛盾 ………………………………………………………………… 234

二、护际沟通技巧 …………………………………………………………………………… 234

第四节　护士与其他健康工作者之间的沟通——做善于沟通的职业代言人 ·············· 235

一、与医技人员的沟通 ······························· 236

二、与后勤人员的沟通 ······························· 236

三、与社区护士的沟通 ······························· 236

四、与媒体的沟通 ······························· 236

五、与外籍同行的沟通 ······························· 237

第五节　特殊情境中的沟通——世界因关怀而温暖 ······························· 237

一、与不同在院阶段患者及家属的沟通 ······························· 237

二、在特殊环境中的沟通 ······························· 241

三、与特殊心理状态患者的沟通 ······························· 243

四、与特殊病情患者的沟通 ······························· 245

五、跨文化护理中的沟通 ······························· 249

六、处理投诉的沟通技巧 ······························· 253

第十章　护患沟通实践应用——融入临床情境,体会人文沟通 ······························· 255

第一节　新生儿期——五脏始成,成而未全 ······························· 255

案例一　宝宝住院 ······························· 255

第二节　婴幼儿期——五脏始全,全而未壮 ······························· 256

案例二　小儿静脉输液 ······························· 257

第三节　学龄前期——五脏始壮,生机旺盛 ······························· 259

案例三　小儿雾化吸入 ······························· 259

第四节　学龄期——五脏始定,血气已通 ······························· 260

案例四　癫痫发作患儿急救 ······························· 260

第五节　青春期——血气始盛,肌肉方长 ······························· 261

案例五　外伤后 ······························· 261

案例六　自发性气胸 ······························· 262

案例七　艾条灸缓解经期疼痛 ······························· 263

第六节　成年早期——五脏大定,生理最佳 ······························· 265

案例八　急性阑尾炎 ······························· 265

案例九　上消化道出血后 ······························· 266

案例十　不孕症伴焦虑情绪 ······························· 268

案例十一　分娩前 ······························· 270

第七节　成年中期——腠理始疏,平盛不摇 ······························· 271

案例十二　乳癌术前 ······························· 271

案例十三　乳癌术后 ······························· 272

案例十四　耳穴埋籽缓解失眠 ······························· 273

第八节　成年晚期——五脏始衰,气机始滞 ······························· 275

案例十五　慢性支气管炎发作 ······························· 275

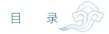

案例十六　罹患肿瘤接受化疗 ·· 276

案例十七　刮痧治疗中暑 ··· 278

第九节　临终期——人尽天年,生命终结 ····························· 279

案例十八　安宁照护 ··· 280

主要参考文献 ··· 283

第一章

绪　论
——追溯护理本源，提升护理温度

01章PPT

PPT 课件

📐 **学习目标**

1. 熟悉人文、人文科学、人文精神的内涵与护理工作的关系。
2. 掌握护理学人文特征和护理人文关怀的内涵。
3. 熟悉中医传统人文思想和中国传统护理人文修养的内涵。
4. 熟悉提升护士人文修养和哲学修养的方法。
5. 尊重人的价值和独特性，理解人文精神是护理内在发展的动力和灵魂，自觉提升护士人文修养。

自从有了人类，也就有了护理工作的萌芽，护理贯穿于人的生老病死的全过程。可以说，护理学是一门关于人的科学，因为它研究"人"的健康与疾病，服务于人的保健与康复，以"人的健康"为中心。

当人类对"健康"的认识不再局限于"没有疾病和病症"的狭小范围，而是扩展到"个体在躯体健康、心理健康、社会适应良好和道德健康四个方面皆健全的状态"时，护士不再单纯只致力于疾病和病症护理，而是转向从整体的人的角度出发，使护理涵盖人的生理、心理、社会、精神、环境等诸方面的健康需求，护士的角色也从护理的实施者，拓展为教育者、咨询者、健康生活方式的倡导者等。在此过程中，要求护士必须全面而整体地观察人、认识人、理解人、尊重人、关爱人，而后方能运用整体护理服务于人。

由此可见，护理既是高科技、高技术含量的知识密集型行业，又是一项最具人性、最富人情的工作；它必须是科技性和人文性的完美结合和统一；它不仅是一门科学，更是一门艺术。护士则是融知识技术和人文修养为一体的高素质的专业工作者。

第一节　概　述
——万物悉备，莫贵于人

护理的服务对象是人，男女老少、各行各业、贫富妍媸无所不有，他们不只是年龄不同、性情各异、病情不一，而且出现在护士面前时，正是其面目、形象、精神最不堪的时候，往往也是他们情绪最不稳定、对生活比较绝望的时候。这些无疑对护理人员的涵养、人文素质提出了更高的要求。

笔记栏

一、人文

什么是人文？在西方，人文一词源于拉丁文"humanus"，文艺复兴时代的进步思想家，用它来表示与正统经院神学研究相对立的世俗人文研究。英文中，humanity 表示"人文"，它含有人道或仁慈、人性、人类几层意思，强调以人为中心，重视人生幸福与人生责任。

在中国的传统文化中浸透着浓厚的人文气息，"人文"一词最早出自《易经》中贲卦的彖辞："刚柔交错，天文也。文明以止，人文也。观乎天文以察时变；观乎人文以化成天下。"北宋的程颐在《伊川易传》中这样注释："天文，天之理也；人文，人之道也。天文，谓日月星辰之错列，寒暑阴阳之代变，观其运行，以察四时之速改也。人文，人理之伦序，观人文以教化天下，天下成其礼俗，乃圣人用贲之道也。"其中表述的"人文"是指礼乐教化方面的人类文明。《后汉书·公孙瓒传论》中提到了另一种观点："舍诸天运，徵乎人文，则古之休烈，何远之有！"李贤（唐）的注释是："天运犹天命也，人文犹人事也。"在这里，人文指的是与人有关的事情，是处理人与自然，人与社会以及人与自身之间关系的事情。可见中国传统的人文教化包含着两重意义：一是强调人的内在修养，二是强调礼乐仪式风俗等文化形式。

《辞海》对人文一词的解释是：人文指人类社会的各种文化现象。在这里，人文涵盖了除原始的、天然的现象之外人类自己创造出来的所有文化现象，包括语言文化、宗教信仰、风俗习惯、饮食习惯、礼仪服饰等，其中人文尤指那些先进的、科学的、优秀的、健康的文化现象。

也有学者把"人文"当作是"人"与"文"组合的说法，"文"意指玉之纹理，引申为文化、文明，"人文"即人之纹理，对人文的理解更多地注重人文的内化作用，认为"人"讲的是理想的"人"、理想的"人性"的观念；后一部分讲达到这种理想人性的方式，即文而化之的培养方案。概括起来，人文的含义，一方面指人性，成为文明的人或理想的人，具有其最高价值观念；另一方面指人类社会各种文化现象。在人类社会实践和意识活动中长期孕育的价值观念、审美情趣、思维方式等构成了文化的核心部分。从医学角度而言，人文是指对生命的一种敬畏和关爱之心，对真善美的不懈追求。

二、人文科学与人文学科

1. 人文科学　人文科学（the human sciences）是指以人的社会存在为研究对象，以揭示人的本质和人类社会发展规律为目的的科学。人文科学的功能是教化，它作用于人的感情状态，在潜移默化中改变人的价值观，影响人的情趣和气质，并激发人的创造潜能。因此，人文科学的任务概括起来有：①探讨人的本质：人文科学探讨人的本质，研究人的文化生命，而人的文化生命诠释了人的本质；②建立价值体系：人文科学通过对人类精神文化现象的本质、内在联系、发展规律等方面的研究，探索人类生存的意义和价值，帮助人们树立正确的世界观、人生观和价值观；③塑造精神家园：精神世界是人文化生命的"家"，人文科学是对精神世界进行思考和探求，从而帮助人们塑造自己的精神家园。

2. 人文学科　人文学科（the humanities）是以观察、分析及批判来探讨人类情感、道德和理智等各门学科的总称，包括哲学、历史学、文学、美学、伦理学、逻辑学、宗教学、人类学、社会学、政治学、心理学、教育学、法律学和经济学等，甚至还涉及哲学和自然科学中与人性有关的学科知识，特别是生命科学的有关知识，内容相当广泛，是一个宏大的学术集群。

3. 人文科学与人文学科的关系　人文学科不等同于人文科学。一般认为人文学科是学校设置的学科之一，属于教育学的基本科目类别；人文科学则是人文学科这一独立知识领域的总称,主要探讨人的意识、情感、精神活动。人文科学依托于人文学科的教育形态,通过知识传授、环境熏陶,使之内化为人格、气质、修养,成为人相对稳定的内在品格。

三、人文精神

人文精神是指一种注重人的发展与完善,强调人的价值和需要,关注现实世界存在的基本意义,并且在现实生活中努力实践这种价值、需要和意义的精神,是对自我成为生命整体和谐的理想人或获得理想价值观念的永恒追求,是在历史中形成和发展的由人类优秀文化积淀凝聚而成的精神,是一种内在于主体的精神品格。它的内涵包括:

1. 关注人的生存 即是对人自身命运的理解和把握,是对人的生存价值的关注。人文精神对人的关怀和关注是全面、多层次、多维度的,既包括物质性的关爱,也包括精神性的关怀。人文精神在个人与个人、个人与社会之间,是一种双向互动式、平等自由式的关爱。

2. 尊重人的尊严和价值 人文精神倡导一个人珍惜自己的生命,珍惜自己的生活,是以首先珍惜他人的生命和生活为前提的,一个人自我价值的实现是通过向社会做奉献而予以实现的。每个人都有权追求自己的幸福生活,有自己的尊严与价值。每个个体都有独特的生命价值和个体意识,有权选择人生过程并在其中实现自我价值。

3. 宽容对待具有合理性的各种观念 当今世界社会文化、个人利益和生活方式都趋于多元化,追求人与人之间的绝对统一是不可能的。因此,承认每个人都是独特的、不可替代的,学会理解和尊重不同思想观念的人,具有与群体合作共处的真诚态度,应该成为现代人具备的一种精神和一种风度。

4. 重视人的发展 人的精神是知识、情感、意志和心理的完整体,人文精神把人自身作为发展的根本目的,重视一个人全面而和谐的发展,尽可能满足个人各个层面的需求。

在医疗护理工作中,人文精神代表着医务人员的整体人文素养。医学人文精神在医疗护理行为过程中的核心内涵,是指医护人员充分发挥其内在积极性,通过人本主义服务观指导和帮助患者,并实施恰当的医疗护理行为,以提高人的生命价值,使人格受到尊重,个性得以发展(包括健康人和患者的身心达到和谐统一,同步提升)。

四、人文修养

修养是指理论、知识、艺术、思想等方面的一定水平,以及养成的正确的待人处事的态度,通常也是一个人综合能力与素质的体现。人文修养(humanity cultivation)是指一个人在人文思想、人文知识、人文技能和人文精神等方面的综合水平,是一个人成其为人和发展为人才的内在品质。

1. 人文修养的组成

(1)人文思想:人文,首先是一种思想,一种观念。人文思想是相对于宗教神学、君权思想的学术范畴,特指人文科学领域中所内含的思想精髓,主要以人对于生命意义与人生方向的看法为核心。现代人文思想的核心是"人",即"人本观念""人本位",强调以人为本,关心人,爱护人,尊重人,对于人性、人伦、人道、人格、人之文化及其价值充分尊重。

(2)人文知识:人文修养的基础是人文知识底蕴。人文知识是与自然知识和社会知识相对应的一类知识,是以语言(符号)和行为模式对人文世界的把握、体验、解释和表达。人文知识可分为两类:①感性的人文知识:主要通过人们日常生活获得,是零碎、肤浅、不系统的,主要表现为社会生活习俗的人文知识;②理性的人文知识:主要通过学习、实践和反思而获得,是系统化、理论化的人文知识，是一种高水平、高层次的人文知识。理性的人文知识即人文学科知识，它主要包括文学、历史、哲学、艺术、语言、法律、美学、伦理学、心理学、宗教等人文学科知识。

（3）人文技能：人文技能是指与人共事的一种能力，是在综合掌握人文知识的基础上，学会用人文的方法思考和解决问题。与专业技能强调精确性和普遍适用性不同，人文技能重在定性，强调体验，且与特定的文化相联系。护士在工作中需要的人文技能主要有思维判断技能、人际交往技能、沟通技能、写作技能、心理支持技能、教育引导技能、观察分析技能、协调整合技能等。

（4）人文精神：人文精神是人文修养的核心要素，是护士应该领会并付诸实践精神范式。人文精神是一种内在于主体的精神品格，这种精神品格在宏观方面汇聚于作为民族脊梁的民族精神之中，在微观方面体现在人们的气质和价值取向之中。如崇高的理想和坚定的信念，崇尚优秀道德情操，热爱和追求真理，向往和塑造健全完美的人格，养成和采取科学的思维方式等，都是人文精神的体现。人文精神的教育能使社会充满温暖的人情味与协调的人伦秩序。

学习了人文知识并不等于拥有了人文精神，只有将人文知识内化、发展为人的生活态度、生活习惯，将人文精神通过人文技能付诸实践才能真正体现出一个人所具备的人文修养。

2. 人文修养的层次　为了便于把握人文修养不同的表现状态，可将人文修养大体分为三个层次，即基本层、发展层和高端层。

（1）基本层的人文修养：表现为珍惜生命，有同情心、羞耻感、责任感，愿意助人，有一定的自制力，做事较认真；起码做到己所不欲，勿施于人；能顺利运用母语，思维顺畅、清晰，有逻辑性和个人见解，言行基本得体；懂得一些文史哲基本知识等。

（2）发展层的人文修养：表现为积极乐观，崇尚仁善，热情助人，热爱生活，有较强的责任感，有明确的奋斗目标和较强的自制力，做事认真；能准确、流畅地运用母语，思维清晰、灵活，逻辑严密，有独到见解，言行得体；有一定文史哲知识或文艺特长，会品评艺术等。

（3）高端层的人文修养：表现为关爱所有生命和自然，厚德载物，道济天下，有高度的使命感，百折不挠；能生动自如地运用母语和熟练地应用一门外语，思维敏捷、深刻，善于创新，言行得体且优雅，有魅力，对文、史、哲、艺有较高的造诣等。

第二节　中医与人文
——医乃仁术

博大精深的中医药学根植于我国优秀传统文化的土壤，蕴含着丰富的生命与救护的人文智慧，如阴平阳秘、德全不危、畜德涵气、养性养生的健康意识，医务人员的道德自律等。中医药能够薪火相传，不断推陈出新，究其原因在于其始终根植于中国传统文化并融入中华民族的精神内核之中，得到了整个民族的文化认同，至今仍表现出她自身的人文优势。

一、中医人文思想溯源

中医药学吸收和借鉴中国传统文化思想来架构对人体生理、病理现象的观察以及医疗实践经验，形成了独特的医学人文理论体系，从《黄帝内经》开始，就奠定了"以人为本"的医学传统，千百年来，学医者无不以《黄帝内经》为奠基，以《大医精诚》为准绳，要求自己医术精湛、医德高尚。

（一）《黄帝内经》中体现的人文思想

《黄帝内经》简称为《内经》，包括《灵枢》和《素问》两部分，它是我国现存最早、最全面、最有价值的医学奠基性著作。它不仅为人类积累了丰富的防病治病的临床经验和方法，其广博精深的史学、哲学、伦理学、社会学等人文科学知识，为形成我国独具特色的中医人文思想提供了理论基础和实践。

1. 以人为本、生命至上的医学出发点　《灵枢·玉版》中写道："人者，天地之镇也。"《素问·宝命全形论》指出"天覆地载，万物悉备，莫贵于人"，强调了天地万物之中，人最为宝贵，人的生命高于一切。后世医家继承了《黄帝内经》的这种"贵生"精神，"生命至上"的思想成为中医学的基本出发点和文化传统。例如，南北朝萧纲在《劝医论》中说："天地之中，唯人最灵，人之所重，莫过于命。"唐代孙思邈在《备急千金要方·序》中说："人命至重，有贵千金，一方济之，德逾于此。"在对生命给予至高无上的尊重的理念支配下，历代医务人员关心患者的生命，解除患者的痛苦，竭尽全力挽救患者的生命，推动了医学事业的发展。

2. "上工治未病"的医学目的观　《素问·四气调神大论》指出："是故圣人不治已病治未病，不治已乱治未乱，此之谓也。夫病已成而后药之，乱已成而后治之，譬犹渴而穿井，斗而铸锥，不亦晚乎！"《素问·八正神明论》说："上工救其萌芽，必先见三部九候之气，尽调不败而救之，故曰上工。下工救其已成，救其已败。"可见，中医主张通过养生防病、早期治疗以达到控制疾病发生、发展，增进人健康的目的。这种思想经过衍生和发展，至唐代就形成了"上医医国，中医医人，下医医病"（唐代孙思邈《备急千金要方·论诊候》）的医学思想，即将人类社会、人（包括人群）和人体所患的疾病也都纳入了医学的视野，体现出医家精心呵护生命之情及家国情怀。

3. 仁爱、人文关怀的医学本质观　《黄帝内经》承先贤及诸家之说，对"仁爱"思想进行了系统总结，强调仁爱思想在医疗中的重要地位。正如《灵枢·师传》云："余闻先师，有所心藏，弗著于方，余愿闻而藏之，则而行之，上以治民，下以治身，使百姓无病，上下和亲，德泽下流，子孙无忧。"指出医学的目的不仅是救死扶伤，更重要的是对人的关爱。《黄帝内经》还强调"仁"与"术"的统一，认识到"仁"是医学的核心和特质，但是仁爱思想的实现还需要以精湛的医术为基础。故《黄帝内经》指出"精光之道，大圣之业"，心欲虑之，识契真要，既要"守数据治"精通医术，又要"从容人事"恪守医德，奠定了中医学医术与医德两位一体的伦理思想基础，对中医伦理思想的发展产生了深远的影响。

4. "救世济人"的医学价值观　《素问·宝命全形论》提出："人以天地之气生，四时之法成，君王众庶，尽欲全形，形之疾病，莫知其情，留淫日深，著于骨髓，心私虑之。"说明无论君王还是百姓，都有保全身体健康的意愿，对于身体的疾病，人们往往不了解其状况，积浸久了，危害深重难治，所以为之深感忧虑。《黄帝内经》书中体现出了仁爱忧民的思想，强调关怀服务对象应当不分地位高低、阶级贵贱。

5. "病为本，标为工"的医患观　《素问·汤液醪醴论》指出在医患关系上，患者为本，医者为标，和谐的医患关系是祛除疾病的前提。同时强调医患配合治病的作用，"标本不得，邪气不服"，若两者不符，配合失当，则疾病难以治愈。

"受术不通，人事不明"是造成诊治失误的主要原因。因此，要注重医患双向沟通，以患者为本，详细记录、问寻病患资料，医患之间应当进行充分的沟通。《素问·疏五过论》云：

笔记栏

"凡未诊病者,必问尝贵后贱,虽不中邪,病从内生,名曰脱营。尝富后贫,名曰失精。"提示医务人员要把握社会、心理因素对疾病的影响,患者际遇与生活的变迁,会引发情志变化而致营血亏虚,病从内生,引起精气亏损。此类问题亦是疾病误诊的原因之一,沟通时必须针对患者的心理,做耐心、细致的心理咨询工作。又如,《灵枢·师传》中说:"人之情,莫不恶死而乐生,告之以其败,语之以其善,导之以其所便,开之以其所苦,虽有无道之人,恶有不听者乎?"说明了语言的治疗作用,即诚恳热心、耐心地对待患者,善言疏导,可以解除患者的思想顾虑,积极地配合医务人员的治疗。

（二）《大医精诚》中体现的人文思想

《大医精诚》出自唐代名医孙思邈所著的《备急千金要方》第一卷,是中医学典籍中论述医德的一篇重要文献,被誉为"东方的希波克拉底誓言"。孙思邈在文中论述了两个有关医德的问题:第一是精,即要求医者要有精湛的医术,认为医道是"至精至微之事",学医者必须"博极医源,精勤不倦"。第二是诚,即要求医者要有高尚的品德修养,孙思邈提出对患者要一视同仁,贵贱相等,贫富相等,长幼相等,把他们看作最亲近的人,不能瞻前顾后,考虑自己,顾惜自身的性命。他在文中写道:"若有疾厄来求救者,不得问其贵贱贫富,长幼妍媸,怨亲善友,华夷愚智,普同一等,皆如至亲之想,亦不得瞻前顾后,自虑吉凶,护惜身命。"要有"见彼苦恼,若己有之"的换位思考,感同身受之心。他还在文中写道:"凡大医治病,必当安神定志,无欲无求,先发大慈恻隐之心,誓愿普救含灵之苦。"认为医术高超的医生治疗疾病,必定是集中精神,稳定情绪,看到患者首先产生同情、怜悯之情,接着就要有解除患者痛苦的决心。表明医学不仅仅是治病救人的一种手段,同时也体现出一种尊重人、关心人、爱护人的医学人文精神。要求医务人员不仅要有医德,更是要有"仁爱之心"。

"医者仁心""大医精诚"已成为中国医家恪守的职业准则。面对2020年初突如其来的新型冠状病毒肺炎严重疫情,我国广大医务人员白衣为甲、逆行出征、舍生忘死挽救生命,很好地诠释了"大医精诚"的人文思想。仁心仁术、视病犹亲、术德兼修、感同身受,成为中医人文思想的重要内容和引导,需要我们后学持续传承与不懈践行。

二、中医人文思想核心要素

中医学在认识自我,人与自然的关系,人体内部结构,疾病的发生、发展与转归,以及这些因素之间相互交叉的关系等方面,都深刻地打上了人文思想和精神的烙印,中医人文思想的核心要素可以用"仁、和、精、诚、美"五字概括。

1. 仁 仁爱思想是中医的思想基础。"仁",体现了中医仁者爱人,对自身、对世界深切的关怀,以人为本、生命至上的人文思想,以救死扶伤、济世活人为宗旨。正如唐代孙思邈所强调的,对待患者要像对待自己的亲人一样,普同一等,对于他们的痛苦要感同身受。

2. 和 体现了中医以和为贵的价值取向,表现为天人合一、形神一体的整体观,阴阳平和、动静相宜的养生观,调理阴阳、补虚泻实的治疗观,以及医患信和、同道谦和的伦理观,以"万物并育而不相害,道并行而不相悖"为最高理想。

3. 精 体现了中医的医道精微,要求秉承中医学整体观念、辨证论治、治病求本的原创思维,不断汲取时代科技,传承创新,精勤治学,精研医道,追求精湛的医术。若无精良的医术,纵有高尚的品德,难以成为合格的医生,医德也便成为空谈。

4. 诚 体现了中医职业道德修养的最高境界,中医德诚于中、心怀至诚的人格修养追求,要求为人诚心,言行诚信,处事诚朴,治学诚谨,诊疗诚笃,科研诚真,戒诳语妄言,忌弄虚作假。诚朴励精,若无此"诚",不可能技"精",当然也成不了大医。

5. 美 "尽善尽美"是中医的终极追求。"以善为美"是中国古典美学的特色,尤其在中医药学方面,善与美是紧密联系的,这种联系主要表现在两个方面:一是医护美是以善为前提的,医护人员所追求的任何一种美,都必须是对人类的生命安全、疾病消除和健康保持有用、有利、有益的,即善的东西。如果相反(不善),则不可能被认为是美。可见,善是美的前提,不善者不美。二是医护美本身就蕴含有善,善是蕴含、潜伏在美之中的。

善是美的构成因素之一。"善"中蕴含着医疗护理环境美、医疗护理效果美、医护人员品德美。"尽善尽美"寓"真"于其中,真、善是美的前提,只有"求真"和"尽善"方达"尽美"。

三、医学人文传统的流失与复归

如前所述,我国传统医学是人文主导型医学,具有丰富的人文精神资源。它十分重视医疗实践的伦理价值,强调医疗活动以患者而不是以疾病为中心,把患者视为一个整体的人而不是损伤的机器,在诊断治疗过程中贯穿尊重患者、关怀患者的思想,主张建立医患之间的合作关系,将"医乃仁术"作为医学的基本原则。但是,在技术至上主义、工具理性过度膨胀的影响下,我国医学界也表现出类似的重技术轻人文的现象。随着时间的推移,人们逐渐发现高度的技术化忽略了人的心理,市场化漠视了人的情感。如何解决发展高新技术与适宜技术之间的矛盾,协调关心患者与治疗疾病之间的矛盾,成为现代社会亟待解决的问题。

(一)医学的工具理性与价值理性的相互关系

在医学发展史上,人的理性始终渗透、表达和反映于医疗护理活动中,即医学理性精神的实践框定着人们医疗消费的理念和医学伦理关系,指导和制约着医学前进的步伐和方向。德国社会学家马克斯·韦伯提出工具理性和价值理性两个概念。工具理性是追求功利和有用的理性。价值理性注重行为本身所代表的价值。在价值理性视野中,人是终极目的,要维护人的尊严,提升人的价值,凸显人存在的意义,促进人更好地生存、发展和完善,趋近自由而全面的发展。工具理性和价值理性是人的理性不可分割的重要方面。特鲁多医生的墓志铭上写着:"有时去治愈,常常去帮助,总是去安慰",即在提醒人们必须明了技术有盲点、有缺损,而关爱与抚慰可以加以弥补。

医学的工具理性是以技术为导向的,以功利性与工具特性为特质。现代医学在科学和技术层面上的发展突飞猛进,在疾病认识上,人类掌握的技术已深入到分子基因水平,从器官病理到组织病理,再到细胞病理和分子病理,进而到基因、基因组、后基因组、蛋白组等。在疾病诊断上,各种高新精仪器不断发明,各种新的检查技术不断涌现,从 X 线到 B 超,再到彩超和磁共振成像(MRI),进而到功能磁共振成像(fMRI)等;在疾病治疗方面,新的方法和药物层出不穷,如免疫治疗、介入治疗、人工器官、器官移植、细胞移植、靶向治疗、基因治疗、纳米药物,以及手术机器人等。

医学的价值理性是以价值为导向的,以人为中心,以求善求美为指向,以救助、关怀与温情为特质。

工具理性和价值理性两者应共生于人类的医疗实践活动之中,我国传统医学主张的"医乃仁术"就体现了两者的相互渗透、相辅相成的关系。因为价值理性是工具理性的精神动力,而工具理性是价值理性现实支撑。两者相互作用,相互转化和提升,可确保现代医学在正确的轨道上前进。

(二)医学人文传统的流失

现代医学在技术至上主义的影响下,工具理性急剧膨胀,在价值理性层面却踟蹰不前,逐渐失落,表现出重技术轻人文的现象。

1. 技术至上、工具理性备受推崇　20世纪医学技术的进步极大地促进了人类医疗保健事业的发展。不断涌现的现代化诊断、治疗技术将医护人员的注意力从关注患者吸引到寻找致病原因、分析偏离正常值的数据、发现细胞或分子的结构和功能变化上。疾病被看作是细胞或分子结构和功能的异常,死亡被看作是分子的瓦解、代谢的停止。为了更准确、有效地诊治疾病,按疾病的不同位置或类型分类的临床专科和亚专科纷纷建立,在此患者被简化为因机体的某一部位损伤或功能失常需要修理和更换"零件"的"生命机器"。医学专业化的发展导致了医疗保健程序的分解,在现代医学的词汇中患者一词被分解为病因、病原、症状、体征等单个的词素,患者的痛苦被转化为检验单上的数值和各类影像图片。于是,作为一个整体的患者就这样逐渐地在现代医学诊疗过程中被逐渐消解了。医学中的人文精神在现代科学技术洪流的冲刷下失去了往日的光芒。

2. 经济利益化　在有些国家,患者被看作是消费群体,来医院看病被视为消费,是医院赚钱的机会。值得注意的是,张扬技术至上主义背后的潜在动力是追求更大的经济利益。高技术将带来高利润,医院、制药商、中间商、广告商构成利益共同体,造就就医市场,追求利益最大化。过度医疗成为世界性难题,强大的市场效应,消磨着医患、护患并肩作战的互信。

3. 角色意识错位　技术的进步助长了医学的权威,医护人员普遍认为,患者所需要的就是耐心地配合医护人员的诊疗,治疗效果就是对患者最好的关爱。人们也相信,医学技术的进步将逐步解决所有的疾病问题,人类可以消除一切病痛,人的所有器官都像机器的零件一样损坏后可以更换。新技术对医护人员的行为和医患患关系产生了深刻的影响。不断更新的诊疗技术导致了医生花费更多的时间在实验室,而不是在患者床边聆听他的陈述和与之交谈。医护人员更加关注患者的躯体问题而忽视患者的情感,因为躯体问题能被测量,情感问题则不能,而且医护人员相信如果躯体问题解决了其他问题都将迎刃而解。这些错误观念导致部分医护工作者未能站在患者角度进行思考,缺乏同理心。

(三)医学人文传统的复归

"仁心仁术"兼备是历代社会对医务工作者的基本要求,科学技术与人文精神的渗透与融合是现代医学的理想目标。医学技术的发展方向与人类发展的根本目的是一致的,但我们也应当看到医学技术的发展在不断地对人类的精神生活、传统道德规范形成挑战。

医学高新技术广泛应用和医疗卫生服务体制改革所引发的社会、伦理与法律问题已为全社会所普遍关注的问题,人们开始关注移植、试管婴儿、遗传工程等高科技带来的稀有卫生资源分配不公、负面效应、不良后果等问题,认识到单纯无条件地依靠医疗技术来保护和延长生命是有欠缺的,这种脱离患者去治疗疾病,将患者视为"肉体物质"或"生命机器"的倾向,可能导致医疗保健的畸形发展,给患者和社会带来沉重的经济负担。人们开始对医学的非人性化趋势产生疑惑,对不堪重负的医疗费用及卫生资源分配不公提出批评。

与此同时,随着生命科学研究的深入,人们更加清楚地认识到生物机械论的局限性和人体的整体有机联系。现代科学研究表明,语言具有治疗价值,尤其是在诊断、治疗中与患者的交谈应当引起临床医护人员的重视。随着现代神经科学、免疫学和内分泌学的进展,许多研究已涉及情感状态对某些化学物质的产生和某些激素分泌的影响。人们通过对免疫系统、神经系统和内分泌系统之间的相互联系、相互影响的认识,更加深入地理解了人体整体性以及人体的功能状态与抗病能力之间的有机联系。因此,医护人员使用语言作为治疗成为科学上容易理解的事情,因为他知道如何以适当的方式影响患者的情绪状态,在此,科学再次带给我们一些新概念,并对医护人员语言的治疗意义做出了合理的解释。

随着医学的发展,人们日益深刻地认识到医学各学科间以及医学技术与人文社会科学的整体联系,更加明确医学技术发展与人文关怀密不可分。医学界涌现出回归人、回归社会、回归人文的思潮,强调医学的目的是以人为本,医学不仅仅是治疗疾病,更需要对服务对象予以关怀和照料。人们呼唤重新审视医学的目的和价值,期盼医学人文关怀传统的复归。

医学的温度-
拓展阅读

第三节　护理与人文
—— 推己及人,尽善尽美,守护生命

一、护理学的人文特征

(一)护理——充满人文特征的专业

1. 护理学的本源——关爱生命　照顾老弱病幼,是护理最早的萌芽。可以说,护理贯穿于人的生老病死的全部过程。追溯医学发展史,护理学本源中仁爱与技术从来都是并驾齐驱的。重视专业技术与人文知识、人文主义精神的融会贯通,是护理学的本源本色。

2. 护理学的性质——自然科学与人文科学的融合　护理学是一门关于人的学科,它研究的是护士如何去照顾和关怀患者。护理学不仅要在个体、系统、器官、组织、细胞、分子等微观层面上,更要从家庭、社会、生物界、地球等宏观环境上,去揭示和把握生命、健康、疾病、衰老、死亡等基本现象和它们之间的相互联系。因此,护理学不可避免地含有社会学、经济学、心理学、法学、伦理学、哲学等人文社会科学的学科内容,并以其作为实现护理目标的重要学科基础。

3. 护理学的目的——守护健康　就护理学本质属性而言,其核心目的是守护健康,满足人对健康的需求。而人对健康的需求是多方面、多层次的,不再局限于躯体的健康,也扩展到心理健康和完好的社会适应能力。因此,护理作为与人的生命质量密切相关的专业,所强调的就是关怀和照顾患者。关怀和照顾是护理学不同于其他专业和学科的根本所在,护理专业就是关怀他人、发扬人道的专业。护理学的人文特征是内在的,其本身具有人文内核和人文追求。

4. 护理学的未来——人文精神领航　近年来,中国的护理事业快速发展,在"以人为本"的理念指引下开展的整体护理及优质护理服务取得显著成效,但内涵建设同等重要。倘若整体护理和优质护理服务是棵大树,那么人文精神则是其赖以生存的土壤,人文精神是护理学发展的内在动力和灵魂。提升护理管理品质、完善护理程序、加强护士的人文修养等都是护理向纵深发展不可缺少的促进要素,贯穿这些要素的,就是人文精神这根主线。在护理实践中,人文精神体现在对患者的价值上,即对患者的生命与健康、权利与需求、人格和尊严的关心和关注。它既可以体现在护理内部环境所需的人性氛围,也可显现为护士个体的品格和素养。

(二)护士——最具人文精神的人

鉴于护理专业的人文属性,从事这个专业的护士,亦应该是富于人文精神、善于人文关怀的人。过去那种认为护士仅仅是医生的助手,没有权利与能力对患者的关怀照顾作出决策的观念也正悄然改变。护士不单纯仅致力于疾病和病症护理,而是转向从整体人的角度

出发,使护理涵盖人的生理、心理、社会、精神、环境等诸方面的健康需求;护士的角色也相应地从护理实施者拓展为教育者、咨询者、健康生活方式的倡导者等。在此过程中,要求护士能够全面而整体地观察人、认识人、理解人、尊重人、关爱人,在此基础上运用理论知识和技能去服务于人。无论是护理专业的本质,还是护理工作者承担的角色,都反映了护理的人文属性。这意味着在护理实践中,护理技术、手段与治疗,护理制度与政策,护理效果及评价,都要以对人的身心健康、生命质量的考量作为出发点和落脚点。

思政元素

从汶川到湖北,在祖国最需要的地方再次并肩作战——南京三位护士的两次逆行

曹娟、阚小华、宋兵战是 2008 届护理专业毕业生。12 年前,即将毕业的他们在学校的李时珍雕塑前庄严宣誓:"健康所系,性命相托……"汶川地震发生后,他们毅然奔赴汶川地震灾区救援。12 年后,一场突如其来、态势凶猛的新型冠状病毒肺炎疫情阴影笼罩荆楚大地,当江苏组建医疗队支援湖北时,在医疗战线奋斗了十几载,已成为各自所在医院业务骨干的他们,又一次不约而同地请战出征,义无反顾地驰援疫区。四川抗灾之行,湖北抗疫之战,时间和地点都不一样了,但是三位护士救死扶伤的信念丝毫未变。2020 年 5 月 17 日,他们回到母校,与驰援地震灾区的老师一起在李时珍像面前再次庄严宣读《医学生誓言》:"当我步入神圣医学学府的时刻,谨庄严宣誓:我志愿献身医学,热爱祖国……救死扶伤,不辞艰辛,执着追求,为祖国医药卫生事业的发展和人类身心健康奋斗终生。"

延伸

12 年前三位护士都是 20 岁出头的年轻人,有着无尽的激情和满怀治病救人的理想,汶川地震救援时与死神擦肩而过的经历,让他们意识到"原来死亡离生命这么近"。这段经历也让他们更加地敬畏生命、珍爱生命,"救死扶伤"成为他们的一生追求的目标。12 年后,敬重生命的人文精神和责任感让他们再次勇敢地冲到了一线,义无反顾地成为了最美的逆行者,用实际行动践行了初心。

二、南丁格尔创建的护理人文精神

弗洛伦斯·南丁格尔女士生于 1820 年 5 月 12 日。她是近代护理学的奠基人、近代护理学校的创办人、医院管理改革家、护理学教育家和慈善家。她把自己的一生奉献给了世界护理教育、护理改革和护理管理事业,受到了世人的敬仰与爱戴。

南丁格尔在 1864 年英国克里米亚战争中毅然抛弃贵族生活,奔赴战地救护伤员,将战争中伤员的死亡率从 42% 降至 2.2%,创造了护理史上的奇迹,这一奇迹的实现包含了以南丁格尔为首的护理人员的人文精神,即"博爱""牺牲""奉献",以及体现救死扶伤的人道主义精神和人性化的关怀与照顾的巨大作用。

在克里米亚,南丁格尔处处为伤员着想,她组织护理人员精心照护伤员,不怕脏、不怕累,近距离与伤员接触,以减轻他们身体上的痛楚与内心的苦闷。同时她还积极致力于改善医院环境、卫生,从各方筹措资金,增加伤员的营养,以促使伤员尽快康复,从而创造了护理史上的奇迹。这种不畏艰难，不怕牺牲，甘于奉献的精神是人道主义精神的弘扬与体现。

为了使患者尽快恢复健康，南丁格尔总是从细微之处入手，以保证患者得到更好的照护。她指出："爱心的照顾，是医疗中最重要的一环，应力谋护理之改良与患者之舒适。"她从人性化的角度出发，对病房的环境做了具体细致的要求：要保证病房空气清新、温度高低适宜、阳光充足。她甚至对病房窗帘的颜色、病床与床头柜的高低都做了详细的规定。这一切都是从患者的生理需求出发，从患者的安全、舒适出发，充分体现出南丁格尔对患者的关怀与照顾。

南丁格尔不仅注重患者的病体，而且还重视患者的心理因素，她在《护理札记》中指出：护士的工作对象不是冰冷的石块、木头和纸片，而是有热血和生命的人类。南丁格尔不仅创造了护理史上的奇迹，而且还将护理事业和护理人员带进了一个新的境界，把人文精神深深植入了护理活动之中。

南丁格尔倡导博爱、人道、奉献精神，折射出敬畏生命、关爱生命、以人为本的人文精神的光芒。南丁格尔创建的人文精神已成为推动护理学不断发展的原动力。

🔍 知识链接

壁 影 之 吻

南丁格尔照顾患者是无微不至的。她说："记住，患者是羞于发问的，一定要有护士守护在身边，以减轻患者的痛苦；一定要待在患者身边，减轻患者的忧虑"。《护理札记》中有一个护士陪她查房后说道："这是一条走不完的路，这是难以忘怀的。在我们慢慢走时，一片静悄悄；这些深深痛苦的人们没有呻吟，没有喊叫。到处是忽隐忽现的灯光，南丁格尔女士手提着油灯，当她俯身查看任何患者时，就放下油灯。我必须承认，我羡慕她对待患者的态度——是那么温柔，那么亲切。"

一个老兵说："她太好了。情绪低落时，她能让你高兴起来。"另一个人说："当她跟我们讲话时，特别当一个人伤心时，她总是充满活力，充满风趣。"

部队的官兵崇拜她。一个士兵写道："她对一个人讲话时，会对更多的人点头微笑，你知道，她不可能跟所有人讲话，我们成百成千地躺在那儿；我们能够吻她的影子。影子落在枕头上，落到我们头上，我们就满足了。"

三、护理人文关怀

人文关怀（human caring，或 humanistic caring）又称人性关怀，它集中表现为对人文精神价值的弘扬以及对人性的根本关怀。人文精神是指一种主张以人为本，重视人的价值，尊重人的尊严和权利，关怀人的现实生活，追求人的自由、平等和解放的思想和行为。护理作为与人的健康密切相关的专业，特别强调关怀和照顾整体的人，关怀和照顾是护理学不同于其他专业和学科的根本所在。因此，护士被誉为"关爱之士""白衣天使"。由此可见，护理学是关心他人，发扬人道的专业，其本身具有人文内涵和人文追求。

（一）护理人文关怀的概念

护理学被认为是最具人文传统精神的学科，护理人文关怀是实践人文精神的具体过程。护理人文关怀这一概念是在 20 世纪 70—80 年代提出来的。受当时存在主义哲学和现象学思想的影响,美国精神病学家和内科学教授恩格尔(Engel)于 1977 年首次提出了生物-心理-社会医学模式。在此影响下,护理学者开始反思自身的专业价值、地位及研究领域等内容。美国护理理论家马德琳·M·莱宁格(Madeleine M. Leininger)与吉恩·华生(Jean Watson)鉴于她们丰富的人类文化学与精神心理学知识背景和专业价值观,分别于 1975 年和 1979 年提出"人文关怀是护理学的本质"的观点,将护理学拓展到以"关怀整体人的生命健康"为本的人性关怀的发展阶段。华生在她的第一部著作《护理:关怀的哲学和科学》(*Nursing*:*The Philosophy and Science of Caring*)中首次应用了人文关怀(human caring)这一词语。她将哲学以"人自身的生命价值"为本的人文关怀理念引入到护理学"关怀弱势人群的生命健康"的内涵之中,揭示了护理学人文关怀的精神内核,以"关怀整体人的生命价值"为本的人文关怀理念。

护理人文关怀是指在护理过程中,护士以人道主义精神对患者的生命与健康、权力与需求、人格与尊严的真诚关怀和照护,即除了为患者提供必需的诊疗技术服务之外,还要为患者提供精神的、文化的、情感的服务,以满足患者的身心健康需求,体现对人的生命与身心健康的关爱。从广义的角度来讲,护理人文关怀不仅包括护理人员对患者的关怀,也包括护理管理者对护理人员的关怀,护理人员之间的相互关怀及护理人员的自我关怀。护理人文关怀是实践人类人文精神信仰的具体过程,其基本要素包括两个层面,即护理人文精神的观念意识层面和护理人文关怀的主体实践层面。

(二)中国传统文化中人文关怀思想与护理人文关怀

中国传统文化的诸子百家都蕴涵了丰富的人文关怀思想。儒家、道家、墨家、佛家乃至传统医学等均深深赋予了中国人本文化丰富的内涵。我们需要对中国传统文化中人文关怀思想进行探索,丰富中国护理人文关怀服务的内涵。

1. 儒家文化中的人文关怀思想 儒家文化是中国传统文化的主要代表。其基于对现实和人生的深切关注,形成了特色鲜明、博大精深的人文关怀思想。其中"仁、礼、信、和"是儒家文化的核心要素,是中华传统文化的精髓。

(1)儒家认为"人最为天下贵":孔子指出"天地之性,人为贵"(《孝经·圣治》)。孟子将"人本"视为"民本",认为人是最珍贵的,任何事都必须把人放在最重要、最值得关注的位置,此即"以人为本"。护士也正是秉承"以人为本"的理念,实施"以患者为中心"的整体护理。

(2)儒家强调"仁爱":"仁爱"是儒家人文关怀的核心思想,如《论语》提出的"仁者爱人",孔子的"己欲立而立人,己欲达而达人"(《论语·雍也》),孟子的"老吾老以及人之老,幼吾幼以及人之幼"(《孟子·梁惠王上》)等,都体现出儒家所提倡的仁义仁爱、推己及人。以"仁"为核心的爱民、惠民、富民儒家思想为人文关怀奠定了基石。对人、对生命具有高度的仁爱和博爱精神,是护士必须具备的基本道德。护士只有具备了仁爱之心和强烈敬畏生命的伦理情怀,才能急患者之所急,想患者之所想,才能对患者的疼痛与不幸,在自己的感情上发生共鸣、同感、同理,才会出自内心地去实施"以患者为中心"的整体护理,并在护理工作中充分发挥主观能动性,促进护理专业发展。

"礼"也是儒家重要人文思想之一。儒家的"仁"和"礼"是一个递进关系,有了仁爱之心,才会"知礼""守礼"。护理人员在工作中应明德明礼、内外兼修,一方面不断提升自己内在修养与学识,具备良好的职业道德和精湛的专业技能,另一方面要注重学习礼仪知识,态度和蔼,举止端庄。充分诠释护理之美、护理之"礼"。

(3)儒家推崇"诚信":儒家所推崇的"诚信"是中国传统道德的基本行为规范。"诚"

与"信"的结合，表达的是人们诚实无妄、信守诺言、言行一致的美德。护理服务的对象是人，"健康所系，性命相托"，人民的这种信赖可谓是重于泰山，所以，诚信是护士不可或缺的品质。只有诚实守信才能取信于患者、取信于社会，建立和谐的护患关系。

（4）儒家主张"和"：除了主张"和则同，同则善"的人际和谐外，儒家还主张身心和谐，认为身心是一体的。身心和谐才能安顿生命，培育精神，才能激发人的潜能，提高人的创造力。我们在实施优质护理服务中要开展包括身体上、心理上、社会上以及灵性上的完整护理照顾。既要满足患者基本生活的需要，保障患者的安全，减轻病痛，促进康复，还要协助平衡患者的心理，为其解决精神、物质、情绪的健康需求，尽力取得患者家庭和社会的协调和支持。

2. 道家文化中的人文关怀思想　道家的"道"包含着深刻的人本管理理论，道家最重生命关怀。老子的"贵生"、庄子的"保生""尊生"都体现了道家把人的生命放在首位，提高人类生命质量的人文关怀思想。道家坚持"泛爱"，认为万物平等，应善待万物、慈心于物。这种生命第一、不求回报、关爱他人的观念和默默奉献、无私呵护生命、不断提升生命质量的护理伦理精髓高度契合。

3. 墨家文化中的人文关怀思想　墨家的人文关怀思想以"兼爱"为核心，"兼爱"主张体现了同情弱者的人道态度。墨家把使天下人"兼相爱、交相利"作为治理天下之乱的方法，因为在他看来爱人利人乃顺天意。对护理而言，"兼爱"要求我们无差别的对待患者，不管他是高官还是贫民，我们都要倾注同样的爱心，都要以诚相待、平等施护。在我们的眼中只应该有"患者"，而不是其他存在。此外，我们在护理中还要尽可能地运用个人或集体捐赠、救助、志愿者活动等帮助弱势患者。

4. 佛家文化中的人文关怀思想　佛家文化中的人文关怀思想，内在主要注重对于"人本"的弘扬，体现为对于众生的服务意识、对于人本身的生命意识和人主观意志的重视。对护理工作者而言，不仅仅是努力提高业务水平来独善其身，更重要的是要怀揣一颗悲悯之心帮助众生，慈悲利他。而当个人利益和患者利益，个人利益和集体利益发生冲突的时候，就需要我们放弃自利，来实践利他精神。用无私的付出来净化我们的心灵，提升我们的层次，从而实现我们护理人的自身价值。

（三）护理人文关怀的核心内容

关怀是护理的本质和核心，关怀能力被认为是现代护士必须具备的核心能力，也是护士的法定职责和义务，2008年国务院颁布的《护士条例》中规定了护士应当尊重、关心、爱护患者，保护患者的隐私。2015年3月国家卫生和计划生育委员会《关于进一步深化优质护理、改善护理服务的通知》中要求护士："强化人文关怀意识，加强护患沟通。护士要增强主动服务和人文关怀意识，深化'以病人为中心'的理念，尊重和保护患者隐私，给予患者悉心照护、关爱、心理支持和人文关怀。"可见，人文关怀是优质护理服务的重要内容。

目前，护理界普遍认为护理人文关怀的核心内容主要包含有五个方面：尊重患者的生命价值、理解患者的文化背景、表达护士的关爱情感、满足患者的个性需要、协调护患的人际关系。

1. 尊重患者的生命价值　护理人文关怀的核心是关心患者的健康需求，尊重患者的生命价值、尊严与权利。护士作为人文关怀提供者，不论在何种情况下，都应尽最大力量拯救患者的生命；通过与患者的互动，帮助患者在遭受疾病痛苦而心情沮丧时认识到自身生命的存在价值，使其获得心理愉悦与整体和谐，从而提高患者的生命质量。这就要求护士有更高的职业素质，除了掌握护理专业知识与技能之外，更需具有人文关怀的价值观，能促进患者生成"坚信自身生命具有存在价值"的精神力量。可见，尊重患者的生命价值是患者从失望走向希望的力量源泉,也是护士专业素质的核心体现,更是护理人文关怀行动的灵魂所在。

2. 理解患者的文化背景　不同文化背景的人,有不同的关怀体验,需要不同的关怀表达方式。例如,对一般高热患者,护士可用触摸其额头的方式来表达关注和关心,但对某些少数民族患者,则不可以碰其头部。可见,护士实施的关怀照护措施,必须考虑到患者的文化背景,建立适合文化现象的护患关系,满足患者的文化需求。对文化背景的理解是护士提供人文关怀照护的基础。

3. 表达护士的关爱情感　人有天赋的同情弱者的善性。护理人文关怀的实质是一种充满爱心的人际互动,是护士将获得的知识经内化后自觉给予患者的情感表达。作为护理人文关怀的提供者——护士,必须具备关心与尊重的个性特征;对自己及他人要有关怀敏感性,在临床护理实践中,要主动关心并帮助患者。护士的职业情感是护理人文关怀行动的内在动力。

4. 满足患者的个性需要　患者在疾病状态下,对人文关怀的需求会因不同的情境而有所差异。如同样是分娩过程中胎儿死亡,有的产妇愿意亲友陪伴,多与她交谈分担悲痛;有的则希望个人独处,默默地消化悲痛。因此,护士在实施关怀行动之前,首先应对患者的需要做出准确评估,然后给予针对性的帮助,让每个服务对象在需要某种帮助的时候,恰到好处地得到应有的支持、鼓励与肯定。

5. 协调护患的人际关系　护士在护患之间建立一种帮助信赖的关系,能促进与接受患者正性与负性情绪的表达,能为患者营造一个维护、改善与支持其健康的环境。例如,护士在接待新入院患者时帮助其尽快熟悉环境,了解治疗护理程序,查房时与患者"拉拉家常",注意患者的感受和信息反馈,同时帮助患者之间建立友好互助关系,令患者感到亲切和踏实,更自觉主动参与和配合治疗护理活动。由此可见,人际关系的协调是护理人文关怀实践的保证。

护理人文关怀既是一种道德品质、价值观念与信念系统,又是护士有意识的、有目的的一种治疗行为。既需要护士理解人性的需要,又要懂得服务对象的心理,既需要具有心理学、精神学、人际沟通、哲学艺术方面的知识结构,又需要具有环境学、社会学、教育学、管理学、行为学方面的知识体系,综合运用到关怀人的护理实践中,并通过具体行为展现出来。

知识链接

华生"人性照护理论"中的十大关怀要素

1. 人本主义-利他主义价值体系的形成。

2. 信念-希望的建立。

3. 培养对自己和他人的敏感性。

4. 建立帮助-信任关系。

5. 鼓励并接受积极与消极情感的表达。

6. 系统运用科学的解决问题的方法以做决定。

7. 促进人与人之间的相互学习。

8. 提供支持性、保护性的心理、生理、社会、文化、精神环境。

9. 帮助满足人们的需要。

10. 承认存在主义-现象学力量的存在。

四、护士应具备的人文修养

护理人文修养是指护士具备的人文精神、人文素质、人文关怀以及人文科学等方面的修养。护理人文修养的灵魂是人文精神,重要内容是人文素质,具体体现是人文关怀。

(一)加强护理人文修养的意义

1. 加强护理人文修养是适应社会发展和促进健康的需要　人民群众的获得感、幸福感、安全感都离不开健康。当前,我国社会主要矛盾已经转化为人民日益增长的美好生活需要和不平衡不充分的发展之间的矛盾,具体到卫生健康领域,主要是群众对健康有了更高需求,要求看得上病、看得好病、看病更舒心、服务更体贴,更希望不得病、少得病。随着时代的发展,科学技术的进步极大地促进了人类医疗卫生保健事业的发展,但是,人民群众对医疗卫生行业的满意度下降等社会问题与医学技术的高度发达形成强烈反差。

随着人们对医学研究的深入,也愈来愈认识到医学技术的局限性:第一,现代科学和医学技术无法治愈所有的疾病,更多的人将"带病延年",他们需要更多的是医护人员的关怀照护;第二,人类疾病是生物、心理、社会、环境和行为习惯等多种因素综合作用的结果,单靠技术手段难以彻底预防和治疗疾病,需要医护人员同时关注患者的心理社会因素;第三,世界卫生组织对健康的新界定呼唤医护人员给予服务对象心理精神的关怀与支持。由此可见,人类很多健康问题不是单纯依靠医学技术就能解决的,关怀照护的作用不容忽视。加强护理人文修养是适应社会发展和促进健康的需要。

案例分析

作家陆小娅在《病字中间是个人》中这样描述道:我先生是第一次住院,所以对医院的一切都感到新奇和陌生,我问他对医院感觉如何,他躺在病床上叹道:这哪里是医院,分明是个大工厂,我们就是被修理的零件。然后,一言以蔽之:医疗也工业化了,非人性化了。

半年后,我也住进了医院。最让我吃惊的是手术那天早上,按要求,我得全部脱光了躺在推车上进手术室。见我有点迟疑,那位来推我的护士说:"来,你坐在车上再脱",说着把单子拉起来,我一边脱,她一边就把我严严实实地盖上了,那绿单子盖住的不仅是我的身体,还有我的尊严⋯⋯。就是这些细小的事情,让你觉得住在医院里,你的感觉、需要和尊严,都被当回事呵护着、照拂着,心里暖暖的,就想着:"快好起来吧,让医生、护士的心血别白费,让自己成为妙手回春的活注解。"不过我还是挺纳闷的,同是医院,为什么这里就和别处不大一样呢?"病"字中间是个"人",把"人"忘了,医学该变得多么冷酷和可怕! 但愿我们多一些以人为本的医生和护士,多一些以人为本的医院吧。

分析:

通过上面的案例可以看出人文关怀是每位患者、被服务者都希望得到的待遇。护士从事的最富人情味的工作,决定了她们应该具有高水平的人文修养,否则,作为专业工作者如何能做到观察人、认识人、理解人和尊重人,关怀人和照顾人更无从谈起。

2. 加强护理人文修养是提供高品质人性化护理服务的需要　20世纪90年代至今,整体护理在我国已实行20余年,但在实践层面仍然不同程度地存在服务不全面、不主动与不到位的问题,与患者需求和临床工作要求存在差距。整体护理得不到很好的落实,与护士人力资源不足、管理体制较为落后等密切相关,但是也不排除我国护理人员人文素质偏低等原因。近年来国内的一些研究结果显示我国护理人员人文关怀能力普遍低于国外护理人员,护士对人文知识的了解、掌握并在实际工作中运用的比例较低,其结果是对服务对象缺少人文关怀,即缺少对患者内心世界的关怀,使得护理工作偏离了关怀照顾的职业内涵。或者有部分护理人员对人文知识有一定的了解,但未能使人文知识内化为人文精神,致使在临床护理时,没有把护理专业的人文精神作为自身信念,没有把以人为本、以尊重和关爱为核心的人文关怀作为护理的主要工作内容,以至于逐步发展为缺乏护理专业信念,表现在整体护理的形式化、人文护理的口头化、生活护理的厌烦化、执行医嘱机械化。因此,加强护理人文素质教育,提升护士的人文修养已成为提高整体护理内涵、质量的关键。

2010年1月,为加强医院临床护理工作,为人民群众提供优质的护理服务,卫生部下达了"优质护理服务示范工程"的活动通知。活动方案特别提出了"将'以病人为中心'的护理理念和人文关怀融入到对患者的护理服务中,在提供基础护理服务和专业技术服务的同时,加强与患者的沟通交流,为患者提供人性化护理服务"。此后2011—2015年国家卫生行政部门下达的4个与优质护理相关的文件和国家卫生和计划生育委员会下达的《全国护理事业发展规划(2016—2020年)》均明确提出人文关怀是优质护理服务的重要指征,对患者实施人文关怀是护士必须履行的基本职责。2016年国务院发布的《"健康中国2030年"规划纲要》明确提出要提升医疗水平和质量,加强医疗服务中的人文关怀,构建和谐医患关系。可见,护理人文关怀的回归是适应医学和社会发展的必要需求,提高护士的人文修养刻不容缓。

(二)护士应具备的人文修养

2019年10月20日发布的《中共中央国务院关于促进中医药传承创新发展的意见》指出传承创新发展中医药对推动我国生命科学实现创新突破,弘扬中华优秀传统文化、增强民族自信和文化自信,促进文明互鉴和民心相通、推动构建人类命运共同体具有重要意义。起源于中华民族优秀文化的中医护理学是中医学的重要组成部分,具有强烈的人文属性。它强调天人合一、人体自身、人与自然的统一,注意调整阴阳的平衡观,同时把人当作核心,注重以人为本,还强调人与社会统一的整体观念,这些优秀的医学人文传统观,与现代以人为本的整体护理理念相一致。因此,护理工作者应传承与发扬中国传统医学人文精神,发展植根于中国文化背景的护理人文关怀品质。

1. 中国传统护理人文修养的内涵　中国传统护理人文修养的内涵可以从以下几个方面体现:

(1)"莫贵于人""以人为本"是护理人文修养的基本出发点:蕴生于中国传统文化土壤之上的中医学认为"人"和"生命"有着至重的价值。其以生为贵、以人为本的思想相当鲜明。荀子谓:"人有气有生有知亦且有义,故最为天下贵也。"《黄帝内经》以医道尽显人道,"莫贵于人"的思想贯穿全书。孙思邈说:"人命至重,有贵千金,一方济之,德逾于此。"以上观点均反复强调了作为医护人员一定要怀有高度的责任感,对人、对生命高度尊重和倍加珍惜,决不可草率从事和等闲视之。

(2)"医乃仁术"是对护理人文修养的高度凝练:我国的传统护理理念植根于传统医学

思想之中,"医乃仁术"是中国传统医学给医学下的定义。汉代以后,人们称医术为"仁术",称医家为"仁义之士"。"术"即"方术",是能为患者解除病痛的医疗技术;"仁"即"仁爱",是对患者的恻隐之心,怜爱之情,是人道主义精神的体现。历代医家认识到医学不但是"救人生命、活人性命"的技术,还强调医护者要有一颗同情患者、真诚地为患者解除痛苦的"仁爱"之心,尊重生命,关爱患者,充满人道主义,做到"仁心仁术"兼备。

(3)"推己及人"是护理人文修养的基本要求:即"己所欲施于人、己所不欲勿施于人",具有两方面含义:一方面指的是换位思考。明代李天成说:"吾济于人者,若济吾母。"元代朱震亨一心为病人,"四方以疾迎候者无虚日,先生无不即往,虽雨雪载途,亦不为止……虽百里之远弗惮也"。由此可见,古代医家全凭"见彼苦恼,若己有之"的推己及人之仁心和由此产生的自律,体现对他人的病痛疾苦要有己饥己溺、感同身受之情。另一方面指由内而外的行仁趋向。宋代《小儿卫生总微论方·医工论》曰:"凡为医之道,必先正己,然后正物。正己者,谓能明理以尽术也;正物者,谓能用药以对病也,如此然后事必济而功必著矣。若不能正己,岂能正物?不能正物,岂能愈疾?"这里的"正己"之道,就是行医者首先要进行自我修养,具备良好的医德,才能以尽仁爱、施仁术之心来对待他人;"正物"之道,就是要用对症的、疗效较好的、相对廉价的药物,或以娴熟的、痛苦最小的医护技术治病救人。

(4)"济世救人"是护理人文修养的生动体现:医学对生命和健康的维护、对人的关爱,其对象不只是个人,还应该包括整个社会,普罗大众。孙思邈在《大医精诚》中要求医者对患者"普同一等,皆如至亲之想",集中体现的就是博爱思想。也就是说,在传统医护工作中应对所有患者都一视同仁,贵贱相等,贫富相等,长幼相等,把所有的患者都当作自己亲人一样去救治,用心皆一,施药无二。"济世救人"是中国历代医家所追求的崇高理想人格,并以之作为行医的座右铭。其助人于困难之际,救人于危急之时,是最具人文关怀和人性温暖的善行,是护理人文精神最直接最生动的体现。

2. 现代护士应具备的人文修养　人文修养不只是一种知识特征,更是一种性格特征和精神状态。它决定着社会作用,护士要适应护理事业发展的需要,应具备的人文修养至少包括以下几个方面:

(1)哲学修养与理性思维修养:哲学修养能让护士用特有的世界观和方法论指导自己的学习、研究与实践,用哲学思维分析各种疾病现象。

理性思维修养主要表现为在观察各种现象时善于发现事物间的内在联系,透过现象看本质,找到规律;在思考问题时善于分析综合和推理概括。在护理实践中,护士每天都要面对纷繁复杂的临床现象,都要对患者进行健康评估,在此过程中,能否准确地提出护理问题、有效地开展护理干预,体现了护士理性思维修养的水平,所以提高护士理性思维修养是提升护理服务质量的关键。

(2)文化修养:当今世界是一个开放的世界,护士所面对的服务群体更趋于多元化,不同文化背景的人有着不同的服务需求,这就要求护士具备较高水平的文化修养。护士通过提高文化修养,可以认识文化与生活方式、文化与健康的关系,了解来自社会不同职业、不同阶层、不同地域、不同民族服务对象的社会关系、经济条件、政治文化背景和宗教信仰,从而为他们提供多元文化和跨文化护理;可以更好地理解医院文化的功能和表达方式、护理服务文化的内涵和外部行为,做到更新护理理念,提供人文关怀。

(3)人际关系修养:良好的人际关系有利于提高人的健康水平和群体的凝聚力,利于提高工作效率和完成工作目标。护士既要处理好一般的人际关系,更要处理好专业人际关系,这中间包括领导与被领导关系,护士与患者、护士与患者家属的助人与被助关系,护士与护士、护士与医生及其他医务工作者之间的平等合作关系。这些关系之间并非完全独立,它们往往同时存在,而且相互作用、相互影响。在此过程中,护士要与服务对象交往,要与团队合作,如何通过运用移情、确认、分享控制和自我表白等沟通策略,表达出尊重、真诚和关注的态度,体现了护士人际关系修养的水平,而人际关系修养水平决定了护士的身心健康、工作质量和工作效率。

(4)伦理道德修养:良好的人际关系必须以双方认同和遵循的伦理观念和道德行为准则为基础。在护理实践中,护士经常面对患者的健康价值、护理的道德价值及经济价值之间的冲突,面对生命伦理等问题。提高伦理道德修养,可以使护士树立正确的人生观和价值观,增强道德责任感,理性地面对护理过程中的冲突,有助于护士懂得爱,有信仰,勇于奉献。

(5)文学艺术修养:对护士而言,文学艺术修养能让她们找到一双善于发现美的眼睛,从而学会欣赏美和创造美;能促进她们自身的身心健康;能提高她们观察人、认识人、理解人的能力,从而更好地关怀人和照顾人;能让她们更准确地认知艺术医学、艺术护理和医学艺术、护理艺术的关系,学会运用艺术的手段实施护理。

(6)语言文字修养:语言文字可以进行信息传递和人际交往。在护理实践中,护士要运用真挚的安慰性语言给患者以心灵抚慰,使患者感受到护士的关心和体贴;运用巧妙的告知性语言告诉患者其病情进展、治疗护理措施、配合方法和注意事项等;运用合理的解释性语言解答患者的问题,取得患者的理解;运用恰当的鼓励性语言激发患者与疾病抗争的勇气和信心。此外,护士要书写各种护理文书,如准确记录患者的病情变化和治疗护理措施等;要将自己的临床工作经验和科学研究结果撰写成论文;要开展健康教育,需要收集、整理相关资料;要对护理实习生实施临床带教,需要书写教案。而这一切都要求护士具备一定的语言文字功底,因此,护士的语言文字修养是实施护理人文关怀的第一步。

(7)礼仪行为修养:护士的礼仪不仅反映从事护理工作人员的外在精神状态,更是内在思想素质、道德品质、敬业精神和自身修养的深层次的体现,良好的护士礼仪能使护理人员在护理实践中充满自信心、自尊心、责任心;优美的仪表、端正的态度、亲切的语言、优雅的举止,使患者在心理上得以平衡和稳定,融洽了护患关系,有效地消除患者由于陌生环境带来的紧张焦虑心理。良好的护士礼仪也无声地营造着完美的医疗环境,热忱的态度、优质的护理、饱满的精神面貌直接显示医院的管理水平。

五、提高护士人文修养的途径和方法

护理是最能体现人与人之间关怀情感的专业活动。护士关心、鼓励和帮助那些在病痛中挣扎的人、那些最需要关怀的人,给他们带去舒适和希望,促进他们早日康复,从而实现护士的自身价值。只有当护士深刻地理解了人的关怀需要、理解了护理的人文关怀本质,建立起崇高的人性——利他主义价值体系,才能发自内心地愿意为他人排忧解难、减轻痛苦,将护理工作从"要我做"变为"我要做",从"完成任务"变为"施予关怀",使得护患关系从"技术型关系"变为"人文关怀型关系"。因此,人文修养的提高是一个潜移默化、终身教化的过程,需要通过教育与实践,提高护士的人文关怀知识与能力,激发护士内在的关爱情感,引导护士形成持久稳定的人文关怀理念。

(一)加强人文教育

人的行为习惯首先源于其丰富的知识底蕴,然后通过反复思考,慢慢地感受和体会其中的内涵和意义。随着认知水平的提高，心理发展逐渐成熟和社会经验日益丰富，学生将会体悟这些知识，并将其转化成自己的科学精神和人文精神，最终自觉地运用这些精神指导自己的工作和生活。这个过程需要环境、需要氛围，所以人文教育应该遵循这个规律。

1. 人文知识的教育是提高学生人文修养的首要途径。人文知识可以通过修人文课程、听人文讲座、读人文书籍来积累。学校开设的护士人文修养、哲学、思想品德、伦理学、法律基础等课程就是基于此目的。通过系统的学习，学生可以掌握有关人文学科的基本理论，奠定一定的人文功底。

2. 除人文课程外，所有专业基础和专业课程教学的课堂和实验室，都是进行人文教育的场所，所有的课程内容都渗透着人文教育。例如：进行护理个案分析时，就要学会分析综合和推理概括，学会合作学习和互帮互助，学会语言沟通和信息交流，这无疑有利于学生理性思维、人际关系和语言文字修养的提高；当我们在进行护理操作练习时，不但要学技术，同时要学会尊重、关爱患者，养成严谨作风，这无疑有利于学生伦理道德修养的提高。

3. 人文教育的另外一个重要途径就是选修课程和课外活动。通过文学作品和艺术作品鉴赏、校园文化活动等，可以深深打动人的情感，使人从美的享受中获得教育，提高文学艺术修养；通过参观博物馆、阅读报纸杂志、观看影视节目、外出旅游、社会实践等，了解不同地域和不同民族的政治文化背景，提高人的文化传统修养。

（二）投身护理实践

护理的人文精神、护士的人文修养都是直接反映在护理实践中的。在护理过程中，护士可以观察到职业道德、人际关系、科学思维等抽象概念的具体表现；可以体验到人的社会性、文化与健康、护理的关系；可以感悟到美和丑的真谛；可以找到自我完善应该努力的方向；可以检验自我提高的效果。所以，护理实践是提高护士人文修养的必由之路。

护理专业的学生应认识到自己是人文教育的主体，要主动融入人文教育的过程中去，在积累人文知识的同时，学习人文研究的方法，培育自己的人文精神，真正成为适应护理事业发展的护理人才。

第四节　护理哲学修养
——理不明则识不精

提到哲学，很多人都觉得它深奥难懂，充满神秘色彩，令人望而生畏。有的护理工作者可能认为，自己每天与患者打交道，从事最具体的工作，护理与哲学并不相干，没必要学习那么深奥的理论。而事实上，哲学是护理的基础。人们常说，思想是行动的先导，思想方法决定工作方法，作为护士，我们无论考虑问题还是做工作都需遵循自然规律，哲学正是为这种规律服务的。

一、哲学概述

（一）哲学的含义

哲学，哲学的英文为 philosophy，这个字源于希腊文，是由希腊文中 philia 和 sophia 这两个字所合成的，字面上是"爱智慧"的意思，即爱慕智慧就是哲学。提起哲学，人们往往会联想到哲学智慧、哲学思想、哲学态度、哲学境界、哲学反思等，这些联想也映衬出哲学所具有的精神价值，哲学作为一门智慧之学，其使命就在于启发民智，提高人们的心智水平，它研究的是宇宙和人生最基本的问题，并思索人类心灵永恒的问题，从而赋予现实世界以理想与价值的意义。

中国现代著名哲学家冯友兰认为，哲学就是对于人生的有系统的反思的思想。人是哲学的，或者说哲学是人的本质。你不学其他的学科，如化学、数学、物理学、语言学、人类学等，充其量也就是不能成为化学家、数学家、物理学家、语言学家、人类学家等。但如果你不懂哲学，不学哲学，那么你可能对什么是人的本质属性这一问题不会有深刻的了解。你也就可能在实际上很难得到苏格拉底意义上的"经过审视的"真正有价值、有意义的生活。不懂得哲学，你可能不会懂得什么才是真正的人。因此，哲学的功用就在于使人成其为人。在这个意义上我们可以说，哲学就是仁学或人学。

护理哲学是关于生命困境（生死、困难）中爱与关怀，以及健康、疾苦、救护、照顾、预防、康复活动中的智慧，因此，护士学习哲学并非是要成为哲学家，而是学习或尝试哲学地思考生命及护理学命题，继而成就一种豁达且通透，敬畏又崇高的精神人格。

（二）哲学的内容

哲学涉及宇宙、认识、人和社会三个领域，相应地，哲学就是探索宇宙之谜、精神之谜、人生和社会之谜。大体来说，对整个宇宙和世界的认识构成了世界观（本体论）；对人类精神生活的本质认识构成了认识论；对人生的意义和目的的认识构成了人生观；对人类社会的本质和一般规律的认识构成了历史观（社会观）。而且，哲学既是世界观又是方法论，是同一问题的两个方面，人们对于世界的总的看法、总的观点是世界观，用这种观点作指导去认识世界和改造世界，就成了方法论。打个比方，世界观好比是态度，方法论好比是做法。你对问题持什么态度，你就会怎么去做。同样地，你怎么去做，表明了你对问题的态度。所以说哲学是世界观和方法论的统一。

（三）哲学思维的含义

一位先生收了两个学生，一天傍晚，先生给每个学生一个铜钱，说："你们立刻买样东西来，把这间黑暗的房间完全装满。"一个学生买了许多干草，满满地塞了一屋子，先生摇摇头，叹了口气。另一个学生买了一支蜡烛，点燃蜡烛，整个屋子一片光明。先生笑了："这是装满屋子的最好方法。"为什么这两个学生思考和解决问题的方式会有不同？这就是思维方法不同的结果。

哲学思维是运用一般性、普遍性、抽象性的方式进行的一种思维。它是通过对现象进行反思，寻找现象背后的本质，并对世界上所有事物最一般的本质、规律或共性进行概括的思维模式。人们应用哲学思维，就是要在哲学思维的引导下，通过对事物的不断追问、反思和批判，最终达到求真、求善、求美的目的。因此，哲学思维具有求真性、反思批判性、辩证性和科学性。

哲学思维与日常思维不同。日常思维是零散的、不系统的，缺乏普遍的指导意义，而哲学思维是在对自然、社会、思维等具体科学知识进行概括、总结的基础上形成的，是人们对事物进行认识、概括的高度抽象，具有普遍的指导意义。它不仅能够帮助人们建立对整个世界的总的看法，同时在人们从事日常生活、工作和科学研究等实践活动时，自觉或不自觉地将看待世界的观点转化为一种方法论，指导人们的生活。因此，哲学修养也是护理专业学生必备的修养之一。

（四）哲学修养在护理工作中的重要性

1. 培养好奇心与头脑的认真，享受思考的快乐　好奇心是对未知之物的强烈兴趣，只有拥有了可贵的好奇心才会将自己引向认真的求知过程。头脑的认真就是对知识根据上的认真,一定要追问是否是真理、是否是根据,这也是近代哲学的一个主题。头脑是人的高级属性,有理性思维,就会对世界的万事万物充满好奇并力求探索答案,在这个过程中人就会享受极大的快乐。护理人员在护理实践中更要培养对自己对所从事领域的好奇心和对自己专业知识追根究底的探索精神。同时要培养理性的思维方式,在护理实践中遇到问题时要能够及时冷静下来并迅速做出判断,而不是惊慌失措,因为这样做不仅不能及时准确地做出护理评判,反而会延误病情,甚至会增加患者及家属的心理负担。因此,在遇到问题时要善于质疑,多问几个为什么,从而促使自己去思考,找出新的解决问题的方法。

2. 学会尊重生命,赋予关爱　护理人员每天要面对的是一个个鲜活的生命,而生命是最宝贵的。生命的价值和对生命的尊重是哲学研究中的一个重要方面,也是人文精神中的首要价值。人类的疾病苦痛既是镜像,更是境遇(遭遇),具有鲜明的主体性、亲历性、体验性,而疾苦体验常常因人而异,有时可能不被生理生化检验所捕获,表现得既不可测(无法测出阳性体征),也不可言说(词不尽意),多以“难受”之类的模糊语言来形容,痛苦无法得以显现,他人的洞悉往往无法代替主体(患者)的感受(煎熬、折磨),因此,对于患者的苦痛仅有同情是不够的,还需要共情(同理心、感同身受),从而赋予患者关爱。

二、护理认知与实践

(一)认知和实践的含义

认知是在实践基础上能动地反映客观世界的活动。认知的主体是以某种方式从事社会实践和进行认知活动的人。认知的客体是指纳入主体实践、认知范围的自然客体、社会客体和精神客体。

实践是人们为了生存和发展能动地探索和改造世界的社会性的客观物质活动。实践的基本形式有物质生产实践、处理社会关系实践和精神生产实践。

(二)护理认知与护理认知的模式

护理认知是指护士(主体)对护理专业(客体)的认识和评价,是护士对护理专业的目的、意义及作用的看法,对护理工作的理解、信念和拥有的护理及相关学科的知识等。

美国学者卡博(Carper)在有关认识护理途径的研讨会上提出了实证的、伦理的、个人的和美学的四类护理认知模式。

1. 实证认知　代表的是传统、客观、逻辑和实证主义传统的科学。护理学中的许多知识是从实证途径所获取的。例如,长期卧床患者不勤更换体位就会发生压疮;按时协助患者更换体位及辅助按摩等措施就能控制压疮的发生。实证认知在早期的护理学中被看作是最主要的获知途径;然而,随着护理学的发展,其知识体系也在不断扩展与完善,获知的方法逐渐增多。

2. 美学认知　是护理的艺术。对主观经验的理解与诠释以及护理照顾的创意性发展,都是根据其对主观表达的欣赏。

3. 个人认知　个人认知包括护士对自我和他人(个人)的了解。在与他人的互动中,护士首先要了解自己才能更好地了解他人。

4. 伦理获知　反映在某一情况中人们的伦理义务,或者是人们对于在某一情况中该怎么做的概念。个人能明确什么是对与公正或者什么是错与不公正。

每一种护理认知对护理学科的发展都是必不可少的,没有孰轻孰重之分。它们之间互相关联并相辅相成。

知识链接

护理认知途径及特点

认知类型	与护理的关系	认知来源	表达方式	目的
实证认知	护理的科学	直接或间接的观察和测量	事实,模式,科学原理,理论陈述	描述,解释,预测
美学认知	护理的艺术	价值和意义的创造,抽象和具体的合成	赞赏,批判,直觉的描述	超越解释,理解平衡
个人认知	个人的治疗性适应	投入、集中、个人实现	共情,主动参与	治疗性地使用自己
伦理获知	护理的道德成分	价值观的清晰界定,合理,义务与责任	准则,法律条文	评价什么是对的、有价值的或所期望的

(三)护理实践的作用和意义

护理学是一门实践性很强的学科,它在自身的实践中不断完善。护理工作本身就是一种实践活动,很多有科研创新能力的护理工作者,都得益于深厚的临床实践积累,工作越是繁忙,病种越是复杂,他们实践的内容就越丰富。护理工作者要珍惜临床实践的机会,善于观察,善于思考,不断总结和积累经验;善于发现护理工作中的问题与矛盾,从而在解决矛盾的过程中丰富实践的内容。

1. 护理实践是护理理论的来源 临床实践为护理理论的发展开辟了广阔的天地。工作在护理第一线的临床护士们,有着丰富的护理实践经验,有众多的护理研究对象,又有不断涌现的实际护理问题需要解决。临床护理实践为护理理论的概括和发展提供了丰富的素材。

2. 护理实践是检验护理理论正确与否的标准 护理理论必须通过护理实践活动才能检验其正确性。新的护理理论和从实践中提炼发展出来的护理新知识,只有在护理实践中符合临床护理的实际情况,产生良好的效果,才能证明这种理论知识是正确的,有价值的。

3. 护理实践推动护理理论向更深更广方向发展 理论与实践的矛盾是科学发展中最基础的矛盾,是推动科学发展的动力,也是科学实践中其他认识矛盾的基础。护理理论研究是一种认识活动,它通过护理实践获得感性经验,经过理性思维上升为理论,揭示护理实践探索中未知事物的本质和规律。护理实践是在经护理研究证实的理论指导下进行的,护理理论可使护理实践更具有科学性,而护理实践又可通过不断提出问题、解决问题,促进护理理论的提升,两者相辅相成。

随着社会、经济情况的变化及护理学自身的发展,护理实践会出现一些新的理论与实际问题,如人口老龄化的来临,老年护理问题日益突出,家庭与社区护理及患者健康教育、循证护理等。只有通过不断的实践和研究,发现问题、解决问题和总结经验,我们才能将护理学推向前进,更好地为人类的健康服务。

三、护理专业价值观

有这样一个例子,15 岁就辍学在家的李明,在一次群殴事件中因颈椎受伤而导致瘫痪。你,作为李明的责任护士,在护理他时,遇到了不少麻烦,因为他总是对你有敌意,命令你离开,他表面上还很坚强,经常吹嘘他的种种经历。但是,你知道虽然李明接触社会的时间不短,却还是个孩子,他故意用这些偏激的语言行为来掩盖自己的恐惧。你深深地同情他,可是,他却不停地赞美他的那些所谓的兄弟哥们。有时他对你的敌意使你畏惧进入他的房间。你希望他能看清他的选择是错误的,你无法理解为什么他还继续留恋以前的那种生活,那种生活方式使得他的生活很惨。你想知道他从中得到了什么,他却不愿多讲,你很生气,作为一名护士你很想知道是什么影响着他的生活;作为公民,你被像李明这样的人所引起的社会混乱激怒了,所有这些都反映了你和李明有不同的价值观。

(一)价值观的含义

价值观(values)是指导人们行为的规则,这些规则引导人们的所作所为,发展或保持其对相关事物的态度,判断自己和他人在道德方面的是非,比较自己和他人的差异。价值观的深层意义在于它是对人的思想和行为的根据、尺度和标准的哲学反思。不论我们自觉或不自觉,价值观都在影响着我们生命和生活的各个方面,它们决定我们应变的水平,决定我们如何做,沿着什么方向前进。这就是为什么它们在工作场所中具有极其重要意义的原因。护士践行人文关怀的关键是护理人员能正确理解护士、患者和专业价值观以及这些价值观对护理行为的影响。

一个人的价值观念反映了个人的需要,文化和社会的影响,还有和其他重要人物的人际关系。不同的人、社会、民族有不同的价值观。在健康护理方面的相互联系中,每个患者的行为都是不同的,因为个人所特有的需求、喜好等导致其所表现出来的价值观念不同。患者的看法和价值观会决定他对于疾病转归的期望。有的人可能表示无论代价多大,生命是第一重要的,这是对生命的重视;而有的人看重的是生命的质量。因此,来自不同观念的责任和对医疗护理取舍的决定就完全不同了。比如,在对一些慢性疾病的长期治疗中我们会发现,有的人非常看重独立和自我决定,有的人则非常需要家庭的参与和互相的依靠、支持。

(二)价值体系

一个完善的价值体系由涉及生活各个领域的多种价值观念所构成,体系内部的价值观念在价值方向和价值精神上是一致的,但是,各个价值观念在价值体系中的地位并不相同,有些价值观念处于主导的地位,有些价值观念处于从属的地位。一个人根据个人的重要价值观念来思考、选择、探索、行动。在价值体系中处于主导地位的核心价值观决定着整个价值体系的基本特征和基本方向,统率着其他处于从属地位的价值观念。价值观中最有代表性的是人生观、行为观、人际观、时间观、人对自然的控制观和健康观等。

护士本人也会有多种价值观念,护士要意识到自己的价值观念体系可能会影响其对患者的护理活动。例如,对他人的感觉和对他人的反应是受个人价值观念影响的,有一位护士喜欢干净整洁的外表,注重端庄稳重的仪表仪态,当她遇到一位穿着破烂的牛仔裤、长头发、小胡子,带着耳环的男患者时,很可能对这位患者的最初印象不太好,甚至会产生厌烦的情绪;再如,一个护士可能非常注重家庭对疾病康复的影响,如果患者没有这种价值观念,护士在做护理计划时主动把家庭纳入其内可能会引起冲突。因此,价值观念对我们所有人都很重要,它们是满意的来源,也是冲突的出处。这些例子证实了向护理挑战的诸多方面与人的价值观念有关。对价值观念体系的理解有助于护士进行合理的护理,在护理患者时,护士要学会识别价值观的作用并在实际工作中加以运用。

(三)社会文化对价值观的影响

人们的教育、社会经济、精神和文化背景是因人而异的,而价值观正是在这样的社会条件下形成的。在大的文化条件下,可能还有小的群体和小的文化,它们的价值观与主要群体的价值观可能完全不同。人们乐意接受他们熟悉的事物或所生长地方主要文化的各种价值观念。不熟悉的人的习惯、行为、礼仪方式和态度,在一个旁观者看来可能觉得很可笑,无意义,甚至是危险的。为了进行有效的护理,护士应尽力去理解不同文化的影响,如护理行为、提高身体功能的价值、护理服务的作用和对疾病的调整等方面,专业护理人员的价值观念可能会与患者的观念不同,护士应理解隐藏在特殊文化中健康习惯的意义和价值。

(四)护理专业价值观

护理专业价值观是被护理专业人员所公认的、通过训练学习而内化形成的行为准则,是护理实践的基础,引导护理人员与患者、同事、其他专业人员和公众之间的互动过程。护理人员如若形成积极的专业价值观,将会营造出一个和谐、团结、协作、健康、向上的工作氛围,使护理人员在为患者的服务中体会到职业的神圣、工作的快乐和成功的幸福。

1986年美国高等护理教育学院学会提出护理本科学生应发展7种专业价值观,即利他主义、平等、美学、诚实、自由、人类尊严和公正。1998年该学会修订了"美国高等护理教育标准",其中明确提出本科教育应促进学生发展护理专业价值观和基于这些价值观的专业行为的培养,并且认为能体现护理专业本质价值观的因素包括利他主义、自主性、人类尊严、正直和社会公正。其中利他主义是指对他人文化、信念和观点的理解,做患者的代言人,为患者和同事敢于承担风险,对其他专业人员进行指导。自主性是指与患者以伙伴关系做护理计划,尊重患者及家属决定护理的权利,为患者提供信息,维护其知情权。人类尊严是指提供符合患者文化需要的护理,保护患者的隐私,保守患者与同事的秘密,制订适合患者个人文化需求的护理计划。正直是指向患者和公众提供真实的信息,将计划准确存档,完善自我,为自己的行为承担后果。社会公正是指提供平等无歧视的护理,促进及保障人人享有健康照顾,支持与护理和卫生事业发展一致的立法和政策。这些价值观因素不是相互独立的,而是相互渗透、相互包含的,如照顾是针对患者的健康、权利和尊严,其中涉及利他主义、人类尊严等内容。

2001年国际医学教育专门委员会推出的"全球医学教育最低基本要求"(global minimum essential requirements,GMER)将专业价值、态度、行为和伦理列入医学教育标准的7个宏观领域之中,认为正确的专业价值观包括追求卓越、利他主义、责任感、同情心、移情作用、负责、诚实、正直和严谨的科学态度。在我国,2008年5月12日国务院颁布的《护士条例》中也规定了护理人员应该具备的专业价值观:护士在执业活动中,在紧急情况下为抢救垂危患者生命,应当先行实施必要的紧急救护;护士应当尊重、关心、爱护患者,保护患者的隐私;发生自然灾害、公共卫生事件等严重威胁公众生命健康的突发事件,护士应当服从县级以上人民政府卫生主管部门或者所在医疗卫生机构的安排,参加医疗救护。可以看出,虽然国内外学者对护理专业价值观的内容描述不尽相同,但对护理专业价值观特征性内容的阐述是一致的,即体现在尊重人的价值和独特性,维护他人利益,以及遵守道德、法律和人道主义原则。

笔记栏

课堂互动

42 岁的李女士,因慢性类风湿关节炎急性发作入院治疗,李女士已结婚 20 年,今天其丈夫刘先生来到医院,找到李女士的责任护士进行了下面的交谈。

1. 刘先生与张护士的交谈

张护士:您好,刘先生,我是您夫人的责任护士小张,您找我?

刘先生:是的。我夫人这次发病看她很痛的样子,她关节炎急性发作有过好几次,可这次……(张护士打断刘先生)

张护士:我很理解您对您夫人的担心,您看我们正在努力治疗她的疾病呢,我知道在家时是您全力照顾她的,现在您就放心交给我们照顾吧。过一会儿,我会去病室看您夫人的,到那时再谈吧。

2. 刘先生与王护士的交谈

王护士:您好,刘先生,我是您夫人的责任护士小王,您找我?

刘先生:是的,我夫人这次发病看她很痛的样子,她关节炎急性发作有过好几次,我想问问她现在治疗的状况(刘先生表情很凝重的样子)

王护士:您需要我怎么帮您呢?(提供机会)

刘先生:不知道你能不能帮到我,我头一回看到她这么痛的样子,我在想,或许是不是这次用的新药造成的,你看呢?(刘先生看起来很担心的样子)

王护士:我能了解您的担心。您对您夫人这次入院都有哪些了解呢?(观察刘先生,分析信息)

刘先生:我什么都不太清楚,所以想详细了解一下。我太太是独立性很强的人,她肯定不希望成为别人的负担。

王护士:您和您夫人都想了解目前的状态,是吗?我找个时间与您和她一起谈谈这件事情,好吗?(提供信息)

刘先生:好的,我夫人也会很高兴的。不过,我还要去问她现在行不行,她现在身体不是很舒服。

王护士:好的,我过一会就去病室看看她的情况,那我们病室见。

课堂讨论:

1. 请同学们分析这两段对话比较张护士与王护士在护理专业价值观上的差异。

2. 请同学们讨论两位护士价值观的差异对刘先生产生了哪些不同的影响。

四、护理工作中哲学修养的培养

(一)提升哲学修养的方法

为了提升哲学修养,我们需要掌握四个基本观点:培养思考习惯、掌握整体观点、确立价值取向、力求知行合一。

1. 培养思考习惯　有些人没有思考的习惯，因此做事情时都凭着本能的感觉立即反应，很容易受到别人的影响。正因为如此，这些反应往往缺乏一致性与连贯性。如有的人受到个人情绪的左右，从他的脸色就可以判断他心情的好坏。这是因为他无法控制自己的情绪，喜怒哀乐都充分表现在脸上，这些都是缺乏理性思考的结果。若是养成思考的习惯，遇到任何事情发生时，就会先冷静下来，想清楚"到底发生了什么事情，这是怎么一回事"这一点非常重要。那么如何培养思考习惯？就是要在不疑处有疑，即在没有任何怀疑的地方产生怀疑。如牛顿坐在苹果树下，一颗苹果掉下来打在他的头上，于是他开始思考："为什么苹果要往下掉，而不是往上飞？"最后发现了万有引力定律。我们在读书的时候也应该有这种态度，读到一段话时，不要只看到表面。如果把很多事情视为理所当然，就无法养成思考的习惯。如果对任何状况都能够加以思考，就会发现，虽然有很多事情现在如此，但它没必要一定如此，也有可能是别的样子。这样一来，就可以在很多看似理所当然的事情中，找到新的可能性。

2. 掌握整体观点　所谓掌握整体观点，就是对任何事情都要从不同的角度思考，久而久之，就可以超越自己的成见，思想也将更为圆融。随着年龄与经验的增加，我们会发现，人生很多问题的确应该从各方面考虑，才不至于钻牛角。

3. 确立价值取向　取向的英文是 orientation，这个词有两个意思：一个是定位，一个是方向。在这个世界上，虽然每个人都有自己的个性或为人处世的风格，不过，经过不断的学习和成长，人们可以进行修正及调整，然后选择自己要成为什么样的人，这叫做价值取向。如柏拉图年轻的时候是一位文艺青年，喜欢作诗，并且写过希腊悲剧。他二十岁时遇到苏格拉底，听到苏格拉底的一段话后，回家第一件事就是把自己所写的诗和剧本全部烧掉，因为他发现了自己应该走的路，并选择终身奉献于哲学思考的世界。

我们每个人都必须做出选择，那是对自己人生的期许。为此，我们必须要对自己的人生期许有所了解，才能确定自己的价值取向，而不是一味将自己的价值观强加在自己的身上。价值取向既然是一种选择，就一定要有所取舍，也就是说，如果选择了某些价值，就势必放弃另外一些，由此可知，选择价值是需要勇气的，人不可能什么都要。人生经由不断的选择，而塑造出自己的风格。风格是指一个人的言谈和行为有一定的原则，并且知道为什么要这样做、这样说，不会轻易受到外在环境的影响。

4. 力求知行合一　知行合一说起来容易，但做起来却不简单。事实上，知行合一是我们一生都要努力去追求的目标。我们每一个人都会犯错，因此只能努力追求知行合一，选择一种价值后不断地去印证，让自己对自己越来越满意。知识宛若一片汪洋大海，人一生所学到的只是很少的一部分。因此，我们学习知识后，就要懂得如何去运用，并融会贯通才是知行合一。西方哲学家怀特海说："一定要等到你课本都丢了，笔记都烧了，为了准备考试而记在心中的各种细目全部忘记时，剩下的东西才是你所学的。"因此每一个人都应该养成一种习惯，要多去学习和思考，掌握整体的观点，建立自己的价值取向，再努力把心得印证于生活之中。哲学的用意，在于寻根探源，发现什么是真实；也在于旁通统贯，把宇宙与人生联结为一个整体，由此界定自己的安身立命之道。

（二）哲学思维在护理实践中的应用

在临床护理中，交接班时甲护士说患者状况良好，乙护士没有亲自到床边仔细观察病情，把阐述误认为事实，但随后该患者病情恶化，延误了救治；平常放置灌肠液的地方偶然放了消毒液，护士想当然地把消毒液误当灌肠液灌肠，无疑会酿成大祸。分析这些护理工作中的失误,究其原因,往往是因为护士惯性思维造成的。客观世界各事物之间往往存在着"同中有异"与"异中有同"的现象。而人的惯性思维为"同中求同""异中求异"。在临床护理中,因为感官上的"求同"心理,接受信息时的"求同"心态,观察病情时"求同"思维,不注意"同中求异",很容易造成差错。因此,哲学思维有助于护士加深对专业的理解,正确和深刻地认识护理问题本质,更好地总结护理经验教训,并能将这些知识恰到好处地应用到实际之中,提高护理工作效率和质量。

1. 面向实践求真的思维方法——客观性思维 人的正确认识来源于社会实践,人只有在不断深入、拓展、变化着的实践中努力探求,去伪存真,才能达到对客观规律的正确认识。

以客观资料为依据进行判断是客观性思维的核心。临床上由于患者和护士、主观和客观、现象与本质等多因素交织,往往造成判断的偏差,运用客观性思维,从实际出发,摒除主观因素的干扰,能有效地避免先入为主。一位经过系统治疗后病情好转的皮肌炎年轻患者,处于巩固治疗、准备出院阶段,但她知道皮肌炎是一种很难治愈又易反复发作的自身免疫性结缔组织疾病,还会影响以后的生育,因此,情绪十分低落,感到前途暗淡。护士则主观认为恢复期患者情绪有所好转,对其消极情绪未引起重视,缺乏客观评估,结果发生了患者趁夜深人静在病室内自缢身亡的悲剧。

人们对客观规律的正确认识也不能一次完成,社会实践发展变化,人的思想认识就必须不断地进步。只有面向实践,从实际出发才能在发展变化中把握真实情况,得到正确的认识。

2. 批判反思的思维方法 哲学思维不是简单、刻板地反映社会现象与社会关系,而是以一种反思性的态度对现实提出质疑,看出其不足与缺陷。黑格尔指出"哲学的认识方式只是一种反思",意指跟随在事实后面的反复思考。哲学的反思包括对既定秩序、传统观念、流行见解等大胆的质疑,对现实状况的重新审视和批判。这种思维方式教导我们不轻信、不盲从,敢于对现存的一切知识提出批判和质疑,并在实践的基础上进行理性的反思。这是一种科学的思维方法,正是这种思维方法推动着科学知识的不断创新和进步。

批判性思维可以让人评估用什么理论或什么方法更简便易行,可以为新方法和创新性思维明确方向。护理人员应不拘泥于以往经验和别人的工作程序,克服先入为主的思维定式,努力从现实情况出发,对在临床护理中遇到的各种问题,勇于提出质疑。例如:术前只能采用剃毛的方式备皮吗? 术前禁食禁水的时间要求是多少? 保留导尿管更换的间隔时间必须是 2 周吗? 采用机械通气的患者连续吸痰的次数有限制吗? ……在这些思考中,批判性思维可以促使护士不断地去寻求解决问题的方法。

3. 创新的思维方法 创新是指从新的视角、用新的方式为人类展现新的世界,提示新的发展方向,达到一种新的认识。一方面哲学思维的批判性和反思性为思维的创新提供了可能,另一方面哲学思维的创新性来自这种思维的超经验特征。在这种思维方式中,反对经验主义,反对把实践观庸俗化,反对把过去的、一时成功的经验作为绝对真理照搬套用,它以高度的抽象性、概括性、逻辑性去审视思维观念和现实行为的传统,寻求更合理、更理想的理解。

护理需要创新性思维,因为运用创新性思维能产生新的知识、新的护理观点和便利的方法,以促进患者更快地恢复健康。例如,有些住院患者需要吸氧,吸氧时,氧气湿化瓶内排氧管排出气体产生气泡,当气泡破裂时会发出声响,特别是在夜间,影响患者本人以及同病房其他患者休息,某医院护士长根据无声枪消音器的原理设计出"消音管",即用一次性塑料试管,将心电图纸包裹在试管的下四分之一部分,用七号针按照心电图纸上的格子依次穿刺成孔,小孔间均匀地间隔成了 1~1.5mm,然后把刺好的试管套在湿化瓶内的排氧管上,这样产生的气泡即变成细小的气泡,发出的声响很微弱,这项小小的发明创造,解决了长期以来影响患者休息的一个问题。

4. 辩证的思维方法 辩证性是哲学思维的最主要特征。辩证法是对现存事物的肯定理解,同时又包含对现存事物的否定理解,对任何事物都一分为二地看待,反对片面性和绝对性。辩证法是对思维的内在超越,它既不是对事物简单的肯定,也不等同于对事物完全否定的怀疑主义思想。它主张在实践的基础上保存适合发展的好的部分,否定落后的对发展起破坏性作用的部分,是一种继承的批判。

在临床护理中,我们应运用辩证思维方法,善于"异中求同"与"同中求异",即对显著不同的事物,要分析两者有无本质上的联系;而对相似的事物,要注意两者有无本质上的区别。如中医的"症"与"证"的关系,"症"是疾病所反映的个别表面现象,"证"反映了疾病发展过程中某一阶段病理变化,"证"比"症"更全面、深刻、正确地揭示疾病本质。中医辩证施护讲究"同病异护""异病同护"。例如,感冒常表现为风寒感冒、风热感冒两种证候,宜分别采取辛温解表和辛凉解表的护理措施;肝阳上亢证常有不同的表现症状,如眩晕、耳鸣、性急易怒、面色发红、口苦咽干,但均应采用平肝潜阳、滋养肝肾的护理措施。

总之,护理人员要刻苦研读哲学以及其他人文书籍,在护理实践中不断提升自己的哲学修养,从而对人及人的生命有更加深刻的认识。

📖 学习小结

1. 学习内容

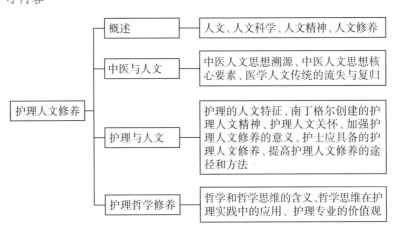

2. 学习方法

本章通过课堂讲授、实例分析、小组讨论来学习人文精神、中医人文思政、护理人文关怀、护理专业价值观的内涵;理解哲学思维在护理实践应用的意义,明确护理学的人文特征,树立护理人文关怀的理念,并在日常生活、学校、第二课堂、临床实践中自觉地加以运用,不断提高护理人文修养。

扫一扫,
测一测

（金胜姬 张钰群）

复习思考题

1. 阐述你对护理人文关怀和人文精神的认识。

2. 举例说明哲学思维在护理工作中应用的意义有哪些。

3. 案例分析

2011 年 7 月 27 日 18 时，余书华途经酉阳县桃花源镇美食街路口时，发现附近民众从河中救起一名溺水老人，将其放置在河边，不知如何施救。身为一名护士，余书华学习过急救常识，她立即双腿跪地，俯下身口对口为溺水者做人工呼吸和胸外心脏按压，持续时间 4 分钟以上，直至医院救护人员赶到现场。

这位原本平凡的 90 后女孩的事迹被报道后被誉为重庆"最美女孩"，在表彰大会上她说："有人称我为英雄，有人说我是'最美女孩'。其实，我什么也不是，救人是出于对生命的尊重。"

（1）结合本章的学习内容，谈谈余书华事迹对你有什么启发。

（2）你将如何去发展你的专业价值观念？

4. 研究性学习思考题

护理工作承载着一家医院的厚度和温度，请运用期刊数据库、网络资源或医院实地考察的方式分析"人文精神/人文关怀"在护理临床、护理管理及护理教育方面等实践工作中的具体体现与应用（可选择其中的一个方面分析）。并将小组研究性学习的成果在课堂上汇报，形式不限。

PPT 课件

第二章

护理文化修养
——积淀底蕴,绽放护理魅力

随着医学模式的转变,整体护理已成为现代护理发展的必然趋势。整体护理要求综合考虑患者的生理、心理、社会、精神因素,评估患者的宗教、种族、性别、职业、经济社会地位等背景,才能理解不同文化背景下产生的行为,提供满意的个性化服务。哲学家兰德曼说:"谁想知道什么是人,那么他应该而且首先应该知道什么是文化。"因此,护士需要认识这既熟悉又陌生的"文化"。

第一节 概 述
——以文化人,重在引领

文化是一个纷繁复杂的现象,包含着丰富多彩的内容,许多学科都把文化作为主要的研究对象。由于学科性质或专业的不同,人们对于文化的定义各持己见。那么,究竟什么是文化呢?

一、文化的含义与结构

(一)文化的含义

文化(culture)一词,来源于拉丁文 culture,是 20 世纪初由欧洲经日本传入中国的,它的原意是种植、耕耘、培养、教育、发展、尊重的意思,20 世纪以后用于描述人的能力发展。文化是一个当今人们广泛使用的词语,在生活中的方方面面均可看到"文化"的影子,如茶文化、饮食文化、校园文化、企业文化等。所以,正如西方学者罗威勒所言:在这个世界上,没有别的东西比"文化"更难捉摸。到目前为止,有关于文化的定义多达数百种,不同的学科从不同的层面揭示文化的含义。概括起来主要有五种不同的观点:

1. 强调文化的内容　不论是有形的书籍、绘画、雕塑,还是无形的信仰、风俗习惯,或者是作为生活规范的道德、宗教、礼仪、伦理等,都是文化的内容。持这种观点的代表人物有泰勒、克拉克洪、威斯勒等。

2. 强调文化的传承　没有人在出生时就带有特定的文化特色,但是人具有学习文化、接受文化、传递文化的能力,经过正式的或非正式的教育而传承文化,从而促进个性的形成和发展、掌握社会生活技能、形成自我观念、扮演社会角色。持这种观点的代表人物有洛伊、萨丕尔、米德、雅各布斯和斯特恩等。

3. 强调文化的功能　文化是影响社会与个人的巨大力量,可以用来满足社会或个人的需求,促进社会或个人目标的实现。文化的影响效果可以是正面的,也可能是负面的。持这种观点的代表人物有克罗伯、斯莫尔和福特等。

4. 强调文化的差异性　文化是群体的行为模式,群体与群体之间、社会与社会之间的差异其实来自文化。我们可以通过文化的差异来区分不同的群体或不同的社会。持这种观点的代表人物有戴维斯、多拉德、图明和施恩克等。

5. 强调文化的普遍性　文化也可以是任何人类群体或社会的共享成果,如价值观、语言、知识、科技、艺术等,只要是有人类生存的地方就有文化。持这种观点的代表人物有托马斯等。

综上所述,文化是人类物质文明与精神文明的结晶。目前,学术界对文化公认的定义为:文化是在某一特定群体或社会的生活中形成的,并为其他成员所共有的生存方式的总和,包括价值观、语言、知识、信仰、艺术、法律、风俗习惯、风尚、生活态度及行为准则,以及相应的物质表现形式。

(二)文化的结构

每一个社会都有自己特定的文化结构,文化结构不仅与文化主体的生存环境及所拥有的资源有关,而且还受到社会发展程度的影响。人们发现文化的内容有时会随着社会的发展而变化,但文化的结构却相对地保持不变。其实,文化的结构就是文化的层次,学术界对此有许多种不同的意见,归纳起来有:物质文化与精神文化两分说;物质、制度、精神三层次说;物质、制度、风俗习惯、思想与价值四层次说;物质、社会关系、精神、艺术、语言、风俗习惯六大子系统说。但大多数学者都认可文化的结构是由物质文化、制度文化、精神文化这三个层次构成。

1. 物质文化　物质文化是人类利用自然界的条件进行生产活动及其所创造劳动产品的总和,是可触知的具有物质实体的文化事物,是构成整个文化创造的基础。物质文化用以满足衣、食、住、行等人类最基本的生存需要,直接反映人与自然的关系,反映人类对自然界的认识、把握、利用和改造,反映社会经济的发展水平。物质文化有许多表现形式,如服饰文化、建筑文化、饮食文化、交通文化、劳动文化等。

2. 制度文化　又称方式文化、规范文化,是指人类在社会实践中形成的各种社会规范。在共同的文化背景下,通常人们会拥有一套相似的制度文化。例如,同样是亲属关系,不同的民族就有不同的分类法。中国父母辈的亲属有伯父、舅父、姑父、姨父等,而英美人却把他们统称为"uncle"。所以,制度文化可以划分得详细一些,也可以划分得粗略一些。

制度文化是管理文化的一种有形载体,是行业倡导的文化底线,即要求行业人员必须做到,往往是以各种标准、条例、规范、纪律、准则等形式表现出来。管理文化需要被全体从业人员普遍认同,从而成为从业人员的自觉行为,认同的过程需要较长的时间,如果把管理文化装进制度,则可以加速这一认同过程。因此,制度文化对人的调节主要是依靠外在的、硬性的方式来实现的。

3. 精神文化 也称心态文化或社会意识,是人类在社会实践和意识活动中长期演化出来的价值观念、思维方式、审美情趣等。精神文化对人的调节作用主要是依靠内在的文化自律与软性的文化引导。比如,中国传统文化和护理文化所倡导的"慎独"精神就是一种典型的文化自律。

文化结构的这三个层次既相对独立,又相互制约,构成一个有机整体。这三个层次是一个由表入里的同心圆结构,其中物质文化最为具体和实在,位于表层,是文化的外壳与基础,被称为"文化的浅层结构";制度文化居于中层,是观念形态的表现形式,它把物质文化和精神文化融合为整体;精神文化是观念形态和文化心理,位居核心,是文化的灵魂,是极稳定的状态,被称为"文化的深层结构"。

二、文化的特征与功能

(一)文化的特征

1. 社会性 文化是人类共同创造的社会性产物,是被一个社会或群体的全体成员共同接受和遵循的。个人虽然有创造和接受文化的能力,但是形成文化的力量却不是个人,仅仅体现个人特征的现象不是文化,文化表现的是群体的现象与本质。

2. 地域性 文化是伴随着人类的出现和发展而产生与发展的,而人类社会的建立首先是分地域的,并且在远古时代是互相隔绝的。因此,在沟通交流不便利的情况下,各个人群按照自己不同的方式来创造文化。所以文化一开始就带有鲜明的地域特征,使得各个地域的文化互相区别。例如,我国五十六个民族的饮食文化、服饰文化均各具特色,回族在饮食上有许多严格的宗教信条,如禁吃动物的血液和烈性酒。

某些文化虽然最早是在某一地域形成和发展的,但是随着社会交流的深入,文化会被传播到其他地域,被其他人群吸收和接受,这就是文化的超地域性。例如,中国的春节文化现在已经被多个国家的民众所接受,外国人也开始庆祝中国的新年。

3. 时代性 不同时代的文化会有明显的差别,而划分文化时代性的依据是生产方式,生产方式的不同使文化留下了鲜明的"时代痕迹"。所以,人类社会的文化有原始文化、中世纪文化、现代文化,或是传统文化与现代文化等。

4. 继承性 文化在发展的过程中,每一个新的阶段都会对上一个阶段的成果进行选择、保存和巩固,使得人类创造的文化财富可以世世代代传承下去。同时,文化的发展也是从低级到高级、不断进化的过程,在每一个新的发展阶段里都会对继承的文化进行补充、升华和提炼,使之更加完善和科学。例如,孔子创立的儒家思想不仅仅是被继承,而且经过了汉唐经学、宋明理学的补充,从而发展成为对中华民族乃至全世界都有影响的文化精华。

5. 阶级性 人类进入阶级社会后,各阶级所处的物质生活条件、社会地位等不同决定其不同的价值观、信仰、习惯、生活方式、道德标准、行为规范等,这就导致各阶级之间的文化差异。

6. 整体性 文化是由各种元素组成的一个整体体系,这个体系中的各个部分在功能上互相依存,在结构上互相关联,共同发挥社会导向的功能。宗教、哲学、艺术、科学、历史、经济、法律、政治、教育等都是文化的组成,文化可以说是人类一切知识体系的集合。

(二)文化的功能

文化是一个统一的、不可分割的社会整体,在社会功能中发挥着主要作用。文化的功能,也称文化价值,是指各种文化因素相互结合在一起所形成的整体对个人、群体和社会所起的作用或效能。具体表现在:

1. 调控社会常态的功能　人与自然、人与人、人与社会之间以及人自身都存在着矛盾，而这些矛盾若不能妥善地解决，社会的常态就会被打破。人们可以采取多种手段解决这些矛盾，而依靠文化的力量去化解矛盾就是其中不可或缺的方法。这是因为法律、道德、理想、习俗、礼仪、情操等文化因子，内含着社会主体可以"做什么"和"不可以做什么"，"应该怎样做"和"不应该怎样做"的价值观念。所以，要化解人与自然、人与人、人与社会之间的各种矛盾，就必须依靠文化的熏陶、教化和激励，发挥先进文化的凝聚力和整合力，使社会健康、有序、公平、和谐、持续地发展。

2. 导向社会变革的功能　文化不只是对现行社会的肯定和支持，也包含着对现行社会的评价与批判。在人类社会发展的过程中，当一种旧的制度、旧的体制无法运转下去的时候，文化对新制度、新体制的建立起着先导的作用。新制度、新体制中的文化精神一方面批判、否定和超越旧制度、旧体制，另一方面又给人们建立了新的理想、信念和价值等。

3. 团结社会的功能　文化使社会形成一个整体，这就是文化的团结功能。文化依附于语言和其他载体，形成一种社会文化环境，使人们产生相近的价值观，从而使人们认识、分析、处理问题的基本点也大致相同，这种同化是维系社会、民族团结，凝聚人心的巨大力量。

4. 教化社会价值的功能　道德规范和法律制度具有鲜明的价值取向，是文化的一部分，对社会成员的观念、态度、行为等产生引导作用。该种引导作用在本质上就是教化，也就是规范人们的行为准则、道德标准和价值观。

5. 推动经济发展的功能　文化对经济的影响作用主要表现在：①经济制度的选择、经济战略的提出、经济政策的制定等均受到社会文化背景的影响。文化在一定程度上引导物质的生产、交换、分配及消费，也影响经济发展的方向和方式。②文化赋予经济发展良好的组织效能。人们在文化的熏陶下相互认同，从而促成人与人之间的沟通，保证经济发展的顺利开展。③文化赋予经济发展更强的竞争力。在经济活动中产生的产品，其文化含量越厚重，由此带来的附加值也就越高，在市场中实现的经济价值也就越大。

🔍 知识链接

中国传统文化部分代表物

服饰：丝绸、旗袍、唐装、中山装、四大名绣、中国织绣、蜡染、帝王的皇冠、皇后的凤冠、清朝大辫子、马褂、肚兜、玉佩、虎头鞋、绣花鞋、千层底。

食品：茶叶、饺子、汤圆、粽子、月饼、糖葫芦、油条、豆浆等。

家居：中国瓷器、红灯笼、中国结、鞭炮、石狮、对联、门神、长命锁、年画、剪纸、盆景、景泰蓝、金元宝、铜镜、筷子、泥人面塑、水烟袋、紫砂壶、鼻烟壶、桃花扇、风筝、象棋、围棋。

交通：大花轿、黄包车。

建筑：长城、华表、孔庙、兵马俑、秦砖、汉瓦、园林、牌坊、庙宇、古钟、古塔、亭、井。

文学：诗经、论语、唐诗、宋词、四大名著、甲骨文、钟鼎文、汉代竹简、谜语。

艺术：京剧及脸谱、皮影、武术、舞狮、中国书法、国画、太极图、敦煌壁画、飞天、文房四宝、篆刻印章、乐器（笛子、二胡、鼓、古琴、琵琶）。

其他：四大发明、中医中药、各种传统节日、二十四节气、三十六计。

笔记栏

三、中医文化的指导思想

中医药是中国传统文化的重要组成部分,最能体现中华优秀传统文化特质,正如习近平主席所言:"中医药学凝聚着深邃的哲学智慧和中华民族几千年的健康养生理念及其实践经验,是中国古代科学的瑰宝,也是打开中华文明宝库的钥匙。"中医以"天人合一"的整体观念和阴阳五行为基础理论的"辨证论治"为指导思想,形成了独特的中医文化。

(一)"天人合一"的整体观念

1. 人体是一个有机整体　以五脏为中心,配合六腑,联系五体、五官九窍等,并通过经络纵横广泛地分布,以贯通内外上下,运行气血津液,滋养并调节各组织器官的活动,功能上相互为用,病理上相互影响。人体局部的病理变化往往与全身脏腑、气血、阴阳的盛衰有关。诊断时,可以通过外在的变化,判断内脏的病变。治疗时,对于局部的病变,也从整体出发,确定治疗方法。

2. 人与自然界是一个有机整体　即"天人相应""天人合一"。人禀天地之气而生存,季节、气候、时间(包括昼夜、年月、时辰)、地理因素与人体生理、病理及治疗疾病转归息息相关,如:一年间气候变化规律是春温、夏热、秋凉、冬寒,自然界的所有生物在这种规律性气候影响下,出现春生、夏长、秋收、冬藏的适应性变化。

3. 人与社会环境的整体关系　《黄帝内经》强调医生诊疗疾病要"上合于天,下合于地,中合于人事"。医学对社会的关注体现了对"人事"的重视,所谓"人事"反映的就是人与社会的关系。社会因素可直接或间接影响自然因素而致病,也可通过心理因素致病,它所侧重的对象是社会人群。

因此,在整体观念指导下,中医在诊疗疾病时,需综合考虑疾病发生的季节,患者的生活条件、饮食嗜好等自然环境及社会环境。针对患者某一部位的病变,不仅要观察病患局部,还要从五脏的归属及五脏之间的关系来进行分析。例如,眼疾常考虑到肝,耳鸣、耳聋常考虑到肾,肌肉痿软无力常考虑到脾等。又例如,肝病常传至脾脏,故可通过先"实脾"以防肝病传脾;肺病,可通过补脾而取效,即所谓"培土生金"的方法。

(二)以阴阳五行为基础理论的"辨证论治"

阴阳是宇宙中相互关联的事物或现象对立双方属性的概括,最初是指日光的向背,向日光为阳,背日光为阴。阴阳的交互作用包括:阴阳交感、对立制约、互根互用、消长平衡、相互转化。五行学说是中国古代哲学的重要成就,五行中的"五"指构成宇宙万物的木、火、土、金、水五种物质;"行"指这五种物质的运动变化。中医运用五行学说来阐述人体五大器官系统的相互关系,木、火、土、金、水这五个符号分别代表肝、心、脾、肺、肾所统领的五大系统。五行的交互作用包括:相生、相克、制化、胜复、相侮、相乘、母子相及。

所谓"证"是机体在疾病发展过程中某一阶段的病理概括,包括病变的部位、原因、性质以及邪正关系。"证"能够反映出疾病发展过程中某一阶段病理变化的本质,因而它比症状能更全面、更深刻、更准确地揭示出疾病的发展过程和本质。

所谓"辨证",就是将四诊(望、闻、问、切)所收集的资料、症状和体征,通过分析综合,辨清疾病的原因、性质、部位以及邪正之间的关系,从而概括、判断为某种性质证候的过程。

所谓"论治"又叫施治,就是确定相应的治疗方法。

因此,通过阴阳五行学说,我们认识到人体分为阴、阳两部分,这两部分既相互对立制约,又互相联系,以维持平衡。中医不是从微观研究病毒、细菌如何作用于人体,而是从宏观研究人体五大系统之间的关系，通过中药、按摩、针灸、心理作用调节各个系统之间的平衡，以此保持身体健康。中医治病首先着眼于证而不是病的异同，故针对同一疾病的不同证候，其治疗方法不同，而不同疾病只要证候相同，便可以用同一方法治疗，这就是"同病异治、异病同治"。这种针对疾病发展过程中不同的矛盾用不同的方法解决的法则，就是辨证论治的精神实质。

第二节 文化与健康
—— 文化养生，智慧生活

文化背景的差异影响人们的生活方式与行为，影响他们看待健康的态度及解决健康问题的方法，进而影响人们的健康。

一、文化影响生活方式

生活方式是一个相当广泛的概念，包括人们的衣、食、住、行、劳动工作、休息娱乐、社会交往、待人接物等物质生活，也包括精神生活的价值观、道德观、审美观以及与这些方式相关的内容，可以理解为在一定的历史时期和社会条件下，各个民族、阶级、群体、个人的生活模式。

无论是什么样的生活方式都具有一定的主客观条件。不论是主观条件，还是客观条件，不论是个人生活，还是群体生活，生活是一种社会活动，是要借助一定的样式和方法来表现的。

1. 生活方式的主观条件 是指人们的生活观，也就是人们在生活中追求什么、不追求什么，而生活观就是人们价值观的一种表现，它影响着人们生活方式、方法和手段的取向。然而，仅有主观条件还不够，还必须具备客观条件。

2. 生活方式的客观条件 表现为人们生活的物质条件，比如吃、穿、住、行等，若没有这些物质条件，就谈不上生活方式。

生活方式作为一种生活的样式，文化对它产生了极为重要的影响，文化是生活方式的中介和导向，是文化赋予人们一定的生活样式，教会人们应该采取什么方式去生活。从这个意义上说，生活方式是文化样式的一种。科学、合理的生活方式不是人类一开始就懂得的，而是要通过一定的社会文化教育，人们才慢慢懂得如何建立科学、合理的生活方式。

3. 文化对生活方式的影响 文化对生活方式的影响是多方面的，是关系到整个社会生活系统的。一个国家或民族有什么样的文化，人们就会有什么样的生活方式。文化不仅影响生活方式的表现，更重要的是影响人们生活的价值取向和进步程度。文化对生活方式的影响具体表现在：

（1）文化的创造水平决定着人们生活方式的状况：人们的生活方式不仅取决于他们创造了什么，更取决于他们怎样创造。因此，整个社会的文化创造状况决定了人们的生活方式，它不仅决定着人们生活方式的性质和内容，也决定着生活的样式和方法。

（2）文化决定着人们的价值观：风俗习惯、伦理道德、宗教信仰以及哲学、法律、政治等社会文化，不仅赋予了生活一定的思想和感情，而且造就了人们对生活特有的价值观和价值取向，它们既影响人们的物质生活，也影响精神生活，进而影响生活方式。

（3）文化的进步可以引导人们建立更科学合理的生活方式:生活方式的发展总是和科学、医学、教育等领域的发展分不开。文化的进步不仅推动着生活方式的发展,更是教会人们如何科学地安排个人生活。文化越进步,人们的生活方式就越文明、越健康、越高雅。例如,中华人民共和国自成立以来经过 70 多年的建设,不仅老百姓的物质生活条件大大改善,精神文明建设也取得了很大的进步。所以,老百姓不仅解决了温饱问题,而且开始注重如何吃得健康、吃得科学,如何养生保健,如何延年益寿等与生活方式相关的行为。

二、文化影响就医行为

当一个人遭遇生理上、心理上或精神上的健康问题时,如何就医、寻找什么样的医疗服务、以何种方式寻求帮助等一系列的就医行为,常常受到人们文化背景的影响。例如,宗教信仰是文化的一种表现形式,它可以影响人的世界观和人生观,影响人们对健康和疾病的态度,从而影响人们的就医行为。例如,风俗习惯也是文化的一种表现,它不仅可以影响人们的健康,而且也影响着人们的就医行为。风俗习惯对健康的影响表现在饮食、卫生、作息、运动、宗教仪式、民间疗法等多方面。例如,澳大利亚土著人以皮肤有瘢痕为美,他们的皮肤如果不慎被割破,不仅不到医院就医处理伤口,甚至还在伤口上涂抹泥土,使其感染,以造成更大的瘢痕。

文化对人们就医行为的影响,具体表现在:

1. 文化影响人们看待疾病的态度　观念会影响人们对待疾病的态度。例如,同样是面对疼痛,注重绅士风度的英国人会尽量忍耐,不轻易求医;而意大利人则认为疼痛让他很不舒适,即便不是很疼痛也会立即求医。再如,生长在美国阿巴拉契地区的居民认为生病就是"宿命",所以一般情况下是不去求医的。

2. 文化影响人们对治疗的选择　当人们出现健康问题时,治疗方式的选择也受到文化的影响。例如,在中国,受中医文化的影响,许多人会选择用中医的方法治疗感冒。

3. 文化影响人们患病时的心理　患病时,人的心理会发生一些变化,如紧张、焦虑、否认、忧伤、愤怒、失望、无用感、无助感等,这种变化受文化背景的影响。例如,在中国,有心理疾病被认为是不光彩的事,因此患者就医时常常否认自己有心理或精神问题,而是用"躯体化"的症状来表现,如主诉"头痛、心悸、失眠、食欲差等";而西方人则认为看心理医生是很正常的事,不会因此对患者存在偏见。又如,中国男性往往认为自己是家庭的顶梁柱,一旦患病他们就很容易产生无用感。

4. 文化影响人们对医疗知情权的选择　是不是应该把病情完全告诉患者,患者的医疗知情权能否由家属代为执行,不同文化背景下的人们会选择不同的答案。例如,在美国,任何有关病情的信息都必须完整地告知患者本人,由患者自主做出选择,家属、医务人员都必须尊重患者的决定;而在中国,我们常常不愿意把不良的信息告诉患者,担心患者受不住打击,而是一般先将实情告知家属,家属也可以替患者做出决定。

三、健康文化学

健康文化学是研究文化因素对人类健康影响的一门学科,它既是健康学的分支,又是文化学的支流。作为文化学的分支学科,健康文化学从人类追求健康的过程中,透过文化的各个层面揭示文化对于健康的影响和功能。健康文化学的提出和构筑,对于更加全面、系统、深入地研究人类健康本质,对于丰富和繁荣文化学,都具有重要的现实意义和理论价值。

1. 研究对象　健康文化学通过对文化整体及其各个层面的剖析,研究文化因素与人的身体健康、心理健康、社会健康和精神健康的关系,研究文化因素对于健康的影响和作用。从健康学的角度来说,文化可以分为两大类:一类是积极向上的文化,它对于人类有正向调节作用,能保障和促进健康;一类是消极颓废的文化,它对于人类有负向诱导作用,会损害健康。人类对于文化的正确认识和选择过程,实际上也是对健康的认识和促进过程。

2. 研究内容　健康文化学的研究内容与文化学的研究内容有着高度的一致性,所涉及的文化层面基本相同。但在研究的具体内容上,文化学研究的是文化对个人、群体和社会的作用,而健康文化学则主要是研究文化对个人的作用,且只研究这种作用对于个人健康的正面和负面影响。健康文化学的研究内容可以分为:①按文化的组成领域,可划分为哲学、宗教、教育、文学、艺术等层面,即分别研究这些层面对人类健康的影响;②按文化的作用方式,健康文化学可划分为血缘、种缘、地缘、业缘等层面,即分别研究这些层面对于人类健康的影响;③按文化人类学的特征,健康文化学可划分为儿童、青少年、妇女、老人等,分别研究这些人群的健康特点与健康需求。

综上所述,文化反映并影响着人的生理和心理,必然影响着人的身心健康。文化也可以体现人在社会中的地位、作用和影响力,反映人类活动的结果,体现人对社会的适应能力,因而也折射出人的社会健康水平。

课堂互动

　　请每位同学推荐一本自己最喜爱的励志书,说明健康文化对自己有哪些方面的影响。

四、中医养生文化

《黄帝内经》提出:"故智者之养生也,必顺四时而适寒暑,和喜怒而安居处,节阴阳而调刚柔,如是则僻邪不至,长生久视。"中医养生是以中医传统理论为指导,遵循阴阳五行、生化收藏之变化规律,对人体进行科学调养,达到预防疾病、延年益寿的目的。所谓"养",即保养、调养、补养之意,所谓"生"就是生命、生存、生长之意,"养生"就是保养生命。中医养生方法包括:食养、药养、针灸、按摩、气功、四季养生、体质养生等,中医养生文化主要有以下几个观点:

(一)未病先防、未老先养的预防观

人与其他生物一样,都离不开生、长、壮、老、死的自然规律,但通过人为的努力可以促进生长发育、增强体质、延缓衰老,关键在于积极的预防和及时的治疗。《黄帝内经》提出"不治已病,治未病"的观点,提示人们从生命开始就要注意养生,在健康或亚健康状态下,预先采取养生保健措施,才能保健防衰和防病于未然,这种居安思危、防微杜渐的哲学思想是中国文化的精华。

（二）天人相应、形神兼具的整体观

中医养生理论强调人和自然环境、社会环境的协调，讲究体内五脏六腑功能协调，以及心理与生理的协调一致。人既是自然界的人，又是社会的人。影响健康和疾病的因素，既有生物因素，又有社会和心理的因素，这是人们已经认识到的客观事实。人生活在自然界中，要靠阴阳五行的作用来调节人与自然的平衡，要因人、因时、因地制宜，在不同的时节、地域、时间通过不同的方法进行调补，方能达到"天人相应"。

"形"在人体即为脏腑经络等组织器官以及气血津液等生命物质，"神"在人体即指情志、意识、思维等精神活动以及生命活动的外部表现。神和形是构成人体生命的两大要素，形态与功能缺一不可，"形恃神以立，神须形以存"，形是神之宅，而神为形之主。养生尤其要注重先调神，"精神内守，病安从来"，中医学素有"得神者昌，失神者亡"之说，强调神的健旺饱满是身体健康的必要保证，神的活动失调是疾病发生的内在依据。

因此，中医养生要顺应自然环境变化的规律，"法于四时"，"四气调神"，"春夏养阳，秋冬养阴"，在气候变化时要"虚邪贼风，避之有时"。在中医理论中，喜、怒、思、悲、恐等五志虽分属于五脏，然总统于心，养生不但要注意有形身体的锻炼保养，更要注意心灵的修炼调养，即所谓"养生先养心"。

（三）调整阴阳、致中和的平衡观

《素问·至真要大论》指出"谨察阴阳之所在而调之，以平为期"。中医认为阴阳分别代表人体内相对的双方，《素问·生气通天论》说"生之本，本于阴阳"，说明人的形成和生长、发展的规律都离不开阴阳。人体是一个有机的整体，阴阳失调会导致脏腑功能紊乱，出现病理状态。在日常生活中，要提前预防体内的不利因素，调节平衡，使脏腑功能协调，气血运行正常，所谓"正气存内，邪不可干"，若正气强盛，当病邪侵入人体，邪正相争之后，身体将趋于好转、痊愈。

防治衰老，贵在调和阴阳，以平为期。人的衰老，或为阴虚，或为阳虚，或阴阳俱虚。阴虚则阳亢，阳虚则阴盛。中医认为治疗疾病应当"寒者热之，热者寒之，实者泻之，虚者补之"，这与老子的观点"天之道，损有余而补不足"不谋而合，中国传统文化注重对称，强调平衡。人体养生，无论是饮食起居、精神调摄，还是自我锻炼、药物作用，都离不开平衡阴阳的宗旨，使"阴平阳秘，精神乃治"。

（四）动静有常、和谐适度的辨证观

《素问·上古天真论》指出养生需"法于阴阳，和于术数"。所谓"和于术数"，即包含体育锻炼等强身健体之法。中医讲究"动则生阳"，阳气是人体生殖、生长、发育、衰老和死亡的决定因素，我们每天有充沛的精力去学习和工作，身体具有对疾病的抵抗力，都需要阳气的支持，所谓"得阳者生，失阳者亡"。"阳气"越充足，人体越强壮。适当加强身体锻炼，是改善阳气虚弱的有效疗法。华佗是体育养生的集大成者，他认为人体应当参加适度的运动，但不应该过度，提出了"过犹不及"的重要思想，"人体欲得劳动，但不当使极耳，动摇则谷气得消，血脉流通，病不得生。譬如户枢，终不朽也"。在锻炼时，应根据不同年龄、体质、季节及所患病的性质选择体育项目，采取最合适的运动方法，以提高锻炼的效果。

中医运动养生有"动以养形，静以养神"之说，主张动静结合，形神共养，刚柔相济，古人云："动静适宜，气血和畅，百病不生，得尽天年。"

第三节　护　理　文　化
——白衣天使远航中的灯塔

护理文化是医院文化的子部分,而医院文化是社会文化的重要组成部分,是文化在健康领域的具体表现。

一、护理文化的含义、特征与功能

（一）含义

对于护理文化,学者们有不同的认识。有的学者认为,护理文化是一种特定的行业文化,是医院物质文明和精神文明建设的组成部分。也有学者认为,护理文化是整体护理的实践与应用,是以患者为中心的人本精神。目前,大多数护理学者认可的护理文化定义是:护理文化是护理组织在特定的护理环境下,逐渐形成的共同价值观、基本信念、行为准则、职业形象,以及与之相对应的制度载体的总和。护理文化的含义反映并代表了护士的思想、价值标准、伦理道德、行为准则及文化素质。

（二）特征

1. 普遍性　护理文化是世界各国护士在实践中创造和积累起来的,是社会文化财富的一部分。尽管各个地区、民族的文化有所不同,但护理文化中所蕴含的某些思想,如尊重生命、同情心、爱心、责任心、细心却具有普遍性,被广大护士拥护并践行。

2. 时代性　护理文化在护理实践中不断发展,某一时期的护理文化应该是这一时期护理人员的文化观念、服务理念、职业价值观、职业素质等的综合体现,受到这一时期社会发展水平、护理学的发展状态、人们的健康观念等的影响,不可避免地具有时代烙印。

3. 差异性　护理服务的对象来自不同的国家、不同的民族,他们具有不同的文化背景、受教育程度、知识水平、健康观、宗教信仰、生活习惯等。因此,在面对不同服务对象时护理文化表现出差异性。

4. 创新性　一种文化如果缺乏创新性,就不可能保持它的先进品质。随着护理学科的深入发展,护理文化在继承的基础上不断创新、不断发展,展现生机勃勃的面貌,符合时代发展与人们健康的需求。

（三）功能

护理文化的功能不仅体现在外在的文化形象,更重要的是体现在文化管理上,具体表现为:

1. 导向功能　护理文化不仅可以统一护理人员的职业价值观或价值取向,而且护理文化所倡导的精神、道德规范及行为准则等可以影响护理学科的发展方向,这就是护理文化的导向作用。

2. 激励功能　护理文化中所蕴含的相互信任、相互关心、团结互助、团队合作、以人为本等精神激发了护理人员的工作热情、积极性及创造力,使护理人员紧紧凝聚在一起,共同致力于人类健康的伟大事业。

3. 调适功能　在护理文化的建设中,护理环境的建设是必不可少的,良好的护理环境有利于护理人员调适紧张的工作心理、人际关系、工作氛围。

4. 辐射功能　护理文化不仅在护理领域里发挥作用,而且可以通过护理服务、服务对象、护理人员自身的言行向社会辐射，也可以通过宣传、交流等方式传播。

二、护理文化的内容

护理文化是一个外延广泛的综合性概念，具体内容表现在：

1. 护理宗旨　护理宗旨是护理组织的目标和基本信念，是组织认定的、在长期的活动中应该遵循的根本原则和共同的信念与追求，它规范着护理人员的行动和护理学的发展方向。例如，"减轻和消除痛苦、维护和增进健康"，这就是护理宗旨。

2. 护理理念　护理理念是护理人员的共同价值观，全体护理人员在长期的实践活动中形成、内化并通过实际行动表现出来的共同信仰。例如，"以患者为中心、一切为了患者"，这就是护理理念。

3. 护理道德　道德是社会调整人与人之间及个人与社会之间行为规范的总和。护理道德就是护理人员应当遵守的职业道德。因为护理工作关乎人的健康与生命，所以社会对于护理道德的要求是很高的。例如"救死扶伤、忠于职守"，这就是护理道德。

4. 护理制度　护理制度是各项护理工作应当遵循的法则，包括各项管理制度和管理程序，可以是书面和非书面形式的，或是约定俗成的标准及程序等，是护理人员共同的行为规范，也是实现护理工作目标的手段，体现着护理管理的科学化与规范化。护理制度是一种硬性的管理手段，对护理人员的行为具有强制性的作用，是维护正常工作秩序的保证，是杜绝差错事故的重要措施。

5. 护理作风　护理作风是指护理的领导者及护理人员在达成组织目标时表现出来的行为方式与个性特点。一般来说，一个组织的作风是具有普遍性、重复性和相对稳定性的，是一组织区别于其他组织的最具特色、最突出和最典型的方面。例如，"认真负责、勤奋踏实"，这就是护理作风。

6. 护理形象　护理形象是公众对护理人员的感知印象，是护理文化的社会表现和社会评价。良好的护理形象首先来源于护理人员的个人形象，在护理实践中，每一个护理人员的言谈举止和行为规范都是十分重要的，因为有了良好的个人形象，才会有良好的护理组织形象。

三、跨文化护理理论

随着社会和经济的发展，人们之间的交流越来越方便，也越来越频繁。在世界多样化的今天，护理学科的发展和实践也面临着文化差异。从 20 世纪 60 年代开始，世界性的多元文化研究在护理学方面取得了很大进展，形成了多元文化护理学，从不同的角度阐述不同文化背景的人们对健康、疾病、治疗、护理、保健等方面的认识和需求。其中，美国著名护理理论学家莱宁格（Madeleine M. Leininger）的跨文化护理理论最为广泛流传。

1. 跨文化护理理论的目的　强调照护是所有人类的需求，但在不同的文化中，照护的表达、过程和形式是不同的，这在很大程度上是由于文化背景的不同所决定的。莱宁格提出跨文化护理理论的目的是：照护是护理的目标，是为个体、家庭和群体的健康提供与文化相应的护理照顾。

2. 跨文化护理理论的相关概念

（1）照护（care）：指协助、支持或增进他人健康状况的行为。

（2）文化照护（cultural care）：是指为了满足自己或他人现有的或潜在的健康状态，

应对残疾、死亡或其他状况的需要，以一些符合文化、被接受或认可的价值观、信念和生活方式为基础，为自己或他人提供的综合性、符合相应文化背景的帮助、支持和促进健康的行为。

（3）世界观（worldview）：个人或群体对世界的看法或哲学观。

（4）文化照护的多样性（diversity in cultural care）：是指文化内部或不同文化之间、群体内部或群体之间、个体之间在照护的信念、含义、模式、价值观、特征表现和生活方式等方面的差异性。

（5）文化照护的共性（university in cultural care）：指人类在照护的意义、模式、价值、准则及照护方式等方面的共性，常从人们对待健康、环境、生活方式或面对死亡的文化中衍生而来。

（6）文化照护的保留/维护（cultural care preservation/maintainance）：帮助特定文化的服务对象保留或维持其文化价值观，从而使他们保持和恢复健康，或应对残疾和死亡。

（7）文化照护的调整（cultural care accommodation）：帮助特定文化的服务对象适应专业人员提供的更有益的、与他原来的文化有差异的照护方式。

（8）文化照护的重建（cultural care reconstruction）：帮助服务对象改变原来的生活方式，建立新的、不同的、有利于健康照护的生活形态。

（9）与文化一致的照护（culturally congruent care）：实施符合护理对象文化的护理知识和照护模式，使他们能保持健康和舒适，坦然面对疾病、残疾或死亡。

（10）文化强加（culture imposition）：人们有意或无意地将自己的文化价值观、信念、信仰、生活方式等强加给另一个人或群体。

（11）跨文化护理（trans-cultural nursing）：通过文化环境和文化来影响护理对象的心理，使其能处于一种良好的心理状态，以利于疾病康复。

3. 理论的框架结构　莱宁格认为以文化为基础的护理关怀能有效地促进和维持健康，是促进患者从疾病和残疾中康复的关键因素。所有的文化关怀既包含专业性关怀护理，又包含一般性保健服务。护理作为一个跨文化关怀的专业，能够为不同文化的个体或群体提供护理关怀。

莱宁格还认为人类无法与其所处的文化背景、社会结构相分离，并应用微观、中观、宏观的方法探讨和研究关怀的本质、意义和属性。微观法指的是在小范围内研究特定文化中的个体；中观法介于微观和宏观之间，对某一特定文化中的一些复杂因素集中进行探讨；而宏观法研究各种不同文化间的文化跨越现象，莱宁格用"日出模式"（sunrise model）（图 2-1）来表达、解释和支撑其跨文化护理理论及其各部分之间的关系。

莱宁格的"日出模式"，包含以下 4 个层次：

（1）世界观、文化和社会结构层：属于超系统。此系统用以指导护士评价和收集影响服务对象关怀表达方式和关怀实践的因素，包括所处文化、服务对象的世界观、文化和社会结构要素及其环境背景和种族史等。

（2）文化关怀与健康层：提供解释个人、家庭、群体、社区或机构的健康、疾病及死亡的社会文化结构、文化关怀表达方式等与健康密切相关的因素，说明与文化有关的关怀和健康的特定意义及表达方式。

（3）健康系统层：包括一般关怀、专业关怀及护理在内的各种健康系统，着重阐述一般关怀系统、护理专业关怀系统的特征及方式。

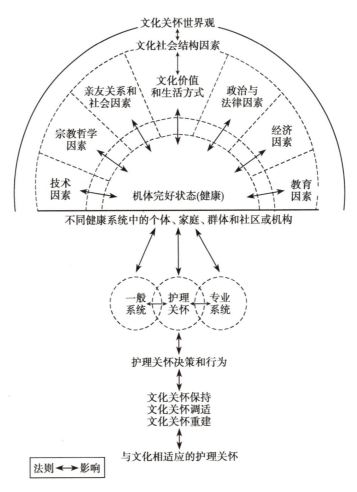

图 2-1 日出模式

（4）护理照顾决策和行为层：包括维持、调整、重建文化护理关怀。护理关怀以最大限度满足服务对象的需要，提供与文化一致的、有利于完好健康、面对病残或死亡的护理关怀，这种关怀适合该文化环境。

4. 跨文化护理理论在护理实践中的应用　随着护理专业人员自身文化以及护理对象文化构成的日益复杂化和多样化，人们对提供满足其文化需求的护理的期望日益迫切，跨文化护理理论逐步开始在护理实践中得到应用。通过理论的应用，护理人员也逐渐认识到与文化一致的护理能更好地被患者接受，患者就诊率、满意率也相应提高，并能最大限度地利用有限的资源以提高整体健康水平。

四、文化休克

不同文化背景的人会形成不同的观念、思维、价值标准及行为方式，当一个人从一个熟悉而固定的文化环境到另一个陌生的文化环境时，常常会产生由于文化的差异而出现的危机感与陌生感，这种现象被称为文化休克（cultural shock），通常表现为不适应、焦虑、恐惧、无助、茫然、失落甚至绝望等。文化休克又译为文化震撼或文化震惊，是由美国人类学家奥博格（Kalvero Oberg）在1958年提出的。

1. 文化休克的原因　引起文化休克的主要原因是突然从一个熟悉的环境到另一个陌

生的环境,从而在以下的几个方面产生问题。

(1)沟通交流:沟通的发生通常会受到文化背景的影响,不同文化背景的人对同样的内容可能会有不同的理解,脱离了文化背景来理解沟通的内容往往会产生误解。

(2)日常生活的差异:每一个人都有自己的生活规律。当一个人的文化环境改变时,其日常生活习惯会发生变化。如新环境中的住宿、交通、作息等会发生变化,需要人们花费时间和精力去适应新环境的文化模式。在这种适应过程中,人们往往会产生受挫感,从而造成克服日常生活改变而引起的文化休克。

(3)风俗习惯:不同文化背景的人都有不同的风俗习惯,当一个人到了新的文化环境时,必须去适应新环境中的风俗习惯、风土人情,使得身处异乡的人难以适应,但又必须去了解和接受。

(4)态度和信仰:受文化环境的影响,每个文化群体都有自己的态度和信仰。当一个人的文化环境突然改变时,其长时期形成的态度和信仰可能与新文化中他人的态度和信仰有差异,甚至产生矛盾和冲突。

(5)孤独:在异域文化中,由于沟通交流的障碍、日常生活习惯的差异、不同的风俗习惯或态度、信仰等,再加上失去原有的、早已习惯了的社会角色,远离亲人和朋友,孤独感便会油然而生,因而倍感孤单、无助,造成不良情绪,产生焦虑和对新环境的恐惧等,从而出现文化休克。

2. 文化休克的分期 文化休克大致经历四个阶段:蜜月阶段、沮丧阶段、恢复调整阶段和适应阶段(图2-2)。

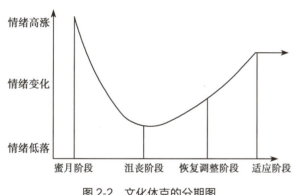

图2-2 文化休克的分期图

(1)蜜月阶段:指人们刚到一个新的环境,常常感到兴奋、新鲜,被新的环境所吸引,对新的生活充满憧憬,对新的环境感到好奇和满意,渴望了解新环境中的人、语言、风俗习惯等。此阶段可能持续数周到半年左右。

(2)沮丧阶段:"蜜月"阶段过后,由于生活习惯、语言交流、价值观等方面与原有文化的差异,再加上孤独等不良情绪,兴奋感和新鲜感渐渐被失望、失落、烦恼和焦虑等情绪所代替,继而感到迷茫和挫折,即进入沮丧阶段。此阶段一般持续几个星期到数月,是文化休克综合征中最严重,也是最难度过的一期。

(3)恢复调整阶段:在经历了一段时间的沮丧和迷茫之后,人们开始学习新环境的文化模式,找到了应付新文化的方法,通过自我重塑,逐渐适应了新的文化环境,即进入恢复调整阶段。

(4)适应阶段:随着文化冲突的解决,文化休克所引起的沮丧、烦恼和焦虑等不良情绪完全消失,人们接受并适应了新的文化环境,建立起符合新文化环境的价值观念、生活方式、沟通模式等。

3. 文化休克的预防 文化休克并不是一种疾病,而是一个不断学习、不断适应的过程,是一种复杂的个人经历。对个人而言,文化休克的过程可能是痛苦的、焦虑的、难以克服的。因此,那些将要或已经处在异域文化中的人不仅需要具有个人的自尊、真诚与信心,而且还

需要保持健康的自我概念和重塑自我的愿望,通过自我调适和重塑应对文化休克。每个人可能都有自己预防文化休克的措施,比如:

(1) 预先了解新环境的基本情况:进入新环境之前,通过各种途径,充分了解新环境中的文化模式,如风俗习惯、礼仪文化、饮食禁忌等,预防文化冲突时产生文化休克。

(2) 针对新文化环境进行情景训练:进入新环境之前,有意地进行新生活方式的模拟训练,如尝试新的饮食习惯,训练自己克服孤独情绪等。

(3) 主动接触新文化环境中的文化模式:进入新环境之后,主动接触并尽可能地理解新的文化模式,如主动交朋友,多参加社会活动,学习新的语言等。

(4) 寻找有力的支持系统:当个人受到文化休克的困扰时,他应该积极寻求有力的支持系统帮助自己走出困境,如社会团体、亲属、同学、朋友、宗教团体等。

第四节　医院文化
——仁心仁术,救死扶伤

医院文化起源于世界范围内对企业文化的探讨,企业文化理论形成于 20 世纪的 60 至 80 年代,90 年代以后,我国提出精神文明和物质文明一起抓,对企业文化的认识日益深入,并深深植根于各行各业,在此基础上医院文化开始形成。医院如要正常有效地运行,除了需要一定的正式组织、非正式组织以及规章制度等进行"硬性约束"外,还需要一种"软性"的内在驱动力来协调和融合,这种无形的"软约束"力量就是被称为管理之魂的医院文化。

一、医院文化的含义与特征

(一) 含义

医院文化是整个社会大文化中的亚文化,具有鲜明的行业特点。当学术界开始讨论医院文化时,人们不禁要问什么是医院文化、如何界定医院文化,这是医院文化研究中的难点。到目前为止,综合国内医院管理学界关于医院文化的不同认识,可以归纳为以下几种观点:

1. 医院文化是卫生行业内部的物质文化、观念文化、政治文化和科学技术文化等方面的总和。

2. 医院文化是在医院建设和员工成长的过程中逐步形成的与该医院物质文明相适应的一种微观上层建筑,表现为医院群体的价值观、经营哲学、理想、信念、行为规范和道德准则等,是增强医院凝聚力、创造力和持久力的各种精神因素、道德因素、信念因素、智能因素的总和。

3. 医院文化是医院作为一个特殊的社会组织,在一定民族文化传统中逐步形成的,具有本院特色的基本信念、价值观念、道德规范、规章制度、生活方式、人文环境,以及与此相适应的思维方式和行为方式的总和。

4. 医院文化是医院中的物质文化和精神文化的总和,是医院在长期医疗实践中创造出来的,并在医院中广泛存在着的一种行业文化。

(二) 特征

1. 时代性　医院文化是医院管理学的最新成果,是在一定历史时期里通过文化、科学技术和意识的影响而形成和发展起来的。医院文化是时代精神的反映和具体表现。因此,医院文化必然受到当时政治、经济形势和社会环境发展变化的影响,具有时代的特征。

2. 人文性　人文性是医院文化最显著的特征之一,和其他的企业文化相比较,如校园文化、公司文化等,医院文化更应突出人文性的特点。医院的一切活动都以人为中心,医院的服务对象是患者,医院文化凸显对生命的珍惜与尊重。而且,医务人员的工作面对的是生命和健康,医院文化应该强调人的价值观,激发人的使命感和责任心,提倡合作精神和集体主义,尊重员工的自尊和自我实现等高层次的心理需求。

3. 社会性　医院是一个社会组织,是社会大家庭中的一员,医院的生存和发展离不开所处的社会大环境。医院文化追求与社会环境的和谐,具有高度的社会责任感。员工在医院文化的熏陶和感染下,通过医疗服务与公众保持良好的公共关系,实现医院为社会服务的责任。

4. 继承性　医院文化是社会文化的一个组成部分。中国的医院文化不仅是继承悠久的中华文化传统(如中医文化),更是借鉴各国文化之精华,形成了自己鲜明的特点。例如,"医乃仁术""无德不医""大医精诚""人命至重,有贵千金"等,都是祖国医学文化的精华。再如,白求恩的事迹也是激励广大医务人员的精神财富。

5. 创新性　创新是发展医院文化的源泉,而继承是创新的基础。医院文化具有随着时代环境的变化而自我更新的强大更新力,并以无形的魅力推动和引导着员工们发挥他们的创新潜能。这种创新不仅是医疗技术和医疗服务的创新,更重要的是观念、意识及相关体制和制度的更新。

6. 传播性　医院和员工是医院文化对外传播的窗口,医院文化借助医院的环境、医疗服务质量、员工的精神面貌、职业道德、员工的形象、行为规范等向社会辐射。从而,医院文化对社会发展、医疗事业的发展、文化建设、精神文明建设等起到推动和促进的作用。

知识链接

部分医院文化标语

悬壶济世,童叟无欺。

院兴我荣,院衰我耻。

我负责治病,你负责相信我!

以奉献为快乐,以满意为宗旨。

给我一份信任,还您一身健康。

我已做好了准备,让您无可挑剔。

带着感情下病房,想着患者开处方。

来,请握住我的手,我们用心做到最好!

宁可自己麻烦百次,不让患者麻烦一次。

用技术治疗患者伤,用温情治疗伤者痛。

医生对患者的同情不是用眼泪,而是用心血!

凡是患者不方便的地方,就是我们需要改进的地方!

多一份问候、多一份关爱、多一份笑容、多一份祝福!

以我们的热心、关心、细心、耐心,让患者舒心、放心、安心、欢心!

二、医院文化的内容

关于医院文化的内容到底应该包括哪些,医院管理学术界存在着不同意见。有学者认为,医院文化的内容即是医院文化的外延,并提出医院文化的 7 个要素,即环境设施、组织结构、管理制度、人员素质、专业技术、风范礼仪、追求目标。参照此观点,下面列举医院文化的 7 项内容:

1. 医院价值观　医院价值观是一种以医院为主体的价值观念,是医院在经营过程中对经营目标的追求以及自身行为的根本看法和评价。医院价值观决定了医院的基本特征,是医院文化的核心,是医院对多年经营管理实践经验的提炼。

2. 医院哲学　医院哲学是医院全体员工对世界或事物的共同看法,是医院在创造物质财富和精神财富的实践过程中,表现出来的世界观和方法论,是医院文化的深层结构,主导和制约着医院文化其他部分的发展方向,是医院根据自身特点形成的哲学观。医院哲学观是指导医疗活动、处理各种关系和信息的基本思想,如物质文明与精神文明建设、眼前与长远利益、医院结构与功能、工作效率与社会效益、人才培养与发展等。

3. 医院精神　医院精神是全体员工在长期的医疗实践中逐步形成并为全体员工认可和遵循的群体意识,表现为共同的价值取向、心理趋势、行为方式、精神风貌等,是激发员工奋发向上的无形力量,是医院发展的灵魂和动力。医院精神常常被概括成"院训"或"院歌"等形式,使全体员工铭记在心,作为基本信念和行为准则。

4. 医院道德　医院道德是医院员工的行为规范,是从伦理道德上调整医院与社会、医院与医院、医务人员与患者、医院管理人员与被管理者、医院员工与员工之间关系的行为规范的总和。医院道德对医疗活动起规范、制约的作用,如:全心全意为人民服务,患者至上等。

5. 医院制度　医院制度一般指医院的规章和管理制度,是医院为了维护正常的工作和生活秩序而制定的规划、程序、条例及法规、制度的总和。

6. 医院形象　医院形象是社会公众对医院总体的、概括的、抽象的认同度和评价。医院形象是医院文化的外在表现窗口,是医院文化在传播媒介上的折射。医院形象通过医院自身的行为、服务、质量、信誉、环境等在社会公众中得以展示,医院形象是医院硬件设施、诊疗技术、管理水平、人员形象、服务艺术、院容院貌等方面的综合反映。

7. 医院环境　广义的医院环境是指医院生存和发展所依赖的社会、自然和文化诸条件的总和,包括医院的外部环境和内部环境。医院的外部环境是指国家有关医院发展的方针、政策、法规,或经济条件、道德风尚、市场情况、消费状况等。而医院内部环境是指医院管理体制、运行机制、专科人才、技术资金、人文环境以及物资环境等。狭义的医院环境是指医院的硬件,即医院的设施建设和环境的绿化美化等,是医院文化环境建设的重要内容。

> 课堂互动
>
> 1. 请每位同学思考、拟定学院院训和班训后,上台发言并陈述理由。
> 2. 请每位同学积极设计 T 恤班服,通过投票最终决定班服样式。

笔记栏

学习小结

1. 学习内容

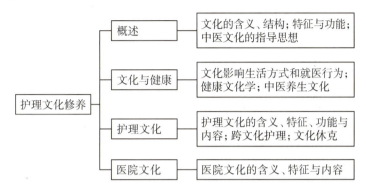

2. 学习方法

本章学习,通过老师课堂讲授文化与护理文化的概述、跨文化护理理论、医院文化、中医文化的指导思想、中医养生文化等,应用小组讨论的方法学习文化与健康的关系,应用同学上台发言讨论院训、班训,应用情景表演的方法学习文化休克,通过看剪辑后的微电影《刮痧》了解中美文化背景差异。此外,学生通过自学了解健康文化学。

扫一扫,
测一测

（李东雅）

复习思考题

1. 阐述你对文化影响就医行为的认识。

2. 举例说明护理文化的内容。

3. 案例分析

电影《刮痧》里故事发生在美国中部密西西比河畔的城市圣路易斯。许大同移民美国已经八年,和太太简宁、儿子丹尼斯一起过着幸福甜美的生活,并且将许大同的老父亲从北京接到美国团聚。一天,丹尼斯发烧、腹泻,爷爷因为看不懂药品上的英文说明,便用中国民间流传的刮痧疗法给丹尼斯治病。第二天晚上,由于丹尼斯在跑下床时磕破了头,爸爸急忙将他送到医院急诊科。认真的美国大夫在给孩子做全面检查的时候,发现了孩子背部刮痧时留下的紫痕,以为孩子受到了家庭虐待,直接打电话报警。儿童福利院更是认定许大同有暴力倾向,在医院当场禁止父母接近儿子,并试图以法律手段剥夺他们对孩子的监护权。

（1）请从文化影响就医行为的角度来分析该案例。

（2）谈谈护士在护理不同文化背景患者时的启示。

4. 研究性学习思考题

先进的医院文化可以激励员工紧密凝聚在一起,共同致力于人类健康的伟大事业。请实地走访一家医院,考察该院的医院精神、宗旨、医院愿景、服务理念、院训、院歌,也可以通过医院官网,查询医院文化的相关资料。要求班级同学分组,将研究性学习成果在课堂上汇报,形式不限。

◇◇◇ **第三章** ◇◇◇

护理社会学修养
——进德修业,融会贯通

> **学习目标**
>
> 1. 掌握社会问题与护理的关系、社会因素与健康的关系。
> 2. 熟悉并完善自身在护理工作中的社会角色,提高社会学修养。
> 3. 了解护理与社会学的融合发展。
> 4. 提高护理学习、研究、实践中的社会学意识。

　　随着医学模式的转变,社会因素在疾病产生、发展、转归和防治过程中的作用受到越来越多人的重视。这就要求护理人员在工作中更加关注护理服务对象和护理工作的社会性、整体性、复杂性,采取相应的知识、技术及社会综合干预手段,有针对性地满足服务对象躯体、心理、社会、精神、文化等多层次的护理需求,以进一步深化"以人为本"的整体护理观,进一步推动护理工作的社会化。

第一节　护理社会学概述
——以人为本,一体同心

　　护理学是随着人类的需要和社会的进步逐步发展起来的。随着护理社会化趋势的发展,护理日益延伸到社会的各个领域,融入整个社会系统之中。在护理学与社会学的相互渗透中,产生了护理社会学。

一、社会学及其含义

　　"什么是社会学"是学习和研究护理社会学修养首先遇到和要解决的问题。社会学作为社会科学中的一门独立的基础性学科,有着广阔的研究领域和鲜明的学科特点。

(一)社会学的概念

　　社会学从诞生到现在,已有 180 多年的历史。从语义学上来看,"社会"是"社"和"会"的结合,而"社"和"会"都是一种具有制度和礼仪的群体生活形式,"社会"就其本意来说,是一种相对于个人的群体形式。从语源学上来看,"社会学"(法语 sociologie,英语 sociology)由两部分组成,前半部分源于拉丁语 societas(社会),后半部分源于希腊文 logos(科学)。因此可以说,社会学是关于社会的科学。社会学界一般认为,社会学作为一门独立的学科,是 19

世纪 30 年代由法国哲学家孔德(August Comte)创立的。"社会学"这一概念是在他的著作《实证哲学教程》(1838 年)第四卷中提出来的。自此之后,社会学的整个理论与实际运用随着人类社会的变迁而不断丰富、发展。今天,它已成为社会科学中一门体系庞大、领域宽广、应用广泛的综合性学科。

关于社会学定义的界定,至今还是众说纷纭,各持己见。据统计,目前世界上关于社会学定义多达几十种。纵观社会学发展的历史,各派社会学家对社会学研究的对象有着截然不同的出发点。一是从社会出发,从社会整体、社会现象、社会生活来界定社会学研究的对象及其定义;二是从人出发,从人的关系、行为上把社会学定义为理解人的行动的科学;三是从人和社会的相互关系出发,将人和社会进行综合性、总体性研究。但总体而言,在我国,第一种学派较为主流。著名社会学家费孝通主编的《社会学概论》也是把社会整体作为社会学的研究对象,并明确了社会学的定义:"社会学是从变动着的社会系统的整体出发,通过人们的社会关系和社会行为来研究社会的结构、功能、发生、发展规律的一门综合性的社会科学。"

(二)社会学的基本特征

1. 整体性　整体性又叫系统性,是指社会学在研究社会行动的过程中,从整体的有机性出发去研究社会的结构、功能,研究社会的运行与变革。早在 19 世纪中叶,西方社会学的创始人之一斯宾塞(Herbert Spencer)就已提出了"社会有机论"。这一理论的基本思想,即是把社会看作一个有机整体。社会学虽然也开展对社会的各种具体问题的研究,但它始终注意从整体出发,联系整体研究部分,着眼于整体综合而立足于局部分析。

2. 现实性　直接面对社会现实中的社会行动是社会学的一个重要特点。社会行动是自然人成为社会人的一种条件和表现,社会行动是社会学的研究起点。就理论上讲,人类社会的所有社会行动都可以进行社会学研究。但是,社会学研究的重点首先是现实社会中的社会行动。同样,由于社会学研究的是具体的现实社会,所以社会学研究具有区域性和本土化倾向。因为每个社会由于文化不同,国情不同,其社会结构及运行规律也不尽相同。因此,社会学研究必须以本国社会为具体对象进行研究。

3. 实证性　"实证"是指知识来源于具体的经验研究。社会学虽然同其他学科一样离不开理论分析,但它的知识主要是依靠对"社会事实"进行具体的经验研究所获得,通过观察、调查、实验等实证途径获得"第一手"资料,从中校验理论假设,分析概括出理论知识。因此,社会学非常重视社会调查研究,这是社会学的一个突出特点。

4. 理论性　如果社会学仅仅是一种研究社会的方法,那么社会学就不会有自己特定的研究对象,社会学也就不可能作为一个学科而存在。所以社会学的理论建构是社会学最基本的一个特点。同时,社会学实证研究的真正意义就是能够在具体调查与分析的基础上得出普适性的结论。

5. 客观性　社会学所解释与说明的社会是客观的。这种客观性首先表现在研究主体的客观性,社会学所研究的对象和对这种对象所进行的研究在研究者那里必须要保持价值中立,没有价值中立原则,社会学的研究就不可能保持客观性。社会学的客观性还源于社会学发展的自主性。社会学作为一种知识类型,有其自身的发展规律,这种规律就是社会学知识演进的自主性。

二、社会学的基本概念

随着社会学理论的传播与发展,不同国家社会学的研究内容也在不断地丰富与分化。社会学在进入中国 100 余年的历史中，逐步确定了符合中国社会稳定和社会发展需要的"本土化"研究内容，大致可以分为社会结构研究、社会过程研究和社会调控研究三个有机组成部分。

因此，社会学的研究在社会分层、社会流动、社会组织、社区、城市化、集体行为、家庭婚姻、社会运动等一系列关于社会结构和社会变迁的领域里形成了主流地位。本教材对社会学研究中涉及的一些主要概念作简要介绍。

（一）社会结构

在社会学中，社会结构常被用来作为描述社会构成部分之间的相互关系及其构成方式的概念。目前，社会学界的一些学者根据不同的分类原则，从不同的角度对社会整体结构加以考察。

从社会存在和发展最基本的条件角度进行考察，社会的基本要素有自然环境、人口和文化。社会学是综合地研究这些要素之间以及这些要素与社会整体之间的相互影响、相互作用的机制和协调发展的规律性。从社会形态的角度进行考察，可以把社会结构部分划分为经济基础、上层建筑、意识形态三大领域。社会学的工作是着眼于研究这些领域之间以及这些领域与社会整体之间的相互影响、相互制约的机制和协调发展的规律性。从构成社会的人群共同体的不同层次和不同类型来考察，社会又包括了家庭、阶层、组织、民族以及社区等不同的整体性层次或社会单元，社会学不仅要考察这些社会子系统的结构，而且要将它们放到整个社会大系统中，综合考察它们与社会的政治、经济、文化等领域的相互关系。

（二）社会互动

一般来说，社会互动是指社会上个人与个人、个人与群体、群体与群体之间通过信息的传播而发生的相互依赖性的社会交往活动。

社会互动有五种主要类型。一是合作，合作是社会互动中，人与人、群体与群体之间为达到对互动各方都有某种益处的共同目标而彼此相互配合的一种联合行动。人们之所以需要合作，是因为仅靠某一方的单独行动往往无法实现这种利益或目标。二是竞争，竞争是指行动者之间对于同一目标而展开的较量、争夺，它是社会互动一种普遍可见的方式。竞争必须是人们对于一个相同目标的追求，且这个被追求的目标必须是比较稀缺或较难获得的，竞争的目的主要在于获得目标物，而不在于反对其他竞争者。三是冲突，冲突是人与人或群体与群体之间为了某种目标或价值观念而互相斗争的方式与过程。冲突是直接以对方为攻击目标的一种互动行为，它是一种直接的反对关系，冲突在形式上比竞争要激烈得多，它往往突破了规章、规则甚至法律的限制。四是强制，强制是社会互动的一方被迫按照另一方的某些要求行事。强制意味着互动双方力量的不平衡，一方力量明显高于另一方。在强制性互动中，所借助的力量可以是物质的力量，如军队、警察、法庭、监狱，也可以是精神上的力量，如警告、处分、批判及各种各样的社会压力。五是顺从与顺应，顺从指互动中的一方自愿地或主动地调整自己的行为，按另一方的要求行事，即一方服从另一方；顺应的含义比顺从更广泛些，除顺的含义外，它还指互动的双方或各方都调整自己的行为，以实现相互适应，如和解、妥协、容忍等。

（三）社会分层

社会分层的基本含义就是依据不同的社会等级标准，把社会成员区分为若干层次的过程与现象。从现实的角度看，社会分层是指从静态上描述和分析社会层次结构的分化与整合的基本特征和质变过程。

我国的社会分层目前正处于发展变化之中。一方面，我国正处于快速的经济增长和平稳的工业化、城市化转变时期，伴随着劳动分工的细致化和现代化，出现了很多新的社会阶层，大量的农民转化为工人和其他社会阶层；另一方面，中国又正处于经济结构的调整时期，各种经济成分比重变动很大，新的社会分层秩序尚未完全建立，很多社会阶层都出现过渡性特征，阶层意识的变化也很大。此外，中国社会经济发展的地域之间差异和城乡之间差异突出，后工业化社会的分层特征、工业化社会的分层特征和农业社会的分层特征并存。

（四）社会流动

广义的社会流动，是指任何个人和群体的社会变动。如居住地的迁移，家庭的重组。狭义的社会流动，是指个人或群体从一个社会地位移向另一个社会地位的现象。社会流动是社会发展与开放的重要反映尺度。社会总处于不断的运动和变化之中，人们所处的地位和环境也在不断变化。但不同社会所提供的流动机会是不均等的。在封闭的社会中，社会流动率较低，而在开放社会中，社会流动率较高；在较自由平等的社会中，有较多的社会流动机会，但在较为专制或等级森严的社会中，缺少社会流动的机会。引起社会流动最根本的原因来自社会。

（五）社会变迁

所谓社会变迁是指由社会结构与功能上的演变而引发的一切社会现象的变化。一方面，社会结构的变迁是社会变迁的核心和实质。一个社会只有具有相对稳定性的社会结构形式，才能保证其自身生存与延续所必需的秩序；同时，社会也必须有变迁才能适应新的环境和新的需求，这就要求社会结构也要具备一定的灵活性，通过自身内部的矛盾运动达到这一诉求。另一方面，社会功能的变化也是社会变迁的重要内容。社会结构的变迁是一个渐进的累积过程，在社会系统的结构未发生重大变化的情况下，社会系统的功能也可能会发生很大的变化，以社会分化和社会整合的形式表现出来，从而带动现象层面的变化。

（六）社会控制

社会控制是一种有意识、有目的的社会统治，是社会组织利用社会规范对其成员的社会行为实施约束的全部过程。社会控制的概念有广义和狭义之分。广义的社会控制是指社会组织体系运用社会规范以及与之相应的手段和方式，对社会成员的社会行为进行调节和约束的过程。狭义的社会控制是指对社会越轨行为施以惩罚、制约和教育的过程。社会控制的本质，是社会对其成员的思想和行为进行规范，是对社会运行中出现的各种矛盾、各种关系的疏导、协调与管理，其目的是形成良好的社会环境和社会秩序，促进社会的良性运行。社会控制的核心，是对人的行为的控制，包括对偏离行为的防范、惩罚与矫正，同时也包括对人的社会化过程的控制和引导。

三、护理社会学研究的对象与内容

护理社会学是社会学的分支学科，是运用社会学原理研究和探讨护理领域中的社会现象和社会问题的一门学科。它的产生，一方面体现了社会学的发展和深入，从一般到个别，从宏观进入到微观社会学理论的研究；另一方面也是护理学科进一步发展的必然结果。学习、研究护理社会学对护理学的发展和护理实践活动具有重要的指导意义。

（一）护理社会学的研究对象

一般而言，护理社会学研究的对象是护士在护理活动中与众多因素，如患者、医生、媒体、社会人群以及保健机构、医疗机构、社会机构的相互关系。护理社会学既从护理学的角度，又从社会学的角度综合地研究护理保健领域中的角色、角色行为和角色关系等问题，旨在帮助护理人员在护理工作中较好地处理与社会诸方面的关系，从而提高护士的自身修养，提高护理服务质量，提高人群健康水平。

（二）护理社会学的研究内容

护理社会学的研究内容，是其研究对象的具体化或展开，它既取决于学科自身的性质，又与一定社会的经济、政治制度密切相关。就学科共性而言，根据护理社会学所涉及的社会领域及问题，可将其研究内容归结为三个方面。

1. 护理与社会发展的互动关系　护理发展受社会发展诸因素的影响和制约，又影响社会的发展。把护理作为整个社会的一个子系统，研究护理发展与整个社会大系统及大系统其他诸要素之间的互动关系，阐述社会政治、经济、文化、科技等因素对护理发展的影响和作用，揭示护理发展的社会动因和社会学规律，使护理更好地适应社会发展的需要，与社会发展的趋势协调一致。

2. 护理工作的社会学问题　这是对护理实践中的社会现象、社会问题的研究。具体包括：患者、护士等社会角色的权利与义务及其社会行为；护理人际关系及沟通技巧；护理组织结构与管理体制的建立与改革；护理文化的内涵与建设；护士的职业流动等内容，以及改善和优化护理工作的社会环境。

3. 护理学科与特殊人群护理中的社会学问题　这是运用社会学方法对护理学科和特殊人群护理中反映的社会学问题进行考察分析。例如，对健康和疾病社会内涵的界定；对预防保健、自我护理、家庭与社区护理、妇幼保健、老年保健、残疾康复、精神卫生保健、临终关怀等方向的社会性及社会护理的研究，以适应社会疾病谱的变化，拓展护理手段，增强和提高护理工作质量，最大限度地维护、促进人类健康。

第二节　护理的社会属性
——顺势而为，尽善尽美

健康是人的基本权利，维护和促进人类健康是护理工作的宗旨与目标。护理工作必须广泛地深入到社会的各个领域和阶层，使护理事业立足于增进人类健康，并融入整个社会系统之中，从而使护理与社会发展相协调。只有这样，护理才能适应新医学模式的内在要求，才能最大限度地为社会提供健康服务，承担护理的社会责任。

一、护理学发展的社会动因

（一）人类防病治病的需要及实践决定护理的产生和发展

自社会形成以来，人类在环境的刺激下，为维持生存和发展而产生了各种各样的需要。美国心理学家马斯洛（Abraham H. Maslow）将人的基本需要归纳为五类，并且按照发生顺序和重要性排成一个需要等级，分别为生理需要、安全需要、感情与归属的需要、自尊需要及自我价值实现。他认为，当人的低层次需要满足后，才会向高层次发展。马斯洛后期又加了认知和审美的需要，将人的基本需要增加到了七个层次。而防病治病的需要属于人类第二层次的需要，当人类解决温饱问题之后，预防疾病、促进健康、维护生命安全的需要就凸显出来；为满足这种需要，人类萌生了最初的医疗和护理活动，并推动了医学、护理学的产生和发展。

（二）社会生产保护劳动力的需要推动护理不断发展

社会生产和发展需要健康的劳动力，而劳动者的健康又需要医疗卫生保健的维持。社会生产对医学、护理发展的推动作用具体表现在以下两个方面：一是社会生产发展和保护劳动力的需要，决定医学、护理学发展的方向。二是社会生产发展为医学、护理学发展提供经济基础和技术支持，科学研究需要一定的经济基础做后盾，医学、护理学研究所需的仪器、技术设备等，只有通过发展生产，在不断提高社会经济实力的基础上才能得到解决。

（三）医学模式转变的需要促进护理发展

医学模式即医学观，是人们观察、分析、处理人类健康和疾病问题的基本观点和方法，反映了医学科学在特定历史时期的总特征。在人类长期的医疗实践中，医学模式经历了从神灵主义医学模式、自然哲学医学模式、机械论医学模式、生物医学模式到生物-心理-社会医学模式的多次转变，受各种医学模式的影响和要求，护理工作及护理学发展呈现出不同的特点。生物-心理-社会医学模式要求把护理工作扩大到对患者及健康人的全身心护理，包括疾病护理、卫生保健、预防疾病、改善影响人们健康的不良生活方式和环境等，即"整体护理"的理念渗透到护理的方方面面。总之，伴随医学模式不断转变的影响和需要，护理实践及其理论在不断地发展和完善。

（四）新科技革命对护理发展的促进作用

现代科技革命的发展，使医学研究由细胞水平深入到分子水平，人体内部的有机联系和生命的深刻本质被进一步揭示出来，越来越证实人体是高度完善、复杂的统一整体。与此同时，由于系统论、控制论、信息论、生态科学、环境科学、行为科学的兴起和发展，进一步揭示了人作为生物、心理、社会因素综合体的复杂性质。传统的生物医学模式和功能制护理的思维方式受到冲击，系统论、整体观开始成为现代护理学的理论基础和方法论。

新科技革命成果及其在临床护理工作中的应用，是实现临床护理现代化的重要条件。比如：电子计算机技术的发展，尤其是微处理机的大批生产，人工智能在临床护理中的广泛应用，有利于提高护理工作的质量。现代化诊疗护理仪器，敏感度、精确度和工作效率较高，有利于对疾病的及时诊断、治疗、保健和康复，能帮助医护人员在较短时间内，以较高的质量完成诊疗任务，大大降低护士的劳动强度，提高效率、节约人力资源。此外，新科技诊疗护理仪器的应用，有利于促使护士为适应医学技术发展和新的工作条件要求，积极主动地学习多学科的专业理论知识和先进技术，从而提高了护理队伍的科技素质水平和社会地位。

二、护理在社会中的地位与作用

（一）自从有了人类就有了护理活动

巴甫洛夫说过："有了人类就有了医疗活动。"古代虽没有护理学这门独立的学科，但无论在中国或西方，护理都蕴含于医疗活动之中，许多医学专家在治疗和用药的同时，都十分注重护理的作用，他们将护理理论与医学理论结合起来，使之在防治疾病中发挥作用，即使没有独立的护理专业，但护理思想、护理活动已非常普遍，并得到了广泛重视。

（二）护理水平是衡量社会制度的标准之一

社会制度是在一定条件下的某种社会活动和社会关系的规范体系。社会制度的先进程度或优越性是由各个社会领域，如政治、经济、文化等发展状况而定，护理作为医学这一重要社会领域的一部分，其发展水平也直接或间接地成为衡量社会制度的一个重要标准。

首先，护理水平的提高是社会制度进步的动力。人类的健康需求是提高护理水平的基础和动力。护理的发展不仅需要先进的装备和技术，而且需要社会政治、经济和文化条件的配合，需要与发展相适应的制度环境以及相适应的社会组织。其次，护理的发展受社会制度的制约。护理实践和护理理论的发展都受到各种社会制度的影响和制约，包括护理实践的方式、种类、遵循的规则、护理制度、护理体制及服务对象等各方面，而护理理论的发展是以

笔记栏

护理实践为前提的。因此,护理水平是具体社会制度影响之下的发展结果,其水平是衡量社会制度的标准。较高的护理水平意味着与之相应的社会制度的先进性,而较低的护理水平,也从一个侧面反映了相关制度的滞后性。

知识链接

世界护理状况现状及中国护理现状

世界卫生组织发布的《2020 年世界护理状况》报告指出全球护士短缺且分布不均的问题,在中低收入的发展中国家尤为严重。全球护士人数为 2 790 万,其中专业护士 1 930 万。2018 年,全球护士缺口达 590 万,并且分布不均,占世界人口一半的国家拥有全世界 80%的护士,护士缺口在非洲、东南亚、拉丁美洲等地区中低收入国家尤为严重。发达国家医护人员的问题主要是从业群体年龄结构较老,过度依赖国际招聘,供应能力不足等。

报告中显示,中低收入国家的护士因为收入、工作环境无法达到自我预期已开始向国外移徙,这种全球性的流动已引起世界卫生组织的关注,他们呼吁促进国内生产更多的护士以实现自给自足,护理人员过度流失的国家应考虑和采取留用、缓解等措施,如提高薪资(同工同酬)、改善工作条件、促进职业发展。

报告介绍了中国护士队伍的情况:2019 年底中国护士总数达到 445 万,比 2018 年增长 35 万,每千人口拥有护士 3 名,女性仍占护理队伍的 98%。尽管近年来采取了各项举措来缓解护理人员的普遍短缺,但护理人员在城乡之间、三级医院和基层医疗机构之间的分布仍不均匀;中国还需确保护理人才覆盖从重症、急诊到精神卫生的各种专业学科。此外,护理的内涵和外延不断拓展,随着中国老龄化社会的到来,老年人的护理、居家护理以及安宁疗护,还有母婴护理等各方面都离不开护士的重要作用。

三、护理的社会化

(一)社会化

社会化就是指作为个体的生物人成长为社会人,并逐渐适应社会、融入社会、认识社会的过程。经过这一过程,个人走向群体、进入社会,理解和认同社会规范和制度,逐渐成为社会合格成员。社会化过程包括两个相互联系的方面:其一是社会建构个人的过程,即个人通过在社会中学习、接受教育等各种手段,了解和掌握社会知识、技能、价值标准和行为规范的过程;其二是个人建构社会的过程,即个人积极活动,介入社会生活,参加社会实践,对已有的社会经验和社会观念进行再生产和再创造的过程。由此看来,人的社会化过程,实质上就是作为一个"社会学习者"和一个"社会参与者"的人的个性和社会性全面发展的过程。

(二)护理工作的社会化趋势

1. 护理服务的社会化　第一,服务对象从患者个体扩展到社会群体。护理服务改变了过去只局限于医院就诊的患者个体,还包括健康人在内的整个社会群体,重点关注老年、妇幼、残疾、精神障碍、慢性病等群体。第二,服务项目从单一扩展到多样。例如,对科学生活方式、行为方式、饮食结构、精神卫生等方面的保健指导和咨询业务。第三,服务手段由技术扩展到社会和心理。随着社会文明的发展,人们在生理需求基础上更注重心理与社会方面的护理需求。第四，服务范围由医院内闭锁式服务，扩展到医院外的开放式服务，即延伸到企业、街道、学校、家庭等，为整个社会人群提供健康服务。

2. 护理组织的社会化　护理组织就是以维护和增进人类健康为目标而建立起来的工作群体，它与其他医疗组织构成更大的社会卫生组织系统。中华人民共和国成立之后，卫生事业的发展造就了我国庞大的护理社会群体，护理服务组织遍布农村、街道、厂矿、学校、医院、部队、研究院、科研所、托儿所、养老院等社会各个机构。当前，在全面建设小康社会背景下，人们对保健护理服务的要求愈加广泛和迫切，接受全面的健康照顾成为社会愿望，这些都将促进护理组织进一步社会化，未来的护理将从院内走向院外，社会护理设施、康复中心、家庭护理、个性定制护理、互联网智慧护理将大显身手。

3. 护理传播的社会化　健康知识的传播是有效地提高整个社会健康水平的重要手段。为此，加强护理健康教育，充分利用社会传媒渠道，动员各种社会力量，做好卫生保健知识的宣传、普及，提高其传播的社会化程度，是护理社会化的基本内容之一。对健康知识的传播，传播者的身份和素质十分重要，应重视"意见领袖"的作用；内容应具有科学性、大众性和实用性，根据不同群体的不同需求，选择贴近其健康实际、针对性较强的内容；传播形式应具有形象性、通俗性和趣味性，采用人们普遍接受、容易理解的宣教语言；传播渠道应具有多样性，充分利用传统媒体和新媒体，特别是结合即时通信工具的时效性，达到信息影响面广，受众多的效果。

课堂互动

主题：在"5·12"国际护士节来临之际，为弘扬中医药文化，提高人民群众的中医养生保健知识，展示中医护理工作者的智慧与爱心，护理学院拟到某社区开展中医药健康知识宣教活动。

讨论内容：传播渠道的运用、健康教育的方式、传播内容的确定、重点人群的选择、意见领袖的作用等。

讨论方式：可自由发言，也可小组讨论后代表发言。

四、护理实践中的社会角色

（一）社会角色

所谓社会角色，是指与人的某种社会地位、身份、职务等相符合的权利、义务以及行为规范、行为模式的总和，也是社会对某种特定身份人的行为期望，即社会（包括组织和他人）期望它的成员能按照其社会地位规定的行为方式行事。在错综复杂的社会关系中，每个人都处于某种位置，居于某种地位，拥有某种身份，担任某种职务，即扮演着不同的社会角色。例如，在医院里，有人以患者的身份出现，这是患者角色；也有人以诊断、治疗者的身份出现，这是医生角色；还有人以护理者的身份出现，这是护士角色。所以，社会角色可以表明人们在社会组织系统中的地位，以及在组织活动中的行为方式和社会作用。

（二）护士角色

护士角色正在经历从传统到现代，再到未来的演变过程。传统的护士被视为类似于母亲、修女、侍女等角色。传统的护理以保姆似的生活护理为主，护理处于医疗的从属地位，护士只是简单地执行医嘱，提供生活照顾，是医生的助手，处于医疗工作的辅助地位。现代护理由单一的照顾者角色，向护理决策者、健康管理者、沟通者、健康教育者、患者权益保护者等复合角色转化。护士与医生以及其他医务工作者配合协作,共同完成对患者的治疗、护理工作,促进患者的康复。随着人类健康需求的不断增长,加之护理教育的改革与发展,未来的护理专业将会扩大它的角色范围,更多的护理复合型人才将受到社会的青睐。护士可担任的职业角色如护理教师、临床护理专家、开业护士、护理麻醉师、护理研究者、质量保证护士、服务顾问等。

(三)护士角色的社会化

角色的社会化,是社会通过对个人角色和能力进行规范培养和影响,使其逐渐了解自己在群体或社会结构中的关系和地位,领悟并遵从群体和社会对自己的角色期待,学会顺利完成角色义务的过程。它具有符合于一定社会期望的品质特征,是按照社会规定的角色要求支配个人行为的过程。成功的角色社会化,使人能领悟角色的目标期望,把握角色扮演的分寸,并将所扮演的角色规范自觉融入每一项行动之中,减少角色冲突。

社会对护士角色的权利、义务、职责和行为模式都有较为明确的规范和期望。例如:患者除了对护士的业务技术有一定的要求之外,对护士的非技术方面因素,如仪表、态度、修养、情感等也有普遍合理期望。那么,如何帮助个人学会开始扮演这一社会角色,并最终成为一名合格的护士呢? 这就是所谓的护士角色的社会化问题。护士角色的社会化,就是通过对护理专业学生的护理伦理道德、职业理念、专业知识技能、心理素质、人文素质等方面的系统教育和训练,逐步将护理职业的行为方式和行为规范内化为学生自身素质的过程。护理教育是帮助个人完成护士角色社会化的重要手段,包括学校教育和毕业后继续教育两部分。

第三节 社会问题与护理
——辨证施治,多管齐下

医学模式的变化标志着人类对生命的认识又向前跨进了一步,使人们突破了只从人的生物属性来研究疾病与健康的范畴,丰富了护理学的内涵与外延。因此,必须站在社会学的角度审视社会问题与护理的关系,才能体现护理工作的社会性和重要的社会作用。

一、社会问题的界定

社会问题有广义与狭义之分。人们一般总是把所见所闻的某些消极和不健康的社会现象,或者是自己不能充分理解但又感兴趣的社会现象笼统地称之为社会问题,这就是广义的社会问题,泛指一切与社会生活有关的问题。而狭义的社会问题特指社会的病态或失调现象。

具体来谈狭义的社会问题,指的是在社会运行过程中,由于存在某些使社会结构和社会环境失调的障碍因素,影响社会全体成员或部分成员的共同生活,对社会正常秩序甚至社会运行安全构成一定威胁,需要动员社会力量进行干预的社会现象。可以这样理解:①社会问题是一种超出正常状态的社会现象,偏离了社会正常标准,比如犯罪、失业问题;②社会问题对社会全体成员或相当一部分成员有害或不利,比如贫富差距问题;③社会问题是引起社会公众普遍关注的社会现象,比如环境污染问题;④社会问题是需要依靠社会的力量才能解决的问题,比如青少年犯罪问题。

二、常见的社会问题概述

(一)人口问题

所谓人口问题,是指在一定区域内,人口的发展与自然资源状况和经济发展水平不相适应,从而影响社会的正常运行与发展。人口问题通常表现在三个方面:第一,人口数量问题,主要是指人口数量过大或过小发展造成一定阻碍作用的社会问题。第二,人口质量问题,是指人口在质的方面的规定性,亦称人口素质。第三,人口结构问题,是指一定地区、一定时期内人口总体内部各种不同质的规定性的数量比例关系。如人口的年龄结构、性别结构和地区结构等。

中国是目前世界上人口最多的国家,人口结构的矛盾日益突出,人口素质也有待增强。人口问题是中国的核心社会问题,粮食、能源、环境等几大社会问题无不与人口问题相关,就业、医疗、教育、交通、住房等问题也多数是由人口问题引发。人口问题也将会对护理的质量、功能、需求水平产生重要影响。

(二)环境问题

环境问题,是指由于人类活动引起的环境质量恶化或生态系统失调,以及这些变化对人类生产、生活以至健康和生命产生有害影响的现象。环境问题关系到全人类的生存发展。作为当前世界性社会问题之一的环境问题已经呈现出全球化的性质。

当前,我国的环境状况不容乐观。改革开放以来,我国的经济保持了持续高速发展,但也为此付出了沉重的环境代价。一些地区不同程度地存在着水土流失、森林减少、草原退化、人均耕地减少、淡水资源短缺、各种污染严重等问题。环境问题关系到我国经济和社会的可持续发展。同时,环境既是人类生命起源的温床,也是人类进化的必要条件。近年来,人们在与心脑血管病、癌症等各种凶恶疾病作斗争的过程中不断发现,威胁人类健康的主要因素——慢性病与人类的生活环境的恶化有相关性。因此,必须通过保护环境,才能实现人与环境的和谐及社会的可持续发展。

(三)贫困问题

所谓贫困,从最基本的意义上说,是个人或家庭缺乏必要的资源,因而不能达到一个社会的基本生活水准。但是,这只是一个抽象的概念,人们对于究竟什么是"必要的资源"以及什么是"基本生活水准"很难达成共识。然而,站在全球化角度,分析贫困问题,需要国际化视野。

贫困问题不但影响人们的生活质量,破坏人类的和平与稳定,同时,贫困也严重威胁着人类的健康。人们早就注意到贫穷与疾病有关,比如:在贫穷落后的国家或地区传染病发病率高;在移民、流动人口等弱势人群中患病率高;农村传染病发病率高于城区;寄生虫病、病毒性疾病、细菌性疾病等贫穷病主要流行于发展中国家,与发展中国家缺乏卫生设施、经济落后、住房简陋、收入和受教育程度低、环境卫生差等条件密切相关。贫病相连,因病致贫、返贫是发展中国家面临的严峻挑战。

(四)弱势群体与社会排斥问题

从社会学角度来讲,所谓社会弱势群体,是指那些由于某些障碍及缺乏经济、政治和社会机会而在社会上处于不利地位的人群。通常弱势群体有两种情况:一是指那些在生命周期中处于非生产或依赖性阶段的人群,如老人、儿童等;或因一些特殊事件,使得生命有机体处于低度自我维持状态的人群,如残疾人、体弱多病者等。二是指经济、政治、社会活动等的低参与者,只有较低的自我满足能力和交换能力,如失业者、贫困者等。

社会排斥是把属于某些群体的人排斥在社会主流之外的一种机制,意指这些群体在形式上和现实中在民事权、政治权、社会权及相应的义务等方面丧失平等参与的机会。当强势群体或社会主导群体已经据有社会权力,不愿意别人分享社会利益时,就容易产生社会排斥。弱势群体往往由于民族、阶层地位、地理位置、性别以及无能力等原因而遭到排斥。社会福利制度的安排和社会政策的干预,将在很大程度上影响着弱势群体能否改变自己的弱势地位。

三、社会问题与护理干预

（一）预防保健中的社会问题与护理

我国卫生工作方针之一就是"以预防为主"。当前,在各种慢性非传染性疾病发病率提高的同时,某些疾病的死亡率也日渐上升,已逐渐居于死因谱的前列,成为危害人类健康生命的首要因素。

1. 当前我国疾病预防中存在的主要社会问题　①不良生活方式和行为对人健康的影响:如心脑血管病、恶性肿瘤、肥胖症等,与人的不良生活方式和行为习惯有着密切的联系。②环境问题对身心健康的危害:如大量工业生产、生活用煤的燃烧,机动车尾气的排放,化学致癌物排放等。③人口结构老龄化带来的身心变化困扰:越来越多的老年人被各种心脑血管疾病、恶性肿瘤、呼吸系疾病、老年抑郁症、痴呆症等慢性退行性疾病所困扰。

2. 疾病预防的社会护理措施　①建立、完善社区卫生保健服务网络,加强对社会人群疾病的预测,掌握社区疾病的新动态及发展趋势;②开展环境的综合治理,完善家庭功能,净化社区环境;③加强健康教育,减少或消除影响健康的危险因素,纠正不良行为和不科学生活方式,预防疾病,促进健康,提高生活质量;④加强预防接种工作,有计划地对 1 岁以内的儿童进行基础免疫接种,并对特定年龄组儿童加强免疫,预防疾病。

（二）精神疾病的社会问题与护理

精神疾病是指在各种生物因素、心理因素以及社会环境因素影响下,大脑功能失调,导致认识、思维、情感、行为和意志等精神活动产生不同程度障碍的疾病。

1. 精神疾病的社会病因　①社会经济因素:经济的发展变化将对人们精神生活、家庭生活和生活方式产生重要的影响。有资料显示,社会经济地位较低、生活贫困的社会成员,精神疾病的发病率是中、上层社会成员的三倍。②婚姻家庭因素:家庭规模的大小、形式表现、功能的发挥状况以及婚姻关系的状况,明显地影响着家庭成员的生活质量和精神健康。③社会文化因素:民族文化、风俗、宗教信仰、生活习惯等与精神疾病的发生、发展和预后有着密切的关系。有学者调查发现,在文化水平较低的地域或民族,癔症性精神障碍、反应性精神障碍以及与迷信、巫术相关的精神障碍多见;在文化水平较高的地域或民族,以偏执性精神病、妄想性精神分裂症、强迫症、疑病症、神经衰弱等多见。④社会政治因素:个体在政治上受到打击、歧视、压抑、迫害时,会严重危害其身心健康,使个体产生精神疾病。⑤意外生活事件:意外生活事件使人的机体处于精神的应激状态,容易导致精神疾患。

2. 精神疾病的社会护理措施　①改善社会环境,减少不良刺激:建立好的社会环境,经济持续发展,人民安居乐业;尊重和保护精神病患者的人格尊严以及理解、帮助他们;让他们平等地享有医疗、护理的权利。②加强精神卫生宣传教育,提高患者对社会的心理适应能力:护理人员应对患者加强精神卫生教育,增加患者生活的自信,消除自卑心理,不断提高他们对社会的心理适应力。③开展形式多样的精神疾病的社会护理:精神疾病的社会护理是社会各部门协作的系统工程,涉及多学科、多部门,必须取得政府各部门的支持,动员全社会的力量共同参与,包括心理护理,家庭康复与社会康复等。

（三）青少年保健社会问题与护理

青少年在生理和心理发展上都处于人生关键而又特殊的时期。在此阶段心理变化最为剧烈而且极不稳定,容易发生各种心理行为问题,如果不及时疏导,会极大地危害青少年的身心健康。

1. 青少年的主要社会问题　①青少年网络成瘾：网络成瘾又称"网络成瘾综合征"，临床上是指由于患者对互联网过度依赖而导致明显的心理异常症状以及伴随的生理性受损现象。②青少年吸烟、吸毒：吸烟和吸毒对青少年自身的身心健康，家庭幸福、社会稳定都会造成较大的危害。青少年吸毒已成为一个日益突出的社会问题。③青少年犯罪：青少年犯罪是世界各国所普遍面临的社会问题，愈来愈受到人们的关注。目前我国青少年犯罪比例逐步上升，并表现出一些新特点，如青少年暴力犯罪比例偏高、青少年故意犯罪的年龄偏低等，所有这些都潜藏着巨大的社会危害。④青少年自杀：目前全世界每年约有 100 万人自杀，15~24 岁年龄层的自杀率最高。自杀行为不仅给自杀者本人、家庭、亲友带来巨大痛苦，而且还是导致社会不稳定的因素。

2. 青少年的社会保健护理措施　①重视青少年生理、心理教育：社区护理人员要定期对社区小学、中学学生进行生理、心理教育，普及卫生知识，加强青少年性知识教育；还应在各大中城市、高等院校、科研单位和医疗卫生系统建立青少年生理、心理健康咨询系统。②建立青少年文化活动阵地：可利用社区医疗机构等资源为社区青少年举办卫生知识讲座、专栏宣传、生理和心理体验等，开展青少年健康文化活动。③加强法律保护和法制教育：按照《未成年人保护法》的规定，切实保护青少年的正当权利和利益。④抵制不良社会因素：树立良好的社会风气、大力宣传思想先进、健康向上的文化作品，改善不良的社会风气和社会环境，重视青少年素质教育，倡导积极健康的生活方式。

（四）妇幼保健的社会问题与护理

妇女和儿童占我国人口的近 70%，其身心健康直接关系到家庭、社会的健康与安宁，关系到民族的发展和国家的前途。

1. 妇幼保健的社会意义　①有利于优生优育及提高人口素质。母亲的身心健康水平和文化教育程度都将直接影响到孩子的哺养和教育，影响着孩子长大成人的素质、将来的发展前途以及家庭的生活质量和健康水平。②关系到人类繁衍和民族兴旺。妇女和儿童的人口基数大，妇女儿童生存状况和健康指标反映着一个国家的总体国民健康水平、社会文明程度以及民族未来发展的潜力。③促进社会文明的发展。社会生活的方方面面都是家庭生活的外延，妇幼保健问题不仅仅是个人和家庭的问题，还直接反映着一个国家的经济水平和发展状况，是衡量一个国家经济和文化发展的尺度。

2. 妇幼的社会保健护理措施　①健全各级妇幼保健机构，提高妇幼保健服务功能。各级妇幼保健机构的任务是以保健为中心，面向基层，面向群体，在婚前检查、围产保健、计划生育、母乳喂养、儿童保健、健康教育等方面充分发挥自己的作用。②加强对常见病、多发病的社会防治。开展妇女常见病和婴幼儿常见病、多发病普查，及时了解和掌握发病的社会病因，制定疾病预防的社会学措施重点和方向。③提高文化教育水平。男女平等，提高妇女文化素质、科技素质、心理素质和对社会变化的适应能力，为妇女发展提供内在动力。④改善生活和工作环境。加强女工劳动保护，避免过重体力负荷、高空作业、井下或冷水作业等不适宜于妇女的工种；改进女工劳动条件，改革工艺技术，加强职业卫生防护，消除和控制生产环境中各种职业性有害因素。

（五）老年保健的社会问题与护理

随着社会的发展与进步，世界各国的人口死亡率普遍下降，人均寿命大大增长，导致老年人口比例大幅度上升。许多发达国家早在 20 世纪中后期就已经进入老龄化社会。2019 年末，我国 65 周岁及以上人口 17 603 万人，占总人口的 12.6%。

1. 老龄化的主要社会问题　①社会负担加重:社会劳动人口比例下降,老年人口负担系数增大,预计 2030 年为 1∶2.2,即 2 个劳动人口就要供养 1 个老年人;②对医疗保健及生活服务需求增大:老年人对医疗护理的需求远远超过了其他年龄段的人群,给医疗卫生系统造成沉重的压力;③社会养老机制跟不上发展需要:随着家庭养老功能的减弱,我国社会福利及社会保健体系尚不完善,远远不能满足老龄化社会的需求;④老年护理人才匮乏:老年护理教育起步较晚,复合型老年护理专门人才严重缺乏。

　　2. 老年的社会保健护理措施　①加强健康教育,提高老年人的自我保健意识和能力:通过对老年人广泛的健康教育和护理指导,提高疾病认识,采纳健康的生活方式与行为,增强自我保健能力;②重视老年人的心理健康:老年人容易产生忧虑、悲观、紧张、孤独等情绪,需要社会和家庭对他们进行心理上的引导和慰藉,积极地为他们参与社会,老有所为,老有所乐创造条件;③建立健全老年医疗保健服务体系:建立以社区为依托,以家庭护理为主的老年医疗保健服务体系,政府和社会团体应为老年人提供休息、学习、娱乐、休养的服务场所和福利设施。

（六）残疾人保健的社会问题与护理

　　残疾人群是需要社会广泛关注、关爱的一个特殊弱势群体,诸种社会因素影响残疾人群的身心健康。一个社会对残疾人的态度以及残疾人群康复的护理水平,反映着社会的文明程度。

　　1. 残疾人群的主要社会问题　①增加生殖健康风险:先天残疾人,特别是智残者的基因中包含着危害生殖健康的遗传缺陷,使生殖健康风险大大增加。②给家庭带来沉重负担:有残疾者的家庭,成员的心理压力和负担较重。许多家庭因失去维持生计者,或需支付高额医疗费用,而陷入贫困。③制约社会经济发展:人口素质是制约经济发展的重要因素。残疾的发生,残疾人群的形成和发展,会降低社会劳动力人口的素质,形成人口质量危机,不仅会加大社会的供养负担,而且会因劳动力人口数量减少和质量降低,制约经济的发展和社会进步。

　　2. 残疾人的社会保健护理措施　①建立、健全残疾预防保健工作的体系和机制:大力推进“康复进社区,服务到家庭”,加强残疾人康复服务站的建设,逐步形成信息准确、方法科学、管理完善、监控有效的残疾预防工作体系和预防机制。②为残疾人创造适合其生存的必要条件:改善残疾者的生活、劳动条件,完善无障碍设施,使其享受社会公共设施服务和就业机会,预防残疾人工伤、意外伤害。③注重心理卫生教育:加强对他们的心理卫生指导,改善其不良心态,启发、诱导其正确认识自己生存和为社会尽责的权利与义务,正确对待家庭和社会,克服悲观消极情绪,树立积极生活的信心和康复决心,提高其对社会的心理适应能力。④创造符合保护性原则的残疾康复环境:保护性护理原则,指护理中的护理操作、言谈举止,提供的康复环境等,应有利于残疾者的身心健康,避免消极、有害的负面效应。为此,护士应充分尊重残疾者人格,用语文明、礼貌待人,努力为其创造良好的康复环境。

（七）临终关怀的社会问题与护理

　　临终患者面对疾病的折磨,充满对生的渴望、对死的恐惧,处于极大的痛苦之中,在心理和行为上会出现许多复杂的变化。对他们有针对性地实施心理、生理护理,对提高临终患者的生命质量具有重大的意义。

　　1. 临终关怀的社会意义　①临终关怀是人道主义精神的体现。医护人员对生命垂危、即将走向生命终点患者的精心护理、关怀和照顾,满足他们的各种生理、心理、社会方面的需求,最大限度地消除或减轻患者的身心痛苦,使他们在临终过程中感受到人间的温暖,这是医护人员人道主义精神最集中、最突出的表现。②临终关怀是现代社会文明的重要标志。临终是人生的特殊阶段,虽然医学手段已无法挽留人的生命,但现代社会文明的发展与科技进步,可为临终患者生存质量的提高与基本权利的满足提供可靠的保障。临终关怀体现了人们对临终患者社会权利的了解、承认和尊重,是社会进步和社会文明的表现。③临终关怀是新的医学模式的客观要求。护理工作要以整体人为中心,把患者看作是生理、心理、社会因素的综合体。作为处于人生最后阶段的临终患者,只要他们的生命没有终止,就仍然有生活的权利,有满足生理、心理和社会等方面需求的权利。临终关怀充分体现了临终者"人"的意义。

2. 临终关怀的护理措施　①推进临终关怀机构的建设:临终关怀是一项社会系统工程,是社会保障体系的一部分。为此,政府应增加资金投入,大力推进临终关怀机构的建设,加强对专业人员培训,完善服务功能。②以"满足模式"实施临终关怀护理:鉴于临终期患者治愈无望又受疾病痛苦的折磨,临终关怀护理的目标不是"治疗模式",而是"满足模式",即主要从生理学、心理学和生命伦理学等角度对患者进行照护,尽量满足他们的各种需求,使其在这一非常时期内尽可能实现"死而无憾"。③实施对临终患者亲属的身心照护:亲属承受着临终者的悲伤,但其对死亡的心理适应常与患者不一致。亲属的情绪、情感可能有否认、愤怒、讨价还价或忧郁,这些无疑会加重患者精神上痛苦,并且可能会干扰正常的医疗程序。为此,从患者的确诊、垂危、死亡直至遗体处理,都要运用相关心理学知识对死者家属进行心理安慰和精神支持。

四、护理与社会支持系统

(一)社会支持系统

1. 社会支持系统的概念　社会支持系统是指个人在自己的社会关系网络中所能获得的、来自他人的物质和精神上的帮助和支援。一个完备的支持系统包括亲人、朋友、同学、同事、邻里、老师、合作伙伴及各种社会服务机构。

2. 社会支持系统的形式　社会支持系统是由国家(政府)支持子系统、社会支持子系统和个体支持子系统组成的结构系统。社会支持对个体身心健康有直接促进作用,社会支持水平越高,则身心健康水平也越高。

(1)政府支持系统:即社会保障体系,是指国家为了保持经济发展和社会稳定,在公民年老、疾病、伤残、失业、遭遇灾害、面临生活困难等情况下,由政府和社会依法给予物质帮助,以保障公民基本生活需要的制度。

(2)社会支持系统:是指非政府团体或组织主导的支持系统,它们的参与程度关系到社会支持系统能否持久地运行下去。如我国各级工会、妇联、共青团等群众团体及志愿者组成的各种社会服务机构等。

(3)个体支持系统:它包括家庭成员、亲戚、朋友、同学、同事、邻里、同乡、老师、上下级、合作伙伴等。其中以血缘关系为基础的个体支持系统是物质支持与精神支持相结合的典型形式。

(二)护理的社会支持系统

护理属于医疗卫生事业及社会系统中的一个子系统,在实际运行中,社会各种因素对护理质量有着重要的影响。就我国当前的护理结构与功能而言,个人、家庭、社区护理三者相互依赖、互相影响，具有突出的社会性。

1. 个人的自理能力与自我护理 自我护理，是指人类个体为保证自身的生存，维持和增进健康，而创造和采取的自我保护性行为，是调动个人积极性的自觉保健活动。自我护理一般是针对健康人群和有健康问题但没有自理缺陷的人而言，包括：提高自我保健意识，积极主动地进行维护和促进自我健康的各种自我健身、防病活动，科学、健康的生活习惯、方式的建立；产生疾病后的自我诊断、自我治疗、自我用药、自我休息等。但对于自理缺陷者，要积极地进行干预。通过护理教育、帮助、引导、支持使其克服心理缺陷，完善患者在家庭、社会中的角色适应，获得自我护理知识与技能。自我护理是护理社会支持系统的首要环节，良好的自我护理状况有利于节约卫生资源，减轻家庭和社会负担。

2. 家庭与家庭护理 家庭是社会的细胞，是个体生活和维护个人健康最基本、最重要的社会环境。家庭护理，是以家庭为服务对象，以家庭护理理论为指导，遵照护理程序，家庭护理护士与家庭共同参与，对有照护需求之个案及家庭，在自己的居家环境中，获得定期性的专业健康照护服务，以达到维护、促进健康与预防疾病目标的一系列活动，包括家庭疾病护理和家庭健康护理。家庭疾病护理，主要是为身心障碍、长期卧床及患慢性疾病的个体，提供家庭的健康和保健指导；家庭健康护理，主要是为健康及有健康问题的个体，提供维护促进其身心健康的家庭保健指导。家庭护理能够提供促进疾病康复的亲情环境，缓解医疗服务供需矛盾，减轻社会负担。

3. 社区与社区护理 社区是指以一定地域为基础的社会生活共同体，是人们共同生活的社会互动中形成的社会关系网络。社区护理是指综合应用护理学与公共卫生学的理论与技术，以社区为基础，以居民为对象，以家庭为单位，以卫生服务为中心，将医疗、预防、保健、康复、健康教育、计划免疫等融为一体，突出照顾个体生命全过程连续、动态和综合的护理专业服务。社区护理，强调促进健康、预防疾病、自我保健及全社会的共同参与，具有快捷、有效、经济、方便等优势。随着我国医疗保健事业的不断发展及人民生活水平的逐步提高，政府必须加强社区护理的宏观调控及组织管理，实现社区护理管理的科学、规范、标准及网络化。这对于提高卫生资源利用效率、改善医患关系、提高护理质量具有重要意义。

第四节　社会因素与健康
——眼观六路，耳听八方

疾病与人的社会地位、社会关系和社会活动有密切的关系，各种社会因素既可直接导致疾病，也可通过生物因素起作用。还有一些疾病的流行与社会因素紧密相关，如吸毒和艾滋病等；因此，研究社会因素与健康的关系对于增进健康、维护人类的健康状况具有重要意义。

一、社会因素与健康的关系

（一）社会因素的概念

人类的健康不仅受生物遗传因素的影响，还受环境因素的影响。环境可分为自然环境与社会环境。社会因素是指社会环境，包括一系列与社会生产力和生产关系有密切联系的因素，即以生产力发展水平为基础的经济状况、社会保障、教育、人口、科学技术等；以生产关系为基础的法律、文化、家庭婚姻、医疗保健等制度。

（二）社会因素影响健康的特点

由于社会因素所包含的内容十分丰富,各个因素之间本身有密切联系,在分析某一社会因素的健康效应时往往受其他因素的影响,因此在确定其因果关系时比较困难。社会因素对健康的影响具有下列一些特点。

1. 发散性 发散性又称非特异性,即疾病作为一种社会现象,是由多种因素综合决定的,一种疾病很难找出某一种特定的社会因素解释其病因。在生活中,人们接触到的社会因素多种多样,各个社会因素之间相互影响,其造成的健康效应具有很大的重叠性。由于个体差异,不同个体对同一社会因素的反应不同,也使得社会因素作用的特异性不明显。

2. 持久性 社会因素来源于社会的生产力和生产关系,只要人类社会存在,社会因素的作用就持久存在。

3. 交互性 由于各种社会因素之间密切的联系,社会因素对人类的健康往往以交互作用的方式产生效应。教育、经济、文化、社会支持可以分别作用于机体,也可以通过其他社会因素为中介,或作为其他社会因素的中介作用于机体。

总之,社会因素与健康的关系具有双向性。社会因素对人群健康起着促进或制约作用,健康水平高低同样对社会经济、文化等发展和进步起着支撑作用。

（三）社会因素影响健康的机制

社会因素对健康的影响分直接作用和间接作用。如生活方式、行为习惯等可直接作用于机体。间接作用是以心理因素为中介,通过心理与躯体之间的相互作用产生影响,以及通过影响人的社会适应而产生作用。所谓社会适应,是指伴随着人的生理成长,不断接受来自家庭、社区、学校、单位或团体、大众传媒等社会环境的信息,使人获得基本的生活技能,并逐步形成被社会绝大多数人共同遵循的行为模式的过程。如果这一过程受到阻碍,导致社会适应不良,可能形成智力发育低下、病理人格、异常行为等健康损害。

社会因素被人的感知觉系统纳入,使机体处于一种紧张状态,以神经、内分泌、免疫系统为中介,经过中枢神经系统（大脑）的调节和控制,形成心理折射,产生心理反应及应对措施。如果对紧张的适应失败,超过了人体对社会、心理和情感的控制能力,无能力对社会情境做出适宜的反应时,就可能导致强烈而持久的生理反应,产生一系列的躯体症状,就可能会导致疾病,损害健康。

二、影响健康的社会因素

（一）社会经济与健康

社会经济与人群健康具有双向作用,两者是一种辩证统一的关系。一方面,经济是维护人群健康,提高人群健康水平的基础和根本保证,社会经济发展必然会促进人群健康水平的提高。另一方面,社会经济的发展也必须以人群健康为先决条件,人群健康水平的提高对推动社会经济的发展起着至关重要的作用。

1. 经济发展促进人群健康水平提高 经济发展是保障居民健康的物质基础,随着经济水平的提高,居民健康状况亦向逐步提高的方向发展。社会经济对居民健康水平的影响是通过多渠道作用的综合结果。一个国家或社会,经济发展、物质丰富,可以提供充足的食物营养、良好的生活与劳动条件以及医疗保健服务等,均有利于居民健康水平的提高。例如食物营养是首要的生存条件。报告显示,2020年全球有24亿人无法获得营养充足的食物,集中在不发达国家和发展中国家。在这些人群中,疾病流行严重,健康水平低下。一个尚未解决温饱的国家是难以保障居民卫生保健需求的。

但是,经济增长与健康水平之间并不存在必然联系。经济增长对健康的促进作用,在发展中国家或低收入人群中比较明显,而在发达国家其效应正在消失。当经济发展到一定水平,影响健康的不再是经济的绝对水平,而是社会经济的公平性。英国医学社会学家理查德·威尔金森(Richard Wilkinson)指出:"在发达国家,健康水平最高的不是那些最富有的国家,而是那些最具有社会公平性的国家。"

2. 人类健康水平提高促进经济发展　社会经济发展实质是社会生产力的提高。具有一定体力、智力、劳动技能的人是生产力中最重要的因素。人群健康水平提高,平均寿命延长,从事劳动年限延长,劳动效率提高,伤病减少,出勤增加,均能为社会创造更多财富;同时,居民健康水平提高,可以节省大量社会财富,尤其是卫生资源。因此,人群健康水平提高必将对社会经济发展起着推动作用。

3. 经济发展带来的健康新问题　社会经济的发展,物质条件的丰富,居民健康水平的提高,这是积极的总趋势,但同时也带来一些新的健康问题。比如汽车和移动媒体的普及,生活方式改变,体力活动减少,导致高血压、冠心病、恶性肿瘤、肥胖症、糖尿病等疾病增加,即所谓的"富裕病";工作节奏的紧张带来心理紧张,社会流动加剧传染病流行,环境污染导致城市雾霾等问题已经凸显。这些都给人类健康带来新的挑战。

(二) 社会文化与健康

社会文化是反映一个社会或其亚群成员所特有的物质精神文明的总和,包含有形和无形两种形式。文化的特征决定了它对健康影响的广泛性及持久性。教育、道德规范、风俗习惯、宗教信仰等文化诸现象对健康的影响不仅仅限于个人,还包括整个人群,其广泛程度远远大于生物、自然因素。另一方面,文化作为精神物质,影响人的思想意识、观念,这种影响及作用一旦发生,短期内不能消失。与疾病有关的主要文化包括教育、风俗习惯、宗教等。

1. 教育与健康　社会人群的教育水平决定了人们生活资料的支配方式,消费类型和时间安排,教育程度影响着健康生活的能力和生活方式。教育水平是反映一个国家和民族文化水平和素质的重要指标,影响健康的多个方面。有资料显示,父母双亲文化水平高的家庭,婴儿死亡率低、营养丰富、孩子智商较高,而文化水平低的家庭则相反。此外,教育对健康的影响也表现在思想品行方面。良好的教育将大大降低不良思想品行的发生率,如吸烟、酗酒、吸毒等。

2. 风俗习惯与健康　风俗是指历代相传久而形成的风尚和习俗;习惯是指由于重复或多次练习而巩固下来的行为方式。风俗习惯在人们生活中往往表现为程式化的行动方式,且与人们的日常生活联系极为密切,约束着人们的行为,影响着人们的衣食住行、娱乐、卫生等各个方面。风俗习惯包括不良的风俗习惯和健康的风俗习惯。不良的风俗习惯可直接危害人们的健康。例如,我国华东和东北地区有进食生或半生溪蟹、笋蛄的习惯,造成该地区卫氏并殖吸虫病流行。而健康的风俗习惯,如中国民间的刮痧、西方人的分餐制,都是一些有益健康的习惯。

3. 宗教与健康　宗教是人类社会发展到一定历史阶段出现的一种文化现象,属于社会特殊意识形态。宗教对健康的影响有两面性。一方面,宗教信仰常常给人以精神寄托,在一定程度上能缓解压力,调节行为,有益身心健康。美国学者研究宗教信仰对癌症患者的影响时发现,新基督教的患者能够比较从容地接受现实,从而减轻癌症带来的精神压力;但另一方面,若有些患者由于过分信任神的意旨,将影响科学的就医行为。此外,教徒的盲目信仰也会带来严重的危害。比如盲目信仰的突出表现是迷信。迷信活动，是少数动机不良的人进行的欺骗活动，妖言惑众、装神弄鬼、骗财骗色，甚至伤害人命，危害社会秩序和群众身心健康。

（三）社会制度与健康

社会制度是在一定历史条件下形成的社会关系和社会活动的规范体系。社会制度对人群健康的影响非常明显。现行世界各国的政治制度、法律制度以及与之相关的政策各不相同，是造成各国、各地区间人群健康水平差异的重要原因之一。社会制度影响健康的途径主要有以下几个方面：

1. 分配不均影响居民健康　由于目前世界各国贫富差别悬殊，世界上约有 10 亿人处于贫困和营养不良的状况。此外，卫生资源分配不合理是全球普遍存在的问题。

2. 社会制度对卫生政策的决定作用　社会制度对卫生政策及人群健康影响最广泛和深远的是政治制度，政治制度的核心是社会各阶层人群在政治生活中的地位及管理国家的原则，它是经济、法律、卫生等一切制度和政策实施、发展、巩固的保证。

3. 社会制度影响人的行为　社会制度实质上是一种社会规范体系，对人们的行为具有广泛的导向和调节作用。社会制度通过行为规范模式，提倡或禁止某些行为方式，保持和促进社会的协调发展。例如，对吸毒的禁止、对烟草生产的控制、对食品生产加工和销售的规定等，对维护人群健康的作用深远而巨大，是社会制度健康效用的体现。

（四）社会心理因素与健康

学术界一般将社会心理因素涉及的内容分成两个方面：一是通过心理过程作用于个体的社会因素，如生活事件、社会支持和社会隔离等；其二是个体在社会生活中表现出来的心理特征或心理状态，如 A 型行为、情绪、个性特征等。

1. 社会心理因素影响健康　现代流行病学研究证明社会心理因素与健康状况之间存在着广泛、肯定的关联。但社会心理因素与健康之间的联系非常复杂，既有直接的联系，如急性应激可以导致心脏病、脑血管病发作；又有间接的作用，如社会心理因素作用下产生危害健康的病态行为。社会心理因素与健康之间的因果关系有以下 3 种情况：①社会心理因素是影响健康状况的原因。例如，A 型行为是冠心病发病的重要危险因素。②社会心理因素与健康之间互为因果。例如，焦虑、抑郁等负性情绪可能影响躯体慢性疾病的发生和发展，而慢性疾病又容易导致负性情绪。③社会心理因素在其他因素的致病过程中起一个中介作用。例如，社会支持被广泛认为是社会心理应激因素致病过程中的缓冲因素。

2. 社会心理应激与健康　社会心理应激是指社会生活的变化和刺激与个体相互作用的过程。大量的流行病学研究表明，社会心理应激与几乎所有的慢性疾病之间存在着稳定的、一致的相关关系。生活在社会环境中的人们，每时每刻都必须面对社会生活中的各种刺激和变化。这些刺激和变化可以概括为 3 个类别：①重大群体性事件：重大群体性事件指在同一时间内，对人群的所有个体都产生打击的重大事件，如自然灾害（如洪水、地震等），人为的灾难（如战争、恐怖袭击），大规模的政治和宗教迫害和重大安全事故等。这些事件通常是突然发生的，对人类的正常生活产生突然的、强烈的和持续的破坏作用。②日常生活中的变故和刺激：重大的群体性事件毕竟是小概率事件，但日常生活中较常见的刺激和变故，如恋爱、婚姻与家庭内部问题，与工作和学习有关的问题，个人特殊遭遇等，都会给人的心理和躯体造成压力而导致应激反应的发生。③生活中的小烦恼：除了重大群体性事件和生活事件外，日常生活中小烦恼（如容易忘事、骚扰电话等）积累也可以导致应激。

第五节 护理工作中的社会学修养
——明天地之理道,播撒人文关怀

基于护理的社会性,从宏观的角度,需要护理系统科学地认识护理活动中的各种社会现象、社会关系及有关的社会问题。要开展好护理工作,必须使用科学的方法与手段,保证护理社会学研究的精确性和客观性。因此,社会学的研究方法为护理服务于整个人类提供了科学依据。从微观的角度,作为护理实践主体的护士,需要具备良好的社会学知识、能力和素养,才能提高护理工作质量,满足社会对护理发展的需求。

一、护理中的社会学方法

(一)护理社会学方法的含义

人是生物、心理、社会因素的综合体,而人的本质在于其社会属性。所谓护理社会学方法就是在护理实践中,针对患者疾病的状况,找出导致躯体、心理疾病的社会因素,并掌握各因素之间的相互关系所运用的社会学分析方法。在护理实践中能够掌握并运用护理社会学方法,是护理社会学修养的体现,有利于深化对疾病本质的认识,丰富治疗、护理疾病的手段,提高医疗护理质量,改善医护关系、护患关系,促进护理学的发展。

(二)护理社会学方法的整体性原则

生物-心理-社会医学模式和与之相适应的整体护理模式逐渐取代生物医学模式及功能制护理模式,在这种情况下,护理实践中的社会学分析应坚持整体性这一原则。

1. 社会的整体性 社会学分析立足于社会整体,是指根据整个社会疾病谱、死因谱的新变化,着眼于主要由社会因素造成的心脑血管病、恶性肿瘤和意外伤害等疾病的社会综合防治。把治疗和预防结合起来,并将预防、保健工作放在首位。对上述疾病的社会防治工作,单靠护理人员的力量和单纯的医学、护理技术手段远远不够,它需要卫生系统与社会其他部门共同参与,从整体上加以把握,才能取得最佳的社会效果。

2. 群体的整体性 群体的整体性是指适应现代护理学和整体护理模式的要求,把社区作为整体,着眼于对特定社会人群的疾病防治和健康保健工作,以有效地控制特定地区的疾病传播、发病率,维护、提高社区群体的健康水平。既要给社区人群提供医疗、预防、康复、保健的全面服务,又要对特殊人群,如妇幼、老人、残疾者、精神患者等提供针对性措施。

3. 个体的整体性 个体的整体性即把个人视为生物、心理、社会因素的综合整体,并以此当作分析、解决问题的出发点和基础。人们由于社会地位、社会经历、文化素养、人格特征等方面的不同,其社会、生物、心理因素会有种种特点,对各种疾病甚至不同时期同一疾病,都会产生不同的自我健康状态,只有注意个体的差异、特点,具体问题具体分析,才能取得良好的社会护理效果。

4. 工作的整体性 把握护理工作内部的护理人员、对象、任务、程序、信息、管理等环节自身及环节之间的联系;把握护理与医疗工作的整体性;把握护理与医院其他辅助业务、行政、后勤等部门工作的整体性。

(三)护理社会学研究程序

通常,任何一项社会学研究都必须经历选择课题、拟订计划、实施调查和分析总结四大阶段。作为社会学的一个分支,护理社会学也采用这样的研究程序。

1. 选题　在选题阶段,研究者的主要任务是提出研究课题,确定研究题目,它包括选择课题、建立假设、概念操作化三个小阶段。课题和题目决定着研究的领域方向,而选题是否恰当是能否成功开展课题研究的前提条件。除了个人兴趣、能力、价值观之外,一般说来选题首先要考虑开展研究的必要性和可行性。

2. 设计　设计阶段包括研究设计、抽样提纲设计两个小阶段。要求在已选定的研究课题和研究假设的基础上,拟订调查研究的具体方案,设计一个科学合理的抽样方法和调查提纲。

3. 实施　实施阶段的主要工作是根据研究方案进行实地调查和资料收集。收集资料的方法有访谈法、问卷法、观察法、文献法等多种方式;资料的整理包括对资料核实和分类。

4. 总结　总结阶段是将实施阶段中收集的资料进行整理、分析,并从中得出规律性的结论,包括资料整理、资料分析、撰写研究报告三个内容。

(四)护理社会学研究的基本方法

1. 文献法　文献法是间接收集情报资料的方法,从文献、档案、报纸、书刊、报表以及历史资料等各种社会信息中,去采集自己研究所必需的资料,是利用第二手材料的方法。

2. 访谈法　访谈法是指调查者与被调查者通过有目的的谈话,以收集研究资料的方法。按照双方接触方式的不同,访谈法可以分为两种:一是直接访谈,即面谈,包括个别访谈、小组谈话及座谈等;二是间接访谈,即以电话等为媒介的谈话。

3. 问卷法　问卷法是通过填写问卷或调查表来收集资料的方法。根据渠道不同,问卷法包括信函法、集中法和网络法等。

4. 观察法　观察法是指观察者根据研究题目,有目的地利用感觉器官或借助科学仪器直接或间接地对研究对象进行观察,以取得相关资料的方法。

5. 参与法　参与法是调查者直接融入研究对象的日常生活中去,与他们共同生活(如同吃、同住、同活动),以便进行观察,深入了解研究对象的活动规律和特点。

6. 实验法　社会实验方法是人们根据研究的目的,人为地控制或模拟社会现象,排除干扰。突出主要因素,按照设计的环境和程序对研究对象加以观察、记录、分析,以发现社会现象的因果关系、依存关系,或比较各种变化结果的方法。

二、提高护士的社会学修养

(一)学校加强护理专业的社会学教育

1. 调整培养目标　学校对护理人才的培养需要从传统的以医学为导向的培养转向突出护理实践、注重整体、加强人文、体现社区等新的培养理念。培养目标是要使护理专业的学生走上工作岗位后能够正确对待社会现象,处理各种复杂的公共关系与人际关系,正确认识自我,调整自己的行为,提高整体医疗卫生服务水平。

2. 开设社会学课程　我国目前正处于转型期,经济体制的巨大变革带来了思想、道德、文化等一系列的变化。传统的医护观与现实社会对护理需求的冲突等社会问题冲击着学生的思维基础,开设社会学课程可以使学生通过学习社会学的基本知识,学会分析各种社会现象,处理复杂的人际关系,使思维趋向理性、成熟。同时,社会学还具有独特的导向功能,它可以使学生正确地了解自己,特别是了解自己将来所从事的护理专业在社会中的地位和作用,明确自己的权利、义务和职责,树立科学的、积极向上的医护观。

3. 加强社区实践　社区卫生服务的对象是社区内所有的人,其服务特点是贴近居民,防治结合，综合服务，充分体现积极主动的服务模式。只有深入地了解社区，了解医护对象，才能更好地了解社会。只有深入地了解社会，预测各种危及人们心理、生理健康的社会问题，学生才能从关注个体健康扩展到关注社区整体人群的健康，把传统医护观念中的病本位转变为人本位。

4. 鼓励学生参加社会活动 社会意识培养的最佳方式是融入社会。高校学习相对封闭，与社会的接触面较窄。高校应鼓励学生利用假期、课余时间积极参加一些社会活动，如基线调查、志愿服务、假期义工等，在这些活动过程中充分学习和得到锻炼，提高社会意识、公众意识、责任意识，规范自己的行为，明确自己努力的方向。

（二）医疗卫生机构倡导整体医护理念

1. 注重整体，提高整体医护水平 现代社会的发展趋势表明，许多人患病并非只是单纯的生理病变，还涉及家庭、职业、人际关系等社会原因。这就要求医护人员注重整体，把握患者患病的实质症结，做到对症护理。面对患者，不能单纯地只注重生理病症，而是把它们放在家庭、职业、社会等大背景下，把具体个案与社会整体有机结合起来，全面了解患者的生理病因和社会病因，达到"对症而护"。

2. 营造氛围，构建护理人文环境 医疗机构的环境建设可以帮助医护人员加强对人的整体认知和对生命的尊重，加强对整体护理的认识。这个环境包括硬件环境和软件环境。硬件环境包括整洁的卫生条件、合理的建筑设计、温馨的色彩搭配、优美的绿化布局等；软件环境包括高尚的责任意识、和谐的员工关系、高效的医疗团队、卓越的职业素养等。在护理人文软、硬性环境的相互促进、共同发展中，有利于培养和塑造护士的完美人格，使其在工作中充满活力与自信，保持健康的心态和高尚的职业道德，给患者提供更好的服务。

3. 提供条件，创造持续学习动力 人类知识即信息的增长速度是惊人的，医疗机构不仅要用好护理人员，而且要为不断培养他们的能力提供条件，利用各种渠道，如访学、进修、学术会议、专题培训、网络课程等，继续调整、补充、完善在职护士的知识结构和能力，以适应护理社会化的需要。

（三）护生自身社会学修养的塑造

1. 刻苦钻研，不断进取 护理工作是一门生命科学中综合自然、社会及人文科学的学问。护理人员必须不断充实和扩大自己的知识领域，变平面型知识结构为立体型知识结构，以锲而不舍的钻研精神和坚韧不拔的毅力，刻苦学习护理专业及相关学科知识和技能。在注重知识积累和更新的同时，还应不断加强护理社会学修养，勇于改革和创新。护生必须要从生理和心理、技术和社会、环境等方面深刻认识自己在增进人类健康方面的社会责任。只有这样，才能适应护理改革发展的需要。

2. 勇挑重担，积极主动 为提高人民的健康水平，防治疾病，促进康复和减轻患者痛苦，护生要把患者看作既有自然属性、又有社会属性的人。不仅在生物、心理和社会诸方面重视生物个体本身，更要重视影响个体健康和疾病的社会、心理和精神因素。努力寻找护理科学领域中增进健康的因素，探索和改变那些对健康有害的心理、社会、经济、环境因素。

3. 善于批判，敢于创新 目前有相当多的护士对现代护理还缺乏正确的认识，观念滞后，从属性、依赖性强，工作中缺乏主动性。正因如此，转变护理观念，培养大批具有科学思维，尤其是批判性思维能力的护士，已成为许多护理专家和护理管理者的共识。因此，护生在学校学习阶段就要有意识地培养批判性思维，具有怀疑精神，不迷信书本、不盲从权威。当然，批判和创新是对立统一的关系，批判是创新的开端，也是创新的动力，创新则是批判的归宿。护生在学习系统的护理理论知识的同时,应密切关注护理新理念、新学说、新概念和新模式。在当今信息超载、日新月异的时代,培养具有批判性思维能力和创新特质的护理人才是时代的需要,更是护理事业发展的必然。

4. 勤于修炼,自我完善　人的社会化过程和社会角色的适应过程都是漫长而曲折的。护生要将自己塑造成为一名具有优秀社会学修养的护士,就要强调自我修养,自我完善。明确目标和要求,积极学习,主动锻炼,经常对照检查,找出差距和薄弱环节,在生活、学习和工作中不断加以提高和完善,努力使自己成为一个素质卓越的优秀护士。

学习小结

1. 学习内容

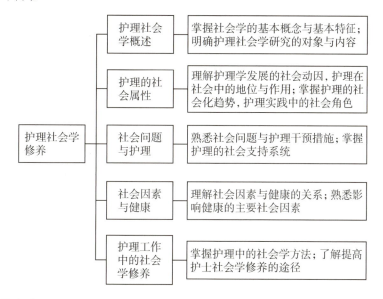

2. 学习方法

本章学习,主要采用课堂讲授法,通过讲授使学生掌握护理社会学修养的理论和知识;结合案例分析、小组讨论、课堂演讲等方法,能有效提升护理工作中的社会学意识和能力。

扫一扫,
测一测

(王　力)

复习思考题

1. 护理社会学的研究对象与主要内容是什么?

2. 如何发挥护理的社会支持系统及其作用?

3. 案例分析

一位遭遇车祸的22岁男性被送进了监护室,此时的他生命垂危,几乎不能说话。然而,在长达3个小时的时间里,医院不允许其家人进入病房看望这个随时会告别人生的亲人,在随后的时间里,也只允许一位亲人每隔2小时进去看望5分钟。在漫长的等待中,沮丧的女友只好回家,父母也抵不住身心疲乏睡着了,直到护士通知他们患者已身亡时才惊醒过来。

由于痛惜没能在最后时刻与亲人见上一面，说上几句告别的话，家属的悲痛骤然升温……。美国老年学会认为："有太多的死亡遭遇了没有必要的救治和住院治疗，死亡的过程在痛苦和受难中被拖延得很长很长"，即过度治疗；但也有人认为，大部分这样的患者存在治疗不足的情况。

那么，在生命最后的几周、几天、几小时里，患者到底处于什么样的状态？一个人在临近死亡时，在想什么？需要什么？我们该做什么，不该做什么？怎样做才能给生命以舒适、宁静甚至美丽的终结？请同学们结合本章学习的内容，回答上述问题。

4. 研究性学习思考题

自从新型冠状病毒肺炎流行以来，口罩在全世界大部分国家都脱销了，在很多国家里不带口罩出门会引起非常多异样的目光，尤其是亚洲地区。但是在另外一些国家，比如英国和美国，马路上和超市里大多数人还是不戴口罩，时常发现几个戴口罩的人走过，可能还是以旅居西方的亚裔人为主，甚至有不戴口罩的人殴打戴口罩的人。为什么有些国家认为戴口罩是天经地义的，而另一些国家则不以为然呢？请查阅相关文献资料，从社会学角度分析其原因。

第四章

护理职业素养
——一事精致，便能动人

学习目标

1. 理解护理职业情感、护理职业态度、护理职业道德以及护理职业能力的含义。

2. 熟悉护理职业情感的特征，了解护理职业态度的影响因素。

3. 掌握护士职业能力的构成。

4. 掌握护理职业的基本素质要求，自觉提升自我护理职业素养，为从事护理工作奠定职业素养基础。

5. 熟悉临床护理工作中的道德要求，了解道德的含义、特点、分类及职业道德的含义及特点。

护士肩负着救死扶伤，为人类健康服务的崇高使命，职业的特殊性决定了护士必须具有良好的职业素养，包括强烈的职业情感、积极的职业态度、优良的职业道德、较强的职业能力等。

第一节　护理职业情感
——知之、好之，而后乐之

苏联著名教育家伊·安·凯洛夫（N. A. Kaiipob，1893—1978）指出，人类的感情有着极大的鼓舞力量，因此它是一切道德行为的重要前提，谁要是没有强烈的情感，他就不会具有强烈的志向，也就不能强烈地把这个志向体现于自己从事的事业之中。

护理作为情感密集型岗位，要求护理人员必须树立以患者为本的思想，具有悲天悯人的情怀。护理人员通过营造一个充满爱心、耐心、细心、责任心和同情心的护理文化氛围，帮助患者尽早消除顾虑，建立相互信任、相互配合的情感纽带，共同对抗疾病，实现健康促进、健康维护的职责，提升护理工作价值。

一、护理职业情感的含义

（一）职业情感

职业情感是指人们对自己所从事的职业所具有的稳定的态度和体验。即是个体对所从事的某项职业的心理感受、体验,并通过一定形式的情感外在显现。是职业素养和职业道德的重要内容之一。一般分为积极的职业情感和消极的职业情感。

1. 积极的职业情感　个体对自身职业的情感是从社会意义角度认识。表现为热爱自己的职业,以满腔的热情投入工作,工作中表现出积极向上的品质,不计较得失,从工作中体验到较高的成就感。积极的职业情感形成积极的职业态度,有利于稳定专业思想、激发人的潜能和促进职业能力发展。

2. 消极的职业情感　对从事的职业不满意,把工作仅仅当作谋生的手段。表现为对工作怀有消极的情感,缺乏工作干劲和热情,过多考虑个人得失,得过且过。消极的职业情感,让人从感情上抵触从事的职业,不利于职业素养提高,降低工作效率,还会感染和影响其他同行的职业情绪。

(二)护理职业情感

护理职业情感是护士个体对护理职业的态度以及决定自己职业行为倾向的心理状态。具有积极职业情感的人,能够从内心产生一种对自己所从事职业的需求意识和深刻理解,因而无限热爱自己的职业和岗位。护士的职业情感是其在工作中逐步培养而逐渐形成,包括对职业的热爱、责任心、社会地位的自我评价等。良好的职业情感有利于形成积极的职业态度,提高职业认同度,增强护士职业的稳定性。

二、护理职业情感的特征表现

护理工作是医疗卫生工作的重要组成部分,有其自身专业的独立性和特殊性。护理工作的质量直接关系到患者的医疗安全、治疗效果和身体康复。因此,护理职业情感具有其专业的特征性。表现为:爱心、耐心、细心、责任心、同情心,统称为"五心"。

1. 爱心　"医乃仁术也",对待患者必须拥有一颗爱心,怀有一颗仁心。医护人员是爱的传播者,是仁术的施行者。爱心即护理人员在护理工作中,视患者如亲人,用真挚的情感、诚恳的态度给患者提供护理服务。爱心是护理工作中最基本和重要的职业情感特征之一。

2. 耐心　耐心即心里不急躁,不厌烦,能坚持完成一件可能十分繁琐无聊的事。护理工作中每日的晨晚间护理、执行医嘱、发药前的核对、患者的健康指导等,对于护士来说可能是日复一日地简单重复,但对于每一位患者及家属却都是全新的开始,因此护士应注重培养并保持耐心这一优秀品质。

3. 细心　是指心思细密。护理,是一门十分缜密而严谨的学科,其中一项非常重要的工作便是病情观察,而中医诊法中也将"望"置于四诊之首,可见细心观察对于诊疗护理的重要性。任何病情变化一定有先兆,需要医护人员的细心观察。护士是与患者接触最多、距离最近的人,大量的临床实践证实,当患者病情出现变化时,第一时间发现异样的人往往是护士,从患者饮食习惯改变到生命体征的变化,从伤口导管引流受阻到机械通气的异常报警,都需要护士细心的观察、及时的发现和快速的处置。

4. 责任心　是指个人对自己和他人、对家庭和集体、对国家和社会所负责任的认识、情感和信念,以及与之相应的遵守规范、承担责任和履行义务的自觉态度。护理工作关系到患者的生命安危和身体健康,责任心是护理人员从事护理工作最基本的道德要求,护士应始终牢记自己的工作职责,一切从患者的利益出发,自觉遵守各项规章制度、护理常规、操作流程，保障患者的安全，"健康所系，性命相托。"

5. 同情心　是指对某事（如另一人的感情）的觉察与同情感，亦指这种感情的表露。培根说："同情在一切内在的道德和尊严中为最高的美德。"孟德斯鸠也说过："同情是善良心所启发的一种情感之反映。"白衣天使圣洁而神圣，一袭白衣和一顶燕帽承载了人们的期望和嘱托。护士应时刻把患者的安危放在心上，想患者所想，急患者所急，用细致、体贴入微的关心和深厚的同情心理解患者，照护患者，满足患者的需要。护士有时需要面对死亡、面对焦急、面对不理解等负面情绪。这时，同情心使护士学着换位思考，一切以患者为中心，为患者解决困难。

第二节　护理职业态度
——内化于心，外化于行

心理学研究认为：在一定条件下，态度是导致行为的原因。态度决定了人们的行为，态度可以预示行为的结果。如何了解态度对于人们的作用，如何诠释态度的正面含义，如何在临床护理中运用好态度，都是需要我们去关注的问题。

一、概述

（一）护理职业态度的含义

职业态度指个人职业选择的态度，包括选择方法、工作取向、独立决策能力与选择过程的观念。护理职业态度就是指护士对护理职业的认知、情感以及决定自己职业行为倾向的心理状态。其结构要素分别是认知、情感和行为。认知成分体现在护理人员对护理专业的目的、意义及作用的看法，对护理工作的理解、信念和拥有的护理及相关学科的知识；情感成分侧重于护理人员在工作中的情绪状态和情感体验；行为成分是态度与职业行为相关的部分，是态度的行为倾向。

（二）护理职业态度的影响因素

影响护理职业态度的因素包括：自我因素、职业因素、家庭因素、社会因素四个方面。

1. 自我因素　包括个人的兴趣、能力、抱负、价值观、自我期望等，自我因素与职业发展过程有相当密切的关系，个人应对自我的各种因素有深入的认识，明确自我因素（兴趣、能力、职业期望等）与职业选择之间的联系。护理人员应培养良好的职业兴趣，树立正确的职业观念，提高对护理事业的热爱。

2. 职业因素　包括职业的薪水待遇、工作环境、晋升机会、教育机会等。就理想而言，兴趣、期望、抱负，应该是个人选择职业的主要依据，但事实上，还必须同时兼顾自我能力，以及外在和现实的各种因素。护理人员应充分了解护理工作的专业性、重要性和职业发展前景，提升对职业的认同。

3. 家庭因素　包括家庭经济状况、父母期望、家庭背景、家庭成员对职业的认同等因素，其中家人支持是护士形成积极职业态度的重要保证。只有合理安排好生活和工作之间的时间，协调好生活和工作之间的关系，消除后顾之忧，才能全身心地投入到护理工作中去。

4. 社会因素 包括同事关系、社会地位、社会期望等因素。在职业发展的过程中,个人的最终目标是在其职业上能有所表现,而护士工作最大的成就便是患者的认同与理解。

职业态度是一个综合的概念,包括一个人的求职动机、自我的职业定位、职业的认同、职业忠诚,以及认真自觉工作进而达成工作目标的态度和责任心。态度决定人的行为,没有好的态度,也就没有忠诚、敬业、服从、奉献、责任感和职业精神。

二、护理职业认同

职业认同是职业人在工作中驰骋的重要心理基础,是职业人发展的内在激励因素。职业认同是指个体对于所从事职业的肯定性评价,它既是一种过程,也是一种状态。"过程"是指职业人从自己的经历中逐渐发展、确认自己职业角色的过程;"状态"是指职业人当前对自己所从事职业的认同程度。护士职业认同是指护士对护理职业的自我肯定,在角色实践中感到自己是胜任的,并能清楚地描述自己对职业的承诺与职业的理想。

护士职业认同的发展过程可分为三个阶段:即假设胜任期、认清实践期以及知名度提高期。第一阶段:假设胜任期,是指刚刚从学校毕业,对自己从事的护理专业感到自豪,并十分注重完成工作任务;第二阶段:认清实践期,是工作了一段时间以后,开始寻求自己真正需要些什么,自己工作的本质究竟是什么,充分考虑和评估自己的职业状态,从技术能力到人际关系、从科研创新到自我提高;第三阶段:知名度提高期,该阶段的护士精通临床护理工作,已有一定工作经验和应对突发事件的能力,被周围同事所认可。以上几个阶段构成一个循环,护士在其职业过程中可重复这个循环,但循环速度一次比一次快,每次循环之后即重构了职业认同。

护士职业认同是在个体与环境相互作用的动态中进行的,是在一定社会历史背景下得到发展的。护理职业认同受社会因素、学校教育、工作环境以及个体自身因素等四个方面的影响。另外,护士的职业态度是影响护士职业认同感高低的一个十分重要的因素。良好的职业态度能使护士对从事护理工作的自我效能感增强,认识到护理工作的重要性和职业价值,体验到自我满足,并能从知觉认识上对护理职业产生强烈的职业认同感。

三、护理职业忠诚

职业忠诚体现在成员对所从事职业的忠实、敬业态度与投入行为。护理是肩负着健康所系、生命相托的事业,需要护理人员必须具有职业忠诚的品德,始终视事业为神圣,视职业为生命,忠实履行自己的职业职责,具备职业责任感和使命感,对工作极端负责。在护理实践中,全心全意为患者服务,尽心尽职完成各项工作,业务上精益求精、刻苦钻研,在本职岗位上有所建树。职业忠诚是护理人员职业价值观和职业操守的一种表现,有利于护理组织向心力和凝聚力的提升。因此,个人的发展、组织的发展都需要也离不开忠诚意识。

随着医学科学的发展，对护士的知识、能力、态度等提出了更高的要求；同时繁重的临床工作、职业前景、收入福利、家庭照顾以及家属理解等，常使护士身心疲惫，无法在其中寻找到平衡点，易使护士产生消极心理，有的甚至选择放弃护理工作。如何提高护士职业忠诚是我们需要关注的问题，应通过多途径、多方法来提高护士的职业忠诚，注重培养护理人员职业忠诚的品德，有利于稳定护理人才队伍和促进护理专业发展：①加强学校教育，将护理职业价值观教育贯穿于护理教育的整个过程，提高护生的职业认同，顺利完成职业角色的转变，具备一定的职业品质，包括职业忠诚；②提高全社会对护理职业的认同，增强护理人员职业自豪感，包括患者的认同和理解，医生的认同、尊重和支持，家人的认同和配合，领导的鼓励和帮助等；③关注护士内心，聆听她们的心声，帮助解决各种实际问题。

知识链接

护士的工作对象不是冰冷的石块、木头和纸片，而是有热血和生命的人类。护理工作是精细艺术中之最精细者。其中一个原因就是护士必须有一颗同情的心和一双勤劳的手。不容置疑，一个护士必须十分清醒，绝对忠诚，有信仰和奉献精神。她必须尊重自己的职业，服从上帝的召唤，因为上帝是出于信任才会把一个人的生命交付在她的手上。

——弗洛伦斯·南丁格尔

四、敬业强度

敬业是一种职业态度，也是职业道德的崇高表现。敬业就是"专心致志以事其业"，认真负责、认真做事、一丝不苟、有始有终。敬业精神的强度取决于一个人的职业态度。

构成敬业的要素有职业理想、立业意识、职业信念、从业态度、职业情感。职业理想即人们对所从事护理职业和要达到的成就的向往和追求，是成就事业的前提，能引导从业者高瞻远瞩，志向远大。立业意识即确立职业和实现目标的愿望，其意义在于利用人们对护理职业理想目标的激励导向作用，激发从业者的奋斗热情并指引其成才方向。职业信念即对职业的敬重和热爱之心，对护理事业的热爱和追求。从业态度即持恒稳定的工作态度，勤勉工作、笃行不倦、脚踏实地、任劳任怨，是从事护理工作的关键。职业情感即人们对所从事职业的愉悦的情绪体验，包括职业荣誉感和职业幸福感。

护士敬业精神的基本要求在于：有巩固的专业思想，热爱护理工作，忠于职守，持之以恒；有强烈的事业心，尽职尽责，全心全意为患者服务，一切从患者角度出发；有勤勉的工作态度，脚踏实地，无怨无悔；有旺盛的进取意识，不断创新，不断提升自我，提高临床护理质量；有无私的奉献精神，为患者服务。培育敬业精神，要求正确处理和职业所联系的"责、权、利"关系。正确看待自己所从事的护士岗位，认同和追求岗位的社会价值，是敬业精神的核心。如果没有任何认同，就不会有尊重和忠实于职业的敬业精神，更不会完成好工作。敬业促使我们养成每天多做一点事的好习惯，把额外分配的工作看作是一种机遇，敬业往往会给我们带来极大的机会。

笔记栏

案例分析

　　"麻风患者已在身体和心灵上遭遇了巨大痛苦和不幸。为他们的康复和健康而付出,我愿意!"这是荣获第 43 届"南丁格尔奖"称号的上海皮肤病医院护理部副主任孙玉凤说得平平淡淡的一句心里话。25 年来,孙玉凤无畏无惧,满腔热忱,精心护理麻风患者,麻风病患者称她为自己的"贴心天使"。

　　感染麻风病的人往往因病致残、面容毁损。因为偏见、恐惧和歧视,不少人会对他们"另眼看待"。孙玉凤在 1987 年护校毕业后自愿选择了去当时麻风病诊疗和防治专科医院麻风科工作。那时,医院有 200 多位麻风病患者,其中一部分患者因年迈且严重畸残而需要休养。面对一个个急需专业护理治疗的麻风患者,一个个生活不能自理的畸残年迈的休养患者,孙玉凤曾也害怕过,也难受过,甚至一度产生了后悔的想法。"然而,他们对我们这些新来护士所表露出的欣喜神情和期待目光,又让我坚定了自己的信念。"孙玉凤手把手地教患者自我护理的技能,帮助患者处理伤口和溃疡,了解患者的生活和心理需求,帮助患者进行功能性恢复锻炼。期间许多同事因工作环境艰苦、收入低下、社会偏见歧视或婚姻家庭影响等种种原因相继离开了麻风诊疗护理岗位,但她依旧坚守在心爱的岗位上。

　　分析:

　　麻风病患者是一群特殊的病患,身体和心灵上遭遇了巨大痛苦和不幸,他们需要我们护士的照顾、关爱。"为他们的康复和健康而付出,我愿意!"孙玉凤用自己 25 年的护理生涯,践行了医务人员的天职——治愈伤痛,抚慰心灵。护士从事的是最神圣的工作,决定了她们应该具有高水平的职业素养。此案例向我们展示了一位护士所具备的职业情感、职业态度、职业忠诚、敬业精神等,给我们很好的启示。

第三节　护理职业道德
——仁心仁术,厚德载物

一、道德概述

(一)道德的含义

　　道德是用善恶荣辱等观念,评价人们的行为,调整人与人、人与社会、人与自然之间关系的行为准则、规范。道德起源于人类的社会实践,其评价标准是善恶。利于他人、社会的行为是善,危害他人、社会的行为是恶。它的评价方式依靠社会舆论、内心信念和传统习俗的外在力量。道德主要分为社会公德、家庭美德和职业道德。

(二)道德的作用

　　1. 认识功能　通过道德标准、道德理想等使人们正确认识自己作为社会不同角色的地位和责任,教导人们认识社会道德生活的规律和原则,引导人们树立人生的理想和价值,选择自己的行为和生活道路。

　　2. 调节功能　人们在社会生活中会产生各种各样的问题、矛盾,以善恶荣辱标准去调节社会上人们的行为,指导和纠正不道德的行为,促进社会和谐有序、健康发展。

3. 教育功能　通过教育、宣传和示范等方法,树立道德典范,形成社会风尚,培养人们良好的道德品质和道德行为,提升整个社会的道德境界。

4. 评价功能　道德是人以评价来把握现实的一种方式,它是通过把周围社会现象判断为"善"与"恶"而实现。

5. 平衡功能　道德不仅调节人与人之间的关系,而且平衡人与自然之间的关系。要求人们端正对自然的态度,调节自身的行为。

(三) 道德的分类

1. 社会公德　社会公德是指人们在社会交往和公共生活中应该遵守的行为准则,是维护社会成员之间最基本的社会关系秩序,保证社会和谐稳定的最起码的道德要求。

社会公德有广义和狭义的理解。广义的社会公德是指:反映阶级、民族或社会共同利益的道德。它包括一定社会、一定国家特别提倡和执行的道德要求,甚至还以法律规定的形式,使之得以重视和推行。狭义的社会公德是特指人类在长期社会生活实践中逐渐积累起来的,为社会公共生活所必需的、最简单、最起码的公共生活准则。它一般指影响着公共生活的公共秩序、文明礼貌、清洁卫生以及其他影响社会生活的行为规范。社会公德是人类社会生活最基本、最广泛、最一般关系的反应。

社会公德是人类社会文明成果的一种沉淀和积累。它具有基础性、全民性、相对稳定性、简明性及渗透性的特点。主要内容有:文明礼貌、助人为乐、爱护公物、保护环境和遵纪守法。

2. 家庭美德　家庭美德属于家庭道德范畴,是指每个公民在家庭生活中应该遵循的基本行为准则。它涵盖了夫妻、长幼、邻里之间的关系。家庭美德包括关于家庭的道德观念、道德规范和道德品质。家庭美德的规范是调节家庭成员之间,即调节夫妻之间、父母同子女、兄弟姐妹、长辈与晚辈、邻里之间,调节家庭与国家、社会、集体之间的行为准则,它也是评价人们在恋爱、婚姻、家庭、邻里之间交往中是非、善恶的行为准则。家庭美德的规范是家庭美德的核心和主干。家庭美德还包括在家庭生活中,在道德意识支配指导下,按照家庭美德规范行动,逐渐形成的人们的道德品质、美德。其主要规范包括尊老爱幼、男女平等、夫妻和睦、勤俭持家、邻里互助。

3. 职业道德　职业道德就是同人们的职业活动紧密联系的符合职业特点所要求的道德准则、道德情操与道德品质的总和,它既是对本职人员在职业活动中行为的要求,同时又是职业对社会所承担的道德责任与义务。它涵盖了职业观念、职业情感、职业理想、职业技能、职业良心、职业作风、职业态度等内容。把职业道德界定为信仰、价值观和原则,它们指导个人在其工作环境中的实践,理解他们的工作权利、职业,并采取相应行动的方式。它是社会道德体系的重要组成部分,它一方面具有社会道德的一般作用,另一方面它又具有协调人与人之间关系、行业与行业之间联系的作用。

职业道德具有四个特点:①在内容上,职业道德表达了职业义务、职业责任和职业行为的道德规范,具有稳定性;②在形式上,采用制度、规章、守则、条例、公约等方式表达,具有多样性;③在功效上,职业道德与社会的道德原则和规范、个人的道德品质等相关,具有适用性;④在范围上,职业道德用以调节从事本职业人员的行为情感,具有行业性。

二、护理职业道德

(一)护理职业道德的含义

护理职业道德即是职业道德在护理实践活动中的体现,是护理人员在护理实践中应遵循的用以调节人与人之间、人与集体之间、人与社会之间关系的行为准则和规范,是评价护理工作行为规范的总和。护理职业道德是建立在一般社会道德基础上,体现护理专业的性质、任务和特点,用于规范护理人员行为和思想的职业道德标准。护理职业道德是护理人员在护理实践中进行自我约束、指导自我言行、调整与他人、集体和社会关系,评价自己和他人在从事护理活动中的善恶荣辱的道德标准。

护理职业道德来源于人们的社会生活和护理实践,是社会道德的重要组成部分。然而,随着市场经济的发展,在一些不良风气的影响下,个别护理人员的职业道德受到冲击,表现在价值观念的倾斜、缺乏职业精神、缺少爱心等方面。因此,如何树立护理职业道德、理解护理职业道德,同时在护理实践、护理管理、护理科研、预防保健等实践过程中,鲜明地表达护理职业道德显得尤为重要。

📖 知识链接

国际护士协会护士职业道德准则

国际护士协会护士职业道德准则由四项基本原则组成,是护士行为的职业道德标准。

1. 护士与民众

护士之基本责任是照顾那些需要照顾的民众。

护士在提供护理时,要推动建立一个尊重个人、家庭及社会人权、价值观、风俗习惯及信仰的护理环境。

护士确保个人获得做出同意护理及相关治疗决定时所需要的足够信息。

护士应对个人资料保密,并判断可否分享资料。

护士与社会共同承担责任,采取并支持行动,满足公众特别是弱势群体的健康及社会需求。

护士分担责任,维持和保护自然环境,使其不至于枯竭、免受污染、退化或破坏。

2. 护士与实践

护士承担护理操作的个人义务与责任的护士,有义务和责任通过不断学习保持自己的专业能力。

护士要保持个人健康,确保护理能力不受损害。

护士根据个人能力接受或授权责任。

护士时刻保持良好的专业形象,增强公众信任。

护士在护理时确保先进科技的应用符合民众的安全、尊严和权力需要。

3. 护士与专业

护士是决定和实施公认的临床护理、管理、科研和教育标准的主导者。

护士要积极建立以科研为基础的专业知识体系。

护士通过专业团体参与建立和维护护理领域公平的社会和经济工作条件。

4. 护士与合作者

护士与护理及其他领域的合作者保持合作关系。当护理受到合作者或其他人危害时，护士要采取适当行动保护护理对象。

国际护士协会护士职业道德准则是根据社会价值和需要制定的行动指南。它只有在不断变化的社会中，通过护理及健康保健现实环境的实际应用，才能发挥它的作用。要达到这一目的，护士必须理解、接受准则，并将其应用到各项护理工作中。准则必须贯穿于护生及护士的学习和工作生活中。

（二）护理职业道德的特点

随着医学的发展和医学模式的转变，护理工作的作用和范围进一步扩大。护理工作的对象已由以往单纯疾病护理转向以人为中心的整体护理，护理工作的任务不再仅仅是帮助患者解除病痛，还要帮助人们增进和维护健康；同时从健康学的要求出发，对人的全生命过程周期不同阶段问题给予护理的关怀和照顾；护理人员的社会义务扩展为对整个社会人群的健康提供有效的保健服务。由于护理工作内涵和外延的扩大，以及护理对象和任务的特殊性，护理职业道德具有以下几个方面的特点：

1. 服务性　护理是为人类健康服务的专业，具有很强的服务性。护理实践中，护士面对的是各方面都需要帮助的患者，涉及各种健康需求，需要解决各种健康问题，从生活起居、饮食照顾、基础护理、健康教育、心理护理到康复指导和药物治疗等。在执行每一项护理操作和项目时，必须以医学、科学理论为指导，严格执行操作规程，认真做好查对，做到准确、及时、无误。在服务一些特殊患者时，更应自觉地履行护理职业道德要求，以高度的责任心、细心和耐心服务好患者。如为昏迷患者做口腔护理，要按照操作流程和规范进行，包括把舌面舌底都擦到，每一步骤都不省略；比如为小儿做术前肺功能训练时，让孩子们对着机器吹气，往往达不到训练目的，护士可以用一些趣味方法来训练，比如让孩子们吹风车、吹纸青蛙，在快乐的游戏中完成肺活量的训练。

2. 广泛性　护理工作是为人类的全生命周期提供健康管理服务。工作的范围从医院扩大到社区、到家庭；服务的对象不只是医院的患者，而是整个社会的人群；工作的内容有基础护理、专科护理、临终护理、社区护理等。护理工作中，护士与医院其他工作者联系密切，同时与患者家属、单位、社会也有广泛的接触。护理工作中丰富的沟通联系渠道，决定了护理工作的多样性和广泛性，在协调各种关系时，护士的道德水平有着重要作用。护理职业道德应贯穿于防病治病、预防保健、健康咨询等各项工作中，在促进患者康复、减轻痛苦和构建和谐医患关系等方面担负重要责任，显现其社会价值。

3. 慎独性和灵活性　所谓"慎独"，是指在人独处时，在无人监督或他人无法监督的情况下，能够做到自尊、自爱、洁身自好，不做有损他人之事。"慎独"是儒家的重要思想，在现代护理道德中具有重要的作用，是医护人员实践的准则，是医务人员必须具备的特殊品质和特殊要求。作为一名护士，无论是在人前还是在人后；无论旁人在与不在；无论患者年长与年幼、昏迷与清醒，都要一如既往地按照操作规程恪尽职守完成各项工作。"慎独"的前提是坚定的信念和职业良心，是以自己的道德信念和对护理事业的忠诚为约束力。临床实践告诉我们：护士对患者的护理比医生更为直接也更为连续，这意味着护士是职业道德的体现者，护士的行动始终贯穿于对患者的关怀照顾中。这种情况下，护士只有具备了良好的"慎

笔记栏

独"修养，才能保证护理人员行为选择的积极性、责任性和情感性。护理实践中，护士还应有灵活性和主动性，尤其在一些特殊情况下，如重危患者的抢救、突发事件的应对、急诊患者的处置时，不能消极等待医生、等待医嘱，而应灵活机智、果断地采取措施，赢得时间，挽救生命。这是特殊情况下，对护士的特殊道德要求。

4. 协作性和联系性 医疗服务面对的是各种各样的人群和复杂多样的病情，他们不仅病情不同，而且性别、年龄、职业、性格、爱好、宗教信仰、文化背景等都不尽相同。护理人员要协调各种关系，加强医护合作，密切与医技和后勤部门配合和联系，发挥家属、社会各方面的作用，促进患者的身心康复。护理工作具有连续性和合作性的特点，团队协作精神是保证护理安全，提升护理质量和提高护理工作效率的关键因素之一。如在危重患者抢救时，护士互相配合完成输液、吸氧、标本采集、病情观察、护理记录等各项工作；如急诊遇到批量伤员抢救时，护理部门之间的协作，以及与手术、麻醉、检验、药房、后勤等部门的协作都非常重要，是保证抢救成功的非常关键的因素。因此，护理工作中应以服务对象为中心，真诚团结，互相帮助，密切合作，遵守护理职业道德规范。

5. 科学性和进取性 护理学是一门独立的学科，不仅有完整的理论体系，还有严格的操作规范，护理工作具有高度的科学性。在整个护理服务过程中，护理人员针对不同的服务对象、不同的疾病和病情采用不同的护理方法，包括基础护理、心理护理、健康教育、康复指导等。同时，护理工作繁杂琐碎，繁重面广，如接待患者、入院宣教、基础操作、专科操作、病情观察、功能锻炼等，这些都要求护理人员在实施每项护理措施时具有一丝不苟的科学作风，遵循操作的道德规范。随着现代科技的进步和医学科学的发展，护理学的发展进入新的阶段，新理论、新知识、新技术在护理领域得到充实和应用，这要求护理人员本着对事业的热爱和忠诚，努力学习，勤奋钻研，不断进取。

（三）护理职业道德的构成

护理职业道德涵盖了职业价值、职业意识、职业纪律、职业理想、职业良心、职业作风、职业态度等内容。

1. 护理职业价值 是护理人员对护理工作的意义、重要性的总体评价和看法，探讨护士在职业选择和职业生活中，在众多的价值取向里，优先考虑哪种价值。护理工作的对象是人，护理工作的实质是促进人类健康，提高人的生命与生活质量，护理工作价值体现在护士为人们提供的各种护理服务中，表现在人们健康水平的提高上。护理人员应充分认识护理工作的价值，不断提高护理职业素养，为人们提供更优质的护理服务。

2. 护理职业意识 是作为职业人所具有的意识，是指护理人员对护理职业的认识、意向和观点。护理职业意识具有支配和调控职业行为和职业活动的作用。良好的职业意识体现在护理人员护理工作中的创新意识、竞争意识、协作意识、奉献意识、团队意识等方面。

3. 护理职业纪律 是护理人员在护理实践过程中必须遵守的职业规则、程序和制度，能保证护理人员正确履行职责、维护正常的职业活动秩序，提高工作效率，提升科学管理水平，促进组织内部管理的制度化。护理职业纪律不但具有强制性，更需要有护理人员内心信念的支持和自觉遵守，具有丰富的道德内涵。

4. 护理职业理想 是护理人员对职业活动和职业成就的超前反映，即个人渴望达到的职业境界，与人的价值观、人生观、职业期待、职业目标密切相关。护理人员应树立正确的职业理想和目标，无论是顺境还是逆境，为实现目标坚持不懈，做到敬业爱业，勤业精业，在护理工作中有所作为，为医疗卫生事业的发展做出应有的贡献。

笔记栏

5. 护理职业良心　良心是人对其道德责任的自我意识,是人的自我意识在道德方面的表现,是道德义务自律性的最高境界。护理职业良心是护理人员对护理职业责任的自觉意识。要求护理人员树立高尚的职业道德,加强道德修养,把社会道德准则与医德要求内化为个人道德品质,形成一种积极的心理意识,形成个人内心的道德信念、道德良心。护理职业良心在护理道德的基础上,对自己的职业行为具有自我检查、自我监督、自我控制的作用。

6. 护理职业作风　是护理人员在其职业实践和职业生活中所表现出的体现其职业特点的态度和风格。护理工作中护士应具备严谨求实、谦虚谨慎;沉着冷静、团结协作;忠于职守、勤奋好学;精通业务、遵守纪律;严守机密、脚踏实地;勇于开拓,顾全大局的工作作风,同时要求讲究效率,雷厉风行。

7. 护理职业态度　指个人职业选择的态度,包括选择方法、工作取向、独立决策能力与选择过程的观念,简而言之,职业态度就是指护理人员对职业选择所持的观念和态度。

(四) 护理职业道德的内容

1. 敬业爱业　敬业是一个人对自己所从事工作的态度,信仰自己的职业,崇拜自己的职业,忠于职守,尽职尽责。爱业,即乐业,就是指热爱自己的职业。

护理,是一门十分崇高而神圣的工作。工作中的任何操作和治疗,都需要护理人员掌握相应的技能知识和拥有敬业爱业的精神。护理工作是简单而又琐碎的,常常一个动作需要重复几十次、几百次甚至几千次,默默无闻、兢兢业业、任劳任怨,这就是对护理工作的热爱,也是敬业爱业精神的最大体现。梁启超曾说:任何一种职业都是有无穷的趣味和无尽的快乐的,只要你肯继续做下去,趣味自然会发生,快乐也自然会出现。每一职业之成就,离不开乐观向上之奋斗。

2. 诚实守信　诚实,就是忠于事物的本来面貌,不隐瞒自己的真实思想,不掩饰自己的真实感情,不说谎,不做假,言行一致,表里如一。守信,就是讲信用,讲信誉,信守承诺,忠实于自己承担的义务。诚实守信是护士重要的品德。

从白求恩大夫到南丁格尔,医生和护士这两种职业的产生就注定着诚信将作为其职业的代名词。就如同他们身上的白衣,诚信是他们的符号,诚信是他们的生命。护理人员由于其工作的特殊性,常常需要独立完成工作,一个人发药、一个人整理医嘱、一个人承担中夜班。这就要求每位护理人员对自己高要求、高标准,诚信对待工作,对待患者。

3. 关爱、同理心　关爱,即关心、爱护。患者从入院到康复出院,药物治疗、饮食照顾、康复锻炼、睡眠状况、心理情况等都离不开护士的关心和照护。吃药时递上一杯温水;搀扶走廊中的老年患者;夜间在病房内留一盏小灯;治疗时的严格无菌操作,严遵"三查七对";关心和爱护展现在护理工作中的每一个角落。对患者的关爱是护士职业本性的体现。关爱患者一直都贯穿于整个护理发展过程中。

同理心,又叫做换位思考、感同身受、移情、共情,即透过对自己的认识,来认识他人。在与他人的交往中,站在对方的角度来思考和理解问题,体会对方的心情,感受对方的情感。同理心,重要的是要设身处地、将心比心、感同身受,这样你就知道对方为什么会那么想,从而更能理解对方的做法,减少误会和冲突,是临床护理中非常重要的一部分。同理心,使护士与患者的距离拉近;同理心,让患者更好的配合护士完成照顾。这种换位思考方式,有利于创设良好的护患关系,提高服务质量。

4. 严谨细致,精业勤业　严谨,形容态度严肃谨慎,言行周密而慎重;细致,细密精致;精业,是以一种精益求精的态度对待自己的工作,认真负责;勤业,是指任劳任怨、认真工作。

严谨、细致、精业、勤业，是一名优秀护理人员应具备的优良品德。严谨需要护理人员在工作中，具有严谨的科学态度，严密的逻辑思维，缜密的护理计划，周到的护理措施。细致需要护理人员对待工作认真负责、谨慎细致、一丝不苟。精业需要护理人员在工作中精益求精，不断学习，获取新知识、新信息，实践中不断创新、探索和研究。勤业需要护理人员勤奋的从事护理工作，工作中做到"五勤"。护理人员不仅要具有高尚的职业品质、较强的动手能力、敏捷的思维，更要求人们具备严谨的态度、细腻的情感以及对工作精业勤业的态度。

课堂互动

案例：一名老年患者主诉头痛，主动要求护士为其测量血压，护士听到患者的要求后，随口应答"没关系的，你好好休息一下就好了"，并没有为其测量血压。没想到，这名患者在夜间因为高血压突发脑出血抢救无效死亡。

请你分析：该护士的行为违背了哪些护理职业道德？

案例二：日前，发生在贵州省某医院的一段名为"女童在重症监护室遭护士连扇耳光，一天后死亡"的网络视频引发公众和媒体热议。视频提示，一名躺在重症监护室病床上的患儿数次被护士拍打脸部……

请你分析：该护士的行为违背了哪些护理职业道德？

三、临床护理工作中的道德要求

护理人员的职业道德修养直接关系到患者的心理感受与治疗效果，与临床医生的道德修养有着同等重要的地位。不同的护理岗位，不同的护理对象，对于护理人员有着不同的道德要求。

（一）特殊护理岗位的道德要求

1. 急诊护理的道德要求　急诊科患者一般病情比较危重复杂、对救护的要求比较高，随机性强、时间性强，流动性大、与临床各科联系密切，因此要求急诊科护士具有高度的责任感、紧迫感、同情心以及团结协作能力。

（1）时间性和紧急性：树立"时间就是生命"的意识。在工作中突出一个"急"字，做到快速接诊、快速诊断、快速处置。急诊科护士平时要练就过硬本领和良好的心理素质，具备特殊的思维方式、判断能力、调节能力、沟通能力。同时，急诊科在岗人员、仪器设备、后勤保障等方面时刻处于备战状态，随时应对突发需要。

（2）责任感和主动性：急诊科与临床各科联系密切，是临床各科危重急症诊治的第一环节，患者的情况千差万别，疾病种类多样，要求护士根据不同的情况，给予及时处置。护理人员面对紧急情况时要沉着冷静，实施科学规范的护理措施，必要时在医师未到来时就先采取紧急救护措施。如急性有机磷农药中毒患者要迅速进行消化道的清洗排毒措施，心搏骤停患者要立即给予心肺复苏，保持呼吸道通畅，心电监护等措施。对于非正常伤病要按照规定及时上报，保留必要的样本，做好救护记录。对于突发公共事件和批量伤员的救护，应按照预案执行救护、报告、转运等。

（3）同情关爱患者：急诊患者起病较急，有的甚至是意外。患者和家属表现为紧张、焦急、恐惧和痛苦。护士应以深切的同情心,真挚的情感,给予他们精神安慰和细心照料。对于斗殴、自杀或有法律纠纷的患者,给予正面的安慰,不能歧视挖苦。对于接诊到他人或机构送来的不明身份患者,给予同样的关心和照护,做到一视同仁。对于抢救无效死亡的患者,做好临终关怀,体现对死者的尊重,做好家属的关心和疏导工作。

2. **手术护理的道德要求**　手术室是利用多种学科知识,先进的仪器设备,为患者提供特殊治疗方法的科室。具有严格的无菌要求、紧迫的时间性、整台手术的衔接性等特点,要求手术室护士观察细致、认真负责、顾全大局、善于沟通。

（1）创造良好的手术环境:为患者创造一个安全肃静的手术环境,有利于患者情绪稳定和手术的顺利进行。保持手术室安静整洁,做到讲话轻、操作轻,术中不讲与手术无关的话题。保持室内适宜的温湿度,手术器械、敷料、物品等齐全,灭菌备用,各种抢救设备、抢救药品呈备用状态。

（2）体贴患者,做好心理护理:手术患者大多存在紧张不安、恐惧等心理。术前病房护理人员应针对患者的心理给予必要的心理疏导,说明手术治疗的意义,其他患者成功的手术案例等。手术室护士术前进入病房讲解手术的大概时间、过程等,解除患者的顾虑。患者进入手术室后有巡回护士向患者介绍手术室环境、手术体位的放置意义等,使患者有安全感,情绪稳定,有利于手术的顺利进行。应按照手术的要求放置体位,显露手术部位,注意保暖,同时注意患者的舒适度,适当给予胸垫、腹垫、脚垫等辅助设备。需要采取控制措施时,应向患者做好解释。术中随时观察患者,尽量满足患者的需求。

（3）团队合作,同心协力:成功的手术,取决于医师、护士、麻醉师等的通力合作,是多部门、多学科共同协作的结晶。全体手术人员应从患者利益出发,相互尊重,密切合作,各司其职,认真执行手术操作规程。护理人员应做好协调、支持。

（4）严格执行操作规程:为保证手术的顺利进行以及手术的质量,手术室人员必须严格执行无菌操作规程和各项制度。手术室护士不仅要严于律己,同时要履行管理监督职责,加强每个环节的无菌管理。

3. **社区卫生服务中的护理道德要求**　社区护理是由基层护理人员立足社区、面向家庭,以社区内居民的健康为中心,以老年人、妇女、儿童和残疾人为重点。社区护理工作具有范围分散性、服务长期性和综合性、多学科协作性、较高的自主性和独立性等特点。

（1）具备综合知识和能力,提供综合服务:作为一名社区护士,需具备医学知识、卫生防疫、妇幼保健、康复指导、紧急救助等综合知识,具备独立处置健康问题、沟通、协调、判断等综合能力,因此社区护士应不断学习,获取更多的知识和能力,具备"全科护士"的素质,才能胜任社区护士的工作。另外,影响人群健康的因素是多方面的,社区护士除了在预防疾病、减轻病痛、促进和维护健康等方面发挥作用外,还要针对不同的人群、不同场所给予整体而全面的综合服务。

（2）强调慎独,提倡公平公正服务:社区卫生服务是我国医疗卫生事业重要的组成部分,发挥着举足轻重的作用。社区护士应以高度的责任心,履行职责。面对不同的服务对象,树立公平公正的服务理念,做到一视同仁。在开展社区护理实践中,经常处于独当一面、单独开展工作的状况,从准备、落实到评价,要求护理人员具备慎独精神,严格执行各项操作规程和制度。

（3）协调多样关系:社区护理与社区各部门、社区家庭、上级医疗机构等建立了多样性的关系。在开展工作中应获取相关的支持、配合和合作。同时不断地调节、维护人际关系。

4. 基础护理中的道德要求 基础护理是指为满足患者生理、心理和治疗需要的护理基本技能,可满足患者的基本生活需要和治疗需要。护士在基础护理工作中表现出来的道德修养将直接影响患者的康复及护理质量。

(1)提高认识,恪尽职守:基础护理虽然琐碎、平凡,但是责任重大,是"关系到患者生命安危的、有价值的科学性劳动"。护士应认识到基础护理工作的重要性,把患者的安全放在第一位,遵照科学性的特点,勤于观察、善于思考,行为谨慎、操作严谨。

(2)加强生活护理,满足患者基本生活需要:患者入院后,环境的生疏,角色的易位,病情的折磨,常常使患者无所适从。护士应热情主动地为患者提供服务,及时解决患者的生活困难。如及时为患者更换床单、被褥,协助患者洗头、理发、排便等。对危重患者及长期卧床的患者尤其要细心照料,适时帮助患者翻身、按摩、擦洗皮肤,防止发生压疮或其他并发症。

(3)操作规范,技术精湛:护理人员在技术操作中,必须严格遵守操作规程,做到"三查七对"。要求护士在发药、打针、采集标本及进行各项操作方面,都要熟知操作目的、步骤、注意事项、可能发生的问题及采取哪些必要措施,尽可能使操作一次成功、有效。要求护士苦练基本功,对技术精益求精。

(4)细心观察,医护精诚合作:护士应正确监测患者的生命体征和生理信息,观察患者的病情变化,认真做好记录。如细心观察患者的饮食、语言、体位、情绪、神志方面的反应,为治疗和护理提供可靠的依据。同时应主动与其他医务人员合作,始终围绕工作需要和患者的利益,发生矛盾时要共同协商,寻求解决问题的办法。

(5)尊重患者人格,满足患者精神需要:每个人都具有人格尊严,人格尊严的实现会给人带来精神上的满足。护士在基础护理工作中,一方面要努力减轻患者的身心痛苦,促进患者的精神愉悦;另一方面要尊重患者,包括尊重患者的权利、与患者建立平等的护患关系、保护患者的隐私等。

5. 药物治疗中的护理道德要求 药物治疗是医疗工作中的重要组成部分,而护理工作者既是药疗的实施者,也是用药的管理者,如何安全有效的使用药物,直接影响患者的治疗效果及身体健康。因此,护理人员所具备的药理学知识水平和职业道德修养直接关系到药物疗效的发挥。

(1)高度的责任感,减少药品浪费:应根据医嘱给药,给药过程中必须做到"三查七对一注意"。加强责任心,提高安全用药、合理用药意识,遵循药物使用原则,以减少或避免药物的毒副作用和不良反应给患者健康造成的伤害。目前临床上大量新药、特药的使用,如生物制剂、化疗药物等,价格昂贵,对于这些药物提倡两次稀释,应确保稀释液与药物相溶后抽吸彻底,在注射液静滴结束前需冲净输液管内药液后方可拔针,这样在减少浪费的同时,对患者及家属也是一种心理安慰。

(2)具备良好药理学知识,以达最佳效果:随着医药事业的迅速发展,新药不断问世,药物的作用机制和给药方法也日趋复杂,给护理工作带来了新的挑战。因此,护士应具备良好的药理学知识,要详细阅读药物说明书,充分了解药物的性能及用药注意事项,了解影响药物疗效的各种因素、合理配伍、合理安排给药时间、速度等。只有掌握各种新药、特药的药理知识,才能使药物发挥最佳治疗作用。

(3)重视药物的心理效应,提高药物疗效:如何使患者以良好的心态及正确的方法使用药物,充分发挥药物的疗效,是药疗护理工作中的一项重要内容。护理人员在给患者进行健康教育时,对药物的治疗作用、主要副作用及注意要点给予重点指导,使患者和家属充分理解,配合治疗,提高其心理效应。

(4)加强医护合作,确保患者用药安全:护理人员必须严格按医嘱给患者用药。对有疑问的医嘱,须查明问清后方可处理,切不可不动脑筋机械地执行,要运用自己所掌握的药理学等方面的知识进行正确判断,及时与医生沟通。医护密切合作,确保患者用药安全。

(二)护理特殊患者的道德要求

1. 护理老年患者的道德要求 1982 年维也纳世界大会上确定一个国家或地区进入老龄化的标志是 60 岁及以上老年人口占总人口比例超过 10%。而我国 2019 国家统计局公布:60 周岁及以上人口占 17.9%,65 周岁及以上人口占 11.9%,人口老龄化在逐步加快。老年患者具有其自身的心理生理特征,如否认心理、自尊心理、恐惧心理等,因此在护理老年患者时有特殊的道德要求。

(1)耐心细致,做好心理护理:随着年龄的增长,老年患者的重要生命器官功能逐渐衰退,应激、代谢、消化、吸收等功能都较差。出现行动迟缓、容易健忘、语言表达及反应能力下降,护理工作中要耐心、细致、周到,各项护理措施的制定应考虑老年患者的特点和需求,保证护理安全和服务质量。同时老年患者由于疾病和其他因素会产生自卑、自尊、排斥等心理,护理人员应多与老人交谈,了解并满足老人的心理需求。

(2)尊重关心老人:老年患者一般生活阅历深,经验丰富,享有一定的社会、家庭地位。护理人员要在言行举止上尊重老人,倾听老人的主诉,了解老人在饮食、睡眠、治疗、生活等方面的需求,满足老人的要求。对于生活自理能力差的老人,护士应主动帮助老人做好生活护理。对于生活不能自理或长期卧床不起的老年患者,护士应按照护理规范实施各项护理措施,包括生活护理,基础护理等。

(3)细心观察,满足要求:老年患者多患有慢性器质性疾病,生理功能下降,症状体征不典型,对疾病出现的异常情况反应不及时,给早期诊断、治疗和护理带来了困难。要求护理人员随时了解患者的情况,通过交谈、细心观察等及时发现患者的病情变化,给予及时的诊断和治疗。护理老年患者时,一是要注重各项安全措施的落实,二是要尽量满足老年患者对舒适的要求,多为患者着想,不怕麻烦,尽量满足老年患者的需要。

2. 护理精神病患者的道德要求 世界卫生组织于 2015 年 7 月 14 日发布的《2014 年精神卫生地图集》显示,全世界每 10 个人中就有一人存在精神障碍。全世界每四个人中就有一人可能面临精神健康的困扰。来自中国疾病预防控制中心精神卫生中心提供的数据称,神经精神疾病在我国疾病总负担中已排名首位,约占中国疾病总负担的 20%,到 2020 年,这个比率上升至 25%。由于精神病患者是一个特殊群体,他们需要的是特殊护理,也有特殊的道德要求。

(1)正确认识疾病,工作作风严谨:精神病患者不仅常有人格障碍、思维紊乱、道德沦丧等病理表现,患者的这些行为可能违背社会道德和规范。这要求护士应当接受并了解患者的行为是病态的且属于疾病的一部分,而不能以社会规范中道德标准来衡量患者的一切表现。护士应使用安慰性、解释性语言,和蔼的表情、端庄的态度去感染说服患者。在日常工作中应调节好自己的情绪,使自己处于稳定而愉快的情绪状态,以饱满的情绪、大方的举止对待患者,接触患者,注意语言的艺术性。

(2)维护人格,尊重患者的尊严:精神病患者不仅无法学习、工作,事业荒废,生活不能自理,而且人格不能自持,亲友疏远,以致精神伤残的后果远比身体伤残更加悲惨。工作中护士不应该以异样的眼光待之,首先要维护患者人格,维护患者权利,正确对待患者提出的问题和要求,合理的要求应尽量满足,不合理的要婉言解释,而不能认为是"病态"而不予理睬。对那些木僵、抑郁、躁狂等重症患者更要做到人性化护理,使其得到更好的服务。其次要尊重患者、关心患者,待患者如亲人,绝不可嘲笑和愚弄患者,更不得变相虐待患者。最后,在护理时,除病情和治疗的特殊需要外,应慎用约束。

(3)敏锐的观察力,确保患者安全:精神病患者思维紊乱,不能正确理解和处理客观事物,对疾病无自知力,常失去理智,出现冲动、自杀、自伤行为,外走、毁物等异常行为。此外,精神病患者没有自我保护能力,对自己身体的不适缺乏明确的主诉。护理工作中要保证环境安全、用药安全、患者自身安全等。这包括四方面内容:第一,加强巡视,加强责任心。定时检查危险因素(如门、窗、锁、水电开关);外出的患者要有陪同;妥善保管钥匙,进出随手带门;行为冲动、消极的患者专人看护。第二,认真落实安全制度,以防逃跑、摔倒、自伤等事件的发生,严加防范。第三,服药时将药直接放到患者口中防止扔药,服药后要检查,确认服下,防止藏药、吐药。第四,护士必须做到坚守岗位,定时巡回,严密观察患者的病情及心理活动。对重点患者心中有数,及时发现和杜绝可能发生的各种安全隐患。

(4)追求慎独,保守医疗秘密:护士的许多具体操作和工作内容,常常是在无人监督的情况下进行,精神病患者的精神活动失常,不能正确地反映客观事物。每一名护士都应该自觉地以慎独的要求,认真做好本职工作。再者,社会对于精神疾病仍然存在一些错误的观念,认为其是可怕的、危险的、不可治愈的。因此,大多数精神病患者不愿将自己患病的事实让他人知道。护理人员在工作中都要谨言慎行,保守医疗秘密,以免引起道德谴责或法律纠葛。

3. 护理临终患者的道德要求 临终关怀是帮助临终者安宁地走完生命的最后旅程。主要目的是控制患者的疼痛,解除其对死亡的恐惧和不安,给予患者和家属心理精神支持,使患者安详、无痛苦、舒适且有尊严地离开人世。临终关怀的重点在于给予患者心理和社会等多方面的支持,对护理人员提出了更高的道德要求。

(1)尊重生命,保护临终患者的权利:护理人员应尊重患者的知情权,维护临终患者的权利,如对医疗护理方案的建议和主张、原有生活方式的继续、选择临终死亡方式、了解病情等,同时注意保护患者的隐私。

(2)尊重临终患者的生活和行为:临终患者在生理、心理及行为上会发生很大的变化,内心承载着巨大的痛苦,患者可出现激动、易怒、焦虑、恐惧、怀疑、绝望等心理,在行为上有时使人难以理解和接受。护理人员对临终患者更要充满爱心,从各个方面给予关怀、支持和理解;尊重患者的生活,维持患者的尊严,满足患者的各种心理需求。

(3)注重生命质量,满足生理需求:协助患者解决各种生理需要,尤其是控制和减轻疼痛,最大可能使患者处于安详、舒适的状态。

(三)突发公共卫生事件应急护理伦理道德要求

1. 突发公共卫生事件的概念与特点 突发公共卫生事件(emergent events of public health)是突发事件中的一种特殊类型。是指已经发生或者可能发生的对公众健康造成或者可能造成重大损失的传染病疫情和不明原因的群体性疫病,还包括涉及人数众多的重大食物中毒和职业中毒事件,以及其他危害公共健康的突发公共事件。突发公共卫生事件具有突发性、破坏性、复杂性、持续性及可控性的特点。

2. 突发公共卫生事件应急护理的伦理道德要求

（1）救死扶伤，敬业奉献：在突发公共卫生事件的应急处理中，护理工作往往是在残酷、危险和艰苦环境中进行的，工作条件和生活环境异常艰苦，有时甚至生命安全受到威胁。这需要护士肩负救死扶伤的神圣使命，具有高度的责任心和自我牺牲精神，始终把广大人民群众的生命安危放在首位，最大限度地挽救和护理患者。只要伤情、疫情出现，就必须将个人生死置之度外，奋不顾身地紧急救护，不能有丝毫的退缩不前。任何背离医务人员的崇高职责、贪生怕死、害怕自己受感染、遗弃伤病员或人为延误救治的行为都是不道德的。

（2）保护生命，严谨认真：突发公共卫生事件发生时，一般会在短时间内涌现大批的患者，在忙乱的工作中不仅要求护士技术精湛，而且要求护士临危不惧、头脑机警、行动敏捷，及时处理各种突发事件。因此这就要求护士需要具备高度的责任心和科学态度，尽最大努力将患者可能发生的情况及时地予以处理，并进行科学预测。在保障患者利益的同时，护士自身也要做好自我防护，避免因本职工作而导致身心健康问题，或者其他方面的损失。

（3）密切配合，团结协作：突发公共卫生事件的处理是一项复杂的社会工程，需要各部门的相互支持、协调和共同处理。在应急护理中，护士应与各部门及其他专业人员密切合作、团结一心、共同应对。在整个救治和护理过程的每一个环节，都不能发生相互推诿、敷衍、松懈、怠慢等不道德行为。要本着对患者负责、对公众健康负责、对社会负责的态度，团结互助、协同作战，尽最大可能处理好突发公共卫生事件。

（4）集体第一，兼顾个人：在突发公共卫生事件中，个人为了保全社会大众的最大利益，可能需要放弃或者牺牲自己的一部分利益，最大程度防止突发事件的扩大。在处理突发事件时，个人有义务和责任自觉地接受和配合有关部门采取的必要紧急措施。护士应充分认识到突发公共卫生事件的紧急状态下贯彻法制原则的重要性，个人服从集体，在遵守和支持政府执行《突发公共卫生事件应急条例》等紧急状态法，将突发公共卫生事件造成的损害降到最低限度的前提下，兼顾尊重和保护个人的基本权利。

第四节　护理职业能力
——精诚精进，方得始终

护理工作肩负着维护人类健康，保护生命安全和促进人类发展的崇高使命。护士应以良好的职业道德、专业的知识、娴熟的技能为社会和他人提供服务。护士的职业能力和水平与护理服务的结果直接相关，直接关系到整个医疗服务的水平和质量。随着医学科学的发展和人们对健康保健需求的变化，对护士的职业能力要求有了很大的提升，护士应注重护理职业能力的培养，提供高品质的护理服务。

一、概述

能力与知识、经验和个性特质共同构成人的素质，成为胜任某项任务的条件。职业能力是人们从事某种职业的多种能力的综合。护理职业能力是指护士从事护理工作所应具备的知识、技能、素质、实际工作能力及心理特征。

知识链接

临床护理人员职业能力构成要素

一项临床护理人员职业能力构成要素的调查研究结果显示：职业能力构成要素由三个层次组成，分别为基本能力、专业能力和核心能力。其中基本能力包括文字表达能力、口头表达能力、计算机操作能力、心理承受能力、社会责任感、自我保护能力和综合处理信息能力；专业能力包括观察和判断能力、专业技术操作能力、健康教育能力、人文关怀能力和评判性思维能力；核心能力包括综合运用所学知识的能力、自我学习、自我发展和创新能力。

二、能力与职业的匹配

人的能力类型是有差异的，即人的能力发展方向存在差异。每个人都有自己的优势和劣势，在职业选择时应充分发挥自身的优势能力，注意能力类型与职业相匹配；其次应注意能力水平与职业层次基本一致。对一种职业来说，由于所承担的责任不同，又可分为不同层次，不同层次对人的能力有不同的要求。另外，在职业选择中，应同时考虑三个匹配，即性格与职业匹配、兴趣与职业匹配、自身能力与职业匹配，只有得到这三个匹配，个体才能得到很好的发展。护理工作的重要职责是"促进健康、预防疾病、恢复健康、减轻痛苦"，关系着千百万人的健康和千家万户的幸福，是一项平凡而又崇高的职业。护士应具有良好的职业品质，关爱和照护他人的能力、将知识和技能与护理实践相结合的能力、沟通交流的能力、敏锐的观察力和判断能力、解决问题的能力、信息处理的能力、继续学习的能力、自我发展的能力等。

三、护士职业能力的构成

护理工作是对人现存的或潜在的健康问题的判断与处理，服务的对象包括健康的人、患病的人；研究的问题包括人的生理、心理和社会各方面的健康反应。护理工作以救死扶伤为己任，经常面对各种复杂的情境，突发及多变的环境，必须经常面对患者、家属、医生及其他的健康工作者。护理工作的这些专业特殊性决定了护理职业具有劳动强度大、技术含量多、职业风险高的特点。因此，要求护理人员除了具有高尚的职业道德外，还必须具备良好的护士职业能力。

知识链接

医疗机构护理工作重点要求——提高护理服务质量

《国家卫生健康委办公厅关于进一步加强医疗机构护理工作的通知》指出持续提高医疗机构护理服务质量，具体措施如下：

（一）落实责任制整体护理

（二）夯实基础护理质量

（三）提高专科护理能力

（四）持续深化优质护理

（五）积极发展"互联网+护理服务"

笔记栏

（一）良好的人文修养和人文关怀能力

1. 良好的人文修养 护士人文修养是指护士具备的人文精神、人文素质、人文关怀以及人文科学等方面的修养。是应用、融合了人文科学的内容和方法所形成的生命观、价值观、道德观,科学精神、艺术精神、道德精神等。

护理人文修养是每位护理人员除了专业素质以外的修养,包括学风、学术道德、与他人交往中的人生哲学;对个人、家庭、社会、自然和工作的态度;责任感和使命感;还包括自身的心理健康、个人爱好、个性、办事风格、求知欲望等;也包括自身的法律观念、科学素质、人文知识等。护士良好的人文修养主要体现在以下几个方面:①伦理道德修养;②人际关系修养;③文学艺术修养;④文化修养;⑤理性思维修养;⑥礼仪修养;⑦语言文字修养。具体内容请参照有关章节。

2. 人文关怀能力 人文关怀能力是护理人员秉承人性、德性,将获取的知识内化后,自觉服务于患者的实际工作本领和才能,包括态度及情感支出、满足患者需要的护理行动等。人文关怀能力是护士必须具备的职业能力,是能力结构中最重要的部分,对自身职业素质、护理质量等起着特殊而又重要的作用。

护理是充满关怀的职业,临床护理实践中,应加强对护士人文关怀知识和技能的培训,提升护士专业的人文关怀能力。

（二）扎实的专业知识和实践能力

扎实的专业知识和实践操作能力是护理人员从事护理职业活动的必备条件。护理人员必须具备现代护理理念、较完善的护理专业知识结构,具有专业基本理论、基本知识和技能、医学基础知识、人文社会科学知识、预防保健基本知识、较强的职业实践能力。在护理实践应用中应体现科学性、整体性和以人为本的原则。

1. 随机应变能力 现在医学的快速发展及严峻的医疗环境对护理工作的要求越来越高,要求护士必须具备更高的业务素质及敏捷的应变能力。临床护理工作中,常常会发生意想不到的情况或意外变故,护士必须迅速做出反应,给予及时正确的处置。如患者病情突然发生变化时,护士应通过细致的观察、分析和判断,以熟练的知识和技能,冷静而果断地给予救护。护士良好的应变能力在护理工作中至关重要。应变能力是一种综合能力,是各种能力的集中表现,包括敏锐的观察力、快速的反应能力、准确的判断力等。

2. 自我学习能力 是指在没有教师和其他人帮助的情况下自我学习的能力,临床护理不是简单的打针发药、不是单一的执行医嘱,它无时无刻不在进步、不在提升,它需要护理人员不断学习,通过自学不断适应日新月异的进步和发展。提高自学能力,掌握正确的学习方法很重要。以"问题"为中心的学习方法历来是人们学习的良方。发现问题、分析问题、解决问题的过程,有助于发挥学习者的积极性,提高学习者的自学能力,有利于牢固地掌握知识。护士的自我学习能力有助于在复杂的临床环境中找到解决问题的方法和路径。

3. 综合运用能力 即护理人员将所学知识进行系统的整合,融会贯通于临床实践,根据特定的临床情况,给予解决问题的办法以及实施的措施。综合运用能力不是书本知识的简单堆砌,它需要临床护理人员运用自己的能力将其转化,最终在患者的护理过程中体现出来,其中包括了护理人员需具备的各项应对能力以及专业技能。

4. 计划管理能力 护理工作具有工作面广、繁杂琐碎、临床表现多样、时间性强、随机性强、患者和家属期望值高等特点。因此,需要护士具有良好的计划、协调和管理能力。护士作为医疗系统的一员,应做好与医生、营养师、其他健康人员、患者及家属的沟通协调作用。护士是病房的管理者,要独立地评估患者,做出护理诊断并制定护理计划等。同时护士需要有效规划工作所需资源,计划并管理自己的日常工作,对自己的工作按重要性和时间紧急性进行排序,确保工作效率。

5. 信息处理能力　现代信息技术已在医疗领域得到广泛应用,使护理工作的现代化、科学化、信息化程度越来越高,要求护理人员具有收集、整理、分析和处理信息的能力。通过大众媒体(如电视、广播、杂志、报纸、互联网等)、工作媒体(如工作报告、记录、数据等)、与人沟通等方式和渠道搜集、吸纳有效信息。临床工作中护士应善于运用健康信息提升健康照护的质量和水平,并提高自身的知识水平和实践能力。

(三)人际沟通和团队合作的能力

护士的人际沟通主要是指护士与患者、与医生、与同行以及与医院内其他工作人员之间的交际和沟通。处理好护士与各方面人员的关系,对于提升医疗护理质量、提高患者满意度、增强护理团队的凝聚力有着积极的作用。具备人际沟通能力,是护士最基本的职业素质。良好的护患沟通是进行心理护理和健康教育的必备条件。护士应以认真的工作态度、优质的服务、扎实的专业知识接待每一位患者,尊重理解患者,了解患者的需求,给予身心满足。医生护士分工不同,共同承担患者的治疗、护理工作,良好的医护沟通有利于医护之间的交流、分享和合作,有利于提高服务质量。护士间有效沟通有利于经验交流、信息共享、互弥互补、增进友谊,有利于提高整体工作效率和业务水平。

团队精神是一种合作精神,是个人与他人合作的精神和能力。全体成员相互尊重、相互欣赏、相互宽容、相互信任,竭力发挥个人与团队的能力,实现团队目标。多学科以及团队合作已经成为当今医疗护理工作的必要形式,发挥团队协作精神,可以充分调动人的积极性和创造性,培养团队成员之间的凝聚力,应对多方面挑战,提高工作质量,促进个人成长和护理团队的发展。团队合作工作已经成为组织或单位生存和发展的必要形式。

(四)解决问题的能力

解决问题是指运用已有知识去成功地寻找达到目标的手段或途径的过程。在护理实践活动中会遇到各种各样的问题,需要护士树立护理的专业自信心,运用自身的知识和能力,去识别、思考、推理,并给予解决。

护理工作具有服务对象多元化、服务过程多样化,服务内容个性化的特点,护士会遇到患者生理、社会和心理各层面的健康问题,会遇到服务过程中产生的诸如护患纠纷、护际矛盾等形形色色的问题,应具有敏锐的洞察力,善于及时发现问题、分析问题、解决问题、预见问题。护理程序是开展护理工作的基本方法,也是护理人员解决问题能力在护理实践活动中的具体应用。在解决问题过程中,护理人员应从患者利益出发,以职业道德为指引,运用专业知识和经验,加以分析和判断,制定可行方案,切实解决问题。

(五)科学思维和创新能力

护理工作中,临床思维方式直接影响护理人员对事物的认识、分析和判断,置于临床护理活动中,是对患者病情的观察和分析、对各种问题的判断和处理以及护理计划的制订等。护理人员在护理实践中应树立科学思维方式,提高科学思维能力,包括创新思维能力、辩证思维能力等,提高护理工作的科学性、系统性、预见性和前瞻性。

当今社会的竞争,与其说是人才的竞争,不如说是人的创造力的竞争。护理工作需要创新,护理工作离不开创新,创新使患者得实惠,创新使护理事业得到快速发展。小创造、小发明、护理用具的发明、各种临床新型专利的产生,其原动力在于创新。在卫生事业快速发展的今天,增强创新的意识比以往任何时候更加紧迫,需要不断更新观念、提高站位、拓宽思路来谋求护理事业的发展。应加强培养具有创新意识和创新能力的护理人才,开展理论创新、技术创新、服务创新、文化创新、管理创新等,提高健康服务的能力,实现学科快速发展。

四、护理职业素养的培养

(一)护理职业素养培养目标

护士是护理工作的主体,护士职业素养的高低,直接关系到一个医院的护理质量和医疗护理水平。护理职业素养培养的目标就是使护士成为一名合格的护理人才:具有一定科学文化素养,良好职业品质、具备专业知识和能力、身心健康,全心全意为人类的健康服务、为护理事业的发展不断学习和完善自我。

(二)护理职业素养培养的途径

培养一名具备良好护理职业素养的合格护士,不仅需要在医学护理院校期间的必要教育和培养,而且需要终生培养和历练,包括护理职业生涯期间的继续教育、个人的自我学习和实践等。

1. 学校　护理院校是培养护士护理职业素养的主要场所,学校在教育实践中应将职业素养教育贯穿在整个人才的培养过程中,通过教育、实践等途径帮助护生形成和发展在未来护理职业活动中所应具备的职业道德、职业能力、职业情感、职业态度、职业信念等,促进"学生人"到"职业人"的转变。推进职业素养教育是护理院校人才培养的重要任务。

(1) 把职业素养教育贯穿于人才培养全过程:职业素养教育是教育面向未来的一种理念,应建立完善的职业素养教育体系,将职业素养教育渗透于学生学习、生活、实践及成长成才的各个环节中。发挥课堂教学的主渠道作用,将学生必备的素质和能力,落实到相关的课程和教学大纲中,使职业素养与课堂教学有机的融合。以职业理想、职业信念、职业精神、职业情感、专业价值观教育为核心,以高尚的道德品质培养和社会实践培养为主要方式,开展多种形式的活动,如新生入学教育、各种讲座报告、党团组织生活、文化艺术节、大学生创新活动、科技商店等活动,尤其是学生到医院、到社区、到机构等社会实践,亲身感受和体验护理工作,促使学生养成护理职业必需的责任意识、敬业精神、诚实守信品格,锻炼和提升学生团结协作、沟通交流、关爱照护的能力。

(2) 改革教学方式,注重学生职业能力的培养和提高:护理教育应注重护生职业能力全程化教育和培养,结合教学实际,采用启发式、讨论式、情景模拟、案例教学、实践教学等方法,引导学生反思和质疑,启发学生发现和预测问题,培养学生独立思考和自我学习的能力、科学的临床思维能力,锻炼学生观察能力、判断能力、应变能力和解决问题的能力。通过多种形式的教学活动,如实验、实训、实习、毕业论文设计及其他社会实践活动,养成学生严谨求实、精益求精的工作作风,提高学生交流表达、与人合作、信息处理等能力。

开展社会实践活动是提高学生职业素养的重要手段。应创造和寻找机会安排学生参与护理实践活动。如到医院、养老院、儿童福利院、社区等，通过社会实践活动激发学生的职业责任感和使命感，培养职业情感，感受护理职业的崇高和神圣，找到自身素质与职业标准的差距，增加学习的动力。

（3）加强文化和人文素质的教育，提高学生的人文和精神素养：人文素质教育能帮助学生思考人生的目的、意义和价值，能提高学生关怀他人的能力。在教学计划中应开设哲学、文学、社会学、美学、艺术、音乐、礼仪和沟通等人文课程，鼓励和指导学生阅读各种书籍，拓展眼界，获得知识，陶冶情操，感悟人生。发挥校园文化在职业素养教育中的作用。充分发挥校报、校园网、校园广播的宣传作用，营造优良的校风和健康向上的文化氛围。

（4）以校园文化建设为载体，提升学生的职业素养：校园文化建设具有影响学生职业信念、职业情感、职业态度、职业取向的作用。可开展系列讲座、专题教育活动，请护理前辈座谈等，在学生中倡导敬业奉献、忠于职守、勤奋进取、团结协作的风尚。通过各种主题班会、知识竞赛、操作比赛、演讲比赛等活动，锻炼和提高学生的职业能力。通过开设职业指导讲座、职业规划设计，帮助学生做好职业生涯规划，让学生明白专业培养目标，了解专业发展方向，提高学生对护理职业的认同。结合大学生的心理特点，开设心理健康教育课程、举办职业心理辅导训练、开展心理咨询辅导活动，促进学生心理健康。

（5）职业素养教育贯穿于毕业实习各阶段：临床实习是学生职业道德和职业情感形成的关键时期，对于实习护生而言，医院实习阶段不仅仅是学习专业知识和技能，也是对护理职业道德、职业意识、职业作风、职业精神的学习。护生进入医院实习，要学用结合，要把课堂上、书本上学到的护理职业道德规范、护理专业知识和技能，运用于临床护理实践中，做到理论联系实际，通过临床实践不断增强护理职业认同，培养职业情感，提升自身护理职业素养。医院在临床带教中，应充分认识到护生职业素养教育的重要性，将职业素养教育渗透于实习的全过程，体现在教学内容和教学过程中，努力把她们培养成为尊重生命、关爱他人、自尊、自强、自信，具有良好职业品质的优秀护理人才。

2. 医院　护理人才的培养及储备对医院护理质量提高和学科发展有着非常重要的现实意义。随着护理队伍的日益壮大，年轻护士不断进入临床，护士与护士之间在学历、工作能力、工作态度等方面存在差距，医院管理者重视护士职业素养的提高，进行有针对性的培养。

（1）重视岗前培训：岗前培训，是每位进入临床护理工作岗位的护士接触到工作单位的第一课。岗前培训应针对新护士的特点和需求，制定培养目标和培训内容，从医德医风到医疗护理诊疗常规，从护理工作质量要求到护理基础操作，都需要护士的掌握了解。系统介绍医院的基本情况、工作环境、规章制度、医院文化，包括医院的愿景、使命、宗旨、精神、院训、院歌等，让新护士从心底产生以医院工作为荣的自豪感和职业使命感。开展仪容仪表、服务理念、服务规范、沟通技巧等内容的培训，开展法律法规和安全教育，进行医院感染知识的学习等。岗前培训是护士进入护理岗位的第一步，应该一开始就提出严格的、规范的、高层次的要求，才能培养一支知识、技能水平高，素质过硬，爱岗敬业的高级护理人才。

（2）细化岗位培训：岗位培训中应注重培养和岗位实践相结合，在工作中逐步提高护士的思想素质、技术素质、心理素质、职业道德。新护士入科后，科室应制定培养目标和详细的培养计划，包括专业理论、临床技能和相关知识的培训。培训人文护理、沟通技巧、病房礼仪、医学信息检索、护理文件书写、科研创新、护理质量管理、病房管理、风险管理、专科知识和技能、重要的法规等。通过培训使护士树立良好的工作态度和职业形象,树立全心全意为患者服务的工作思想,自觉融入科室这个大团队,在职业道德、职业能力、职业精神等方面得到提升。

岗位培训应根据科室具体情况、护士的知识层次以及工作特点,采取各种形式和多种渠道培训。如高年资护士一对一指导和带教青年护士,科室业务学习和疑难重症护理查房,英语培训,外出参观学习交流等。科室应根据护士所接受的教育、能力、职称的不同分层次进行培训。如高年资护士,应注重专科护理、危重患者护理、护理带教、护理科研等方面的培训;青年护理骨干,要注重对外学术交流的能力、专科知识和技能等方面的培训。使护士在实践中得到培养,在培训中得到提高。

(3)抓好继续教育:现代护理学范畴不断扩展,被赋予了更多内涵,同时随着医学科学的发展,新知识、新技术、新项目不断出现,对护理人员的素质和水平提出了更高的要求。护理在校教育已不能满足临床一线高质量的护理需求,必须通过继续教育来调整和充实。应根据学科发展的要求,开展同专业岗位需求相结合的继续教育工作。医院应制订相应的护理人员继续教育制度和计划,以专科培训为主,兼顾学历教育,以学习新知识、新理论、新技术和新方法为主,提高护理人员的知识层次和技术水平,满足人们日益增长的健康和服务需求。

(4)打造家庭氛围,增强团队凝聚力:打造家庭式的工作氛围,创设轻松、温馨的工作方式,处处体现对护士的关爱,让护士感悟到的是沉甸甸的归属感、依恋感和由此而产生的责任感。应积极为护士办实事,解决护士的具体困难,不断改善工作、学习和生活条件;满足护士自身不断发展的需求,提供学习培训的机会,给予经费和时间的保证;提供多姿多彩的业余生活,使护士愉悦的工作和学习,促进护理人员身心健康。

3. 自我学习和实践 重视学习、善于学习是一个人事业成功的重要法宝。自我学习和实践就是自我充电、自我提高的过程,是护理人员职业素养培养的重要途径。随着科学技术的迅猛发展,知识总量的高速增长,护理人员不仅需要学校的教育和培养,护理职业生涯期间的继续教育,更需要个人终身的自我学习和实践,来提升职业生涯可持续发展的能力,促进自身的专业成长,适应新形势下对护理人员职业意识、职业能力、职业道德、职业情感等的要求。

护理人员应牢固树立终身自我学习的理念,常学常新,不断更新自己的知识结构,丰富自己的知识内涵,提高自己的职业素养,终身践行。学习中注重科学知识和人文知识的结合,专业知识和一般知识的结合。要做学习的有心人,举一反三,融会贯通,把学到的知识应用到工作中去。通过自我学习和实践,提高自身能力素质,加强个人适应形势、服务患者的能力,同时保持个人和团队旺盛的生机和活力。

在自我学习和实践中要全面、协调地发展自我。要树立正确的价值观、人生观、世界观,不断评价自我言行,进行自我反思,正确认识自己;要积极开放自我,心胸开阔、善解人意、宽容他人、尊重自己也尊重他人;要保持人生态度乐观向上,生活态度积极热情;要人格独立,自信、自强、自尊,并具有自我发展、自我塑造与自我完善的能力,能够充分开发自身的创造力,创造性地工作和生活。

学习小结

1. 学习内容

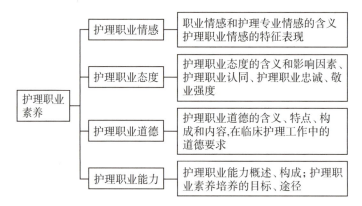

2. 学习方法

本章通过课堂讲授、案例分析、小组讨论来学习护理职业情感、护理职业态度、护理职业道德和护理职业能力的内涵,理解良好的护理职业素养是护士从事护理工作的重要保证,并要求在日常生活、学习、工作中自觉地加以运用、学习和提高。

扫一扫,
测一测

（蔡华娟　卢咏梅）

复习思考题

1. 阐述你对护理职业情感和护理职业态度的认识。

2. 阐述护理职业道德的主要内容。

3. 案例分析

某医院外科护士小张值夜班,一位手术后患者刀口疼痛,患者家属到护士站找不到护士,于是大声呼喊,10分钟后小张才睡眼惺忪地从一旁的更衣室出来,患者家属非常生气地说:"患者疼痛难忍,赶紧找大夫来!"经检查,发现患者伤口因为活动不当已经裂开,需要立即重新缝合处理。

结合本章的学习内容,请你分析:该护士的行为违背了哪些护理职业道德?

4. 研究性学习思考题

查阅资料,请从我国历届"南丁格尔"获奖者的事迹分析我国护理事业的发展趋势及对护士职业能力要求的变化趋势。将小组研究性学习的成果在课堂上汇报,形式不限。

第五章

护理美学修养
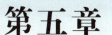
—— 擢审美能力，彰护理之美

05章PPT

PPT 课件

学习目标

1. 掌握美的本质与特征，美的基本形态与基本范畴，美感的产生与特征，护理美感的内涵与特征，护理审美修养与审美评价。

2. 熟悉护理美学的内涵、研究对象、任务及学科性质，中国传统护理美学的思想内涵。

3. 了解美的起源，美学学科的发展史。

4. 能将美学基本理论知识运用于护理实践中，去感受美、欣赏美、评价美及创造美。

5. 通过美的熏陶，使我们的灵魂变得善良、雅致和有趣，能更好地领略生命之美，最终成为有美的外在和美的内心的白衣天使。

随着医学模式的转变，健康内涵的延伸，护理学科也发生着巨大的变化。护理实践过程不仅是科学的过程，也是人文的过程；解除患者的痛苦不仅需要依靠物质、技术手段，也需要依靠包括美学在内的人文精神手段。将美学引入护理领域中，这标志着科学与人文在护理过程中和谐地融合，共同促进人类的健康。同时，这也对护士发现美、鉴赏美、运用美的能力提出了更高要求。

第一节 概 述
—— 启美之面纱，入美学之堂

大千世界，美，无处不在：高山流水、日月星辰；诗文戏曲、琴棋书画；动感的城市、宁静的乡村；优美的语言、亲切的笑容……这些都能令人神往和陶醉。那么，究竟什么是美呢？

一、美与美学概述

（一）美的起源与内涵

1. 美的起源 在人类社会诞生前，尽管地球上已有璀璨星空、茂密森林、鲜艳花朵，但由于缺乏欣赏它们的人类，自然界不具有任何美学意义。随后，人类社会诞生了，而这并不意味着美也随之诞生。在"冬穴夏巢""茹毛饮血"的漫长岁月中，人类受活动范围的限制，认识水平的低下,纵然大自然有着奇特的风光,但对原始先民们来说仍是一个神秘可怕的世界,所以不可能将其作为审美对象去欣赏。

随着时间的推移,人类在生产、生活实践中,如采集野果、捕猎动物、劳动工具的发明和制造等,逐渐建立起与自然界的认识关系,发现周围的事物有些可以令自己感到愉悦。于是,人类与事物之间形成的爱恨、喜厌的情感标志着原始审美关系的萌芽,自然界也就逐步被赋予了美学意义。由此可见,美的诞生经历了由无到有的过程。

美的诞生还经历了功利向非功利的转变过程。人类早期活动并不像现在这样复杂,其主要目的是生存,所以那时人类的活动是有功利性的,美的诞生也具有此特点。如原始先民喜欢用某些动物的皮、爪、牙等装饰自己,以展示自己的力量、勇敢和智慧。我们还可以从一些审美现象、审美风俗中得到印证,如坦桑尼亚的许多民族的姑娘都有在脸上刺花的爱好,这是为了逃避凶残的殖民主义者的抢夺侮辱;现在比较流行的文身,追溯其诞生,要么是用来吓唬敌人,要么是图腾禁忌的符号,神灵可以保佑自己,要么是奴隶和罪犯作为身份的标志等等,这些都表明早期文身的功利性。后来,随着生产力的提高,社会的进步,人类的活动逐步脱离功利性,向非功利性转变。

2. 美的本质 "什么是美"这个美学的中心问题,既是一个古老的话题,又是一个直到今天人们依然还在争论的话题。在西方美学史上,早期像毕达哥拉斯对美本质的问题有所论述,但真正在理论上讨论此问题是从柏拉图开始的。由于大千世界中美的现象丰富多样,人们对美的主观感受存在着差异性,想要提炼概括出美的本质就显得艰难而抽象,这也就是自柏拉图开始几千年来学术界一直延续着对美的本质探讨和争论的原因。从历史上看,对美的本质探讨主要分两大类:一是从物的客观属性和特征方面来说明美的本质,二是从精神方面来说明美的本质。

(1)客观论:客观论认为"美在形式",即美在客观事物本身,是从事物的客观属性方面来说明美的本质。如客观事物的大小、红绿、对称、秩序等就是美。持此观点的人物有毕达哥拉斯,认为美是以数的比例关系为基础的和谐;亚里士多德认为美的主要形式是"秩序、匀称与明确";蔡仪认为美"在于客观事物的属性条件"。客观论合理之处在于坚持了唯物论,承认美的客观性,缺陷是忽视和否定了美的主观性。例如,同样一朵鲜花,在某一个个体眼里是美的,但在另一个个体眼里可能是不美的。

(2)精神本体论:精神本体论认为美是一种客观的不以人的意志为转移的"客观理念",言下之意是任何美的事物之所以美都是因为它"分有"了这个"理念",所以当人们看到了这个事物都会异口同声、毫不犹豫地认为其美。持此观点的人物有柏拉图,认为"美是理念";黑格尔认为"美就是理念的感性显现"。精神本体论这种美学观念把美和所谓客观理念结合起来是有一定道理的,但显得过于抽象,没有具体的社会性,在审美判断的个人性、主体性、历史性等方面无法解释美学现象。

(3)主观论:主观论认为美在心,美是主体的一种内在心理状态或心理构造物。持此观点的人物有休谟,认为"美只存在于观赏者的心里,每一个人心见出一种不同的美";吕荧、高尔泰认为美是主观的,美在心不在物。主观论合理之处在于承认人的审美心境、审美态度、审美感觉等主观心理在审美活动中的作用,强调了主体的能动性与创造性,缺陷是忽视了审美对象在审美活动中的价值,把审美活动当成一种封闭的主体内心活动,从而陷入了唯心主义。

(4)主客统一论:主客统一论认为美既不全在物,也不全在心,而在心物的关系上。值

笔记栏

得强调的是,主客统一并不等于简单地将主观与客观相混合,而是主客相遇、彼此契合而形成的一种特殊性质的关系。在我国持此观点的代表人物是朱光潜先生。他认为,美感的对象是"物的形象"而不是"物"本身,"物的形象"是"物"在人们既定的主观心理的影响下反映于人的意识的结果。例如,一株梅花,它本身只是美的条件,还必须加上观赏者的情趣,成为梅花的形象,才成为美。在西方海格尔也提出类似的观点。

(5)马克思主义的美学论:马克思认为美是社会实践的产物,它既有自然属性,又具有社会属性。这就是说,美的本质应从主体与客体的相互关系中去揭示,而联系主体与客体的桥梁就是人类的社会实践活动。在实践过程中,客体被改造成为符合人的主观目的的对象,而人的创造才能与智慧也在对象中得以实现,转化为客观物质的东西,从而使对象打上人意志的烙印,赋予其以人的社会性的内容。当人在欣赏这些对象时,看到了自己的创造才能、智慧、思想、情感等人的本质力量,从而在精神上产生喜悦与欢愉。这种喜悦与欢愉就是最本质意义上的美感,而引起这种愉快的具体对象,就是所谓的美。因此,美就是人的本质力量对象化的体现。

3. 美的特征　美的特征是美的本质的外在表现,主要体现在以下几个方面:

(1)客观社会性:指美具有自然属性与社会属性。美的客观性表明它是不以人的主观意识为转移的客观物质的存在。叶燮说:"凡物之生而美者,美本乎天也,本乎天自有之美也。"狄德罗说:"不论有人无人,卢浮宫的门面并不减其美。"这都肯定了美的客观性。不论存在于哪个领域的美都脱离不了事物的自然物质属性,正如音乐离不开音符、绘画离不开色彩、文学离不开语言,否则美无法表达。美的起源告诉我们美是人类社会实践的产物,是一种社会现象,是对人而言的。因此,美具有社会性。如在社会实践中,地下矿藏变成了原料,山林洞穴变成了住所,棉麻丝毛变成了布匹,原料、住所、布匹,这一切都具有事物的社会属性。一个美的事物,它的客观物质属性是不可缺少的条件,其社会属性是决定性因素。

(2)具体形象性:指美是一种具体、直观的,能被人的感官感受到,具有一定观赏价值的感性形象,而绝不仅仅是一种抽象的概念。虽然美可以用某种概念来加以表述,但一种抽象概念绝不会引起人们的美感。例如,青岛是一座美丽的城市,依山靠海,高低起伏,式样众多,色彩迷人,与山、海融为一体,红瓦绿树,碧海蓝天。然而,青岛的美是具体的,绝非一个"美丽"的概念所能表现,只有到过青岛,目睹了青岛的建筑和景观,才能真正感受到青岛的美。值得指出的是,形象不等于形式,而是内容与形式的有机统一,故形象美也不等于形式美。如红色是一种纯粹的形式因素,孤立起来看很难判断它美或不美,只有当它与人类社会生活发生联系时,它才可能具有比较明确的审美价值。因此,判断形象的美或不美,还要看其形式所体现的内容如何而确定。

(3)真挚感染性:大千世界存在着千姿百态的美,但它们有一种共同的性质,就是有一种怡情悦性,能令人喜悦、同情、爱慕、崇敬,能使审美主体受到感染,为之陶醉,这种性质就是美的感染性。例如,当人们处于美丽风景之中,就会感到赏心悦目、心旷神怡。当人们读一部优秀的文学作品,看一部好电影,就会在精神上获得满足。为什么美具有感染性呢? 车尔尼雪夫斯基说:"美的形象中具有某种能引起人们想起人及人类生活的那种东西。"而"那种东西"的核心就是人的本质力量。因此,美的事物犹如一面镜子,可以从中看到自己的形象,看到自己丰富多彩的生活,看到自己自由创造的本质力量,从而当见到美的事物时,心里自然会洋溢起一种难以名状的喜悦,使人精神振奋,心情舒畅。

（二）美学的形成与发展

1. **美学的起源** 在中国历史上，先秦是中国古典美学发展的第一个黄金时代。如老子开创了道家美学的传统；孔子开创了儒家美学的传统；《易传》成为中国美学的意象说产生的重要环节；庄子发展了道家美学的传统。魏晋南北朝时期是中国古典美学发展的第二个黄金时代。该时期的美学家提出了一大批美学范畴和美学命题，如"气""妙""神""风骨""传神写照""气韵生动"等。所有这些范畴和命题，对后代都有深远影响。在唐、五代和宋元时期，中国古典美学继续得到发展。除儒家美学和道家美学这两条路线外，禅宗提出的"心物不二"理论和唐代的意境理论对中国古典美学也产生了越来越大的影响。清代前期是中国美学史上第三个黄金时代，也是中国古典美学的总结时期。王夫之以"意象"为中心的美学体系就是中国古典美学的总结性形态，是中国古典美学的高峰。之后还出现了一批从各个艺术领域探讨美学问题的美学家，如叶燮（诗歌）、金圣叹（小说）、李渔（戏剧）、石涛（绘画）等。从老子、孔子、《易传》、庄子，一直到王夫子、叶燮、石涛，中国古代思想家提出了一系列重要的美学范畴和命题，贡献了极其丰富、极具原创性的美学思想。

西方美学思想最早发源于古希腊。如毕达哥拉斯及其学派提出了"美是和谐"的思想和黄金分割理论；苏格拉底从社会科学的角度看待美的问题，提出将美与效用等同起来，即把功用或合人类目的性看作是美的前提；柏拉图是第一个对"什么是美"和"什么东西是美的"两个不同性质的命题进行哲学辨析的哲学家；亚里士多德对美的主张有两则：一是通过善来确定美，认为美是善和愉悦的结合，二是通过数字来确定美，认为美的最高形式是秩序、对称和确定性。古罗马美学思想基本上是古希腊美学思想的延续。这时期的代表人物有西塞罗，他将哲学倾向和思维方式上的折中主义表现在美学理论中，形成了折中主义美学；朗吉弩斯在西方美学史上最大贡献是将崇高纳入审美范畴中；普洛丁是中世纪美学的鼻祖，他把美学本体论化，认为物体美、物质世界的美处在最低的等级上，灵魂美高于物体美，理智美又高于灵魂美。到了中世纪，美学被沦为"神学的奴婢"，浸透着封建宗教的色彩。进入到文艺复兴时期后，在资产阶级思想解放运动的作用下，美学由神学转向人学，要求艺术表现人的生活和思想，在绘画、雕塑等作品中把人作为表现的主体。

2. **美学学科的诞生与发展** 18 世纪中叶，德国哲学家鲍姆嘉通发现人类知识体系存在着一个很大的缺陷：理性认识有逻辑学在研究，道德活动方面有伦理学在研究，而感性认识却没有一门学科去研究。于是他于 1750 年以"Aesthetic"（其含义是研究感觉和感情的理论）为题撰写了一本著作，汉语译为《美学》。自此以后，美学作为一门独立的学科从哲学的母体中脱离出来，鲍姆嘉通也因此被誉为"美学之父"。

在美学被确立为独立的学科后，德国古典美学将西方美学的发展推入高峰期。该时期有两位代表人物，一是康德，其美学代表作《判断力的批判》研究了诸如美的本质、审美判断、审美活动中的心理功能、美的创造等问题，并开始建立起一整套唯心主义美学理论形态；二是黑格尔，其批判地继承了康德等人的哲学，把唯心主义和辩证法结合起来，对美的本质、自然美、艺术美、艺术发展的类型，乃至当时存在的几乎所有的艺术种类都做了详尽的阐述，构成了一个规模宏大而严谨的美学理论体系。但由于黑格尔的辩证法是以客观唯心主义为基础的，这使得他的美学体系存在着不可避免的历史局限性。

马克思主义美学诞生于 19 世纪中叶，它对德国古典美学具有革命性意义。马克思主义美学的基本观点是把美学问题与人类社会实践紧密联系起来，把美的本质问题与人的本质紧密联系在一起，唯物辩证地看待审美中的主体和客体的关系，使美的规律符合于社会发展规律。正因如此，马克思主义美学体系是以往的美学体系所无法相比的，它有着强大的生命力和广阔的发展前景。

二、护理美学概述

早在远古时期，护理美的思想在照顾老弱幼小等初始的护理活动中萌芽。之后的几个世纪中，护理一直秉承着"博爱""牺牲""服务"的精神信条。19世纪中叶，近代护理学奠基人南丁格尔，在西方美学思潮的影响下，将美学理念渗透到护理理论与护理实践之中。可见，美的种子早已埋藏在护理这片沃土中，只是尚未形成系统的理论。20世纪80年代，随着医学美学学科的兴起，护理美学这门学科就诞生了。如今，护理美学的发展虽尚处在初步形成阶段，但在为人类健康服务中不断得到升华。

（一）护理美学的概念及学科性质

我国学者对护理美学内涵的看法各抒己见，其中具有代表性的观点有：其一，护理美学是将美学基本理论应用于护理实践的一门新兴的边缘学科。其二，护理美学是研究护理专业所涉及的医疗环境、社会人群、患者、护理业务及护理人员自身等领域。它是运用美学的基本原理、原则及观点，研究护理工作中的美学现象以及护士的审美观、护理美的培养与训练等问题。其三，护理美学是站在护理学的角度，运用美学的基本原理，研究护理领域中美的现象和审美规律的一门新兴的交叉性应用学科。其四，护理美学是将美学基本理论应用于护理实践的一门新兴的边缘学科，它运用美学的基本原理、原则和观点，从护理的角度研究人们在维护和塑造人体美的活动中体现出来的护理美的现象及护理审美规律。上述观点从不同角度阐述了各自对护理美学的理解，但它们有一定的共同点，即以美学基本理论为指导，从护理学的角度出发，研究护理领域中的美学现象和审美实施及其规律。由此总结出，护理美学是以美学基本原理为指导，借鉴人文、社会科学等诸多学科的理论、方法和研究成果，从人、环境、健康、护理的角度出发，探究护理美的现象、护理审美的发生、发展及其一般规律的一门新兴的应用性学科。

护理美学学科性质可以认为是美学与护理学相互渗透的结果，是美学在护理实践中的体现，是一门交叉性的应用学科。为什么这么说呢？原因有二：首先，护理学本身蕴含着美的规律、美的理念。如人性化护理理论、整体人科学理论、跨文化理论等护理理论中就蕴含着重视人的价值的审美理念；护理工作的科学化、整体化、程序化、规范化、多样化的统一原则，使普通的工作成为和谐美和节奏美的表现形式；医院环境的整洁美观，仪器设备的轻便雅致，护士仪表的端庄大方等使患者得到美的享受。由此可见，美是渗透在护理理念与护理实践每一个环节中的。其次，美学对护理学科的发展起着促进作用。美学作为护理知识形态的一个组成部分，其最大的贡献就是要让人们了解护理工作是一种美的形式，让人们了解护理对象——"人"的特质，从而提升护理学的美学价值和人文价值，促进其进一步发展。

（二）护理美学研究对象与研究任务

护理美学的研究应结合当前护理专业发展趋势与特点，对护理实践中一切美的现象及其规律加以总结提炼，解析和阐述护理美的本质与特性。故其研究对象包括以下几个方面：

1. 护理美学的基本理论　主要包括护理美学的定义与学科性质、美学的基本原理及护理审美规律的研究。

2. 护理审美实践　这是将护理美学理论应用于护理实践活动中，包括护理人体美的维护、护士形象美的塑造、护理环境美的建设、各个护理专科工作中的审美活动及护士审美修

笔记栏

养等。

3. 护理审美教育与审美评价　护理审美教育包括学习专业教育、素质教育、自我审美培养。通过培养护理工作者的审美意识和审美情趣,提高他们的审美修养,并能在护理工作中自觉运用美学原理来感受美、欣赏美、创造美。护理审美评价是对护理工作中的一切审美活动的评价和护理审美教育的评价。通过护理审美评价有利于提升护理队伍专业素养,提高护理质量和护理管理水平,也有利于总结护理审美教育的实践经验。

综上所述,我们不难看出,护理美学的研究任务就是在一定程度上揭示出护理审美规律和调整护理审美关系,并用理论形式表达出来,构筑成一个理论知识的逻辑体系。同时,将护理美学的基本理论同护理审美实践相结合,为护理审美实践提供技术和方法,用以指导护理审美的实施。

（三）学习和研究护理美学在护理工作中的意义

1. 促进护理文化建设　护理文化是护理组织在特定的环境下,逐渐培育形成的基本信念、共同价值观、行为准则、自身形象以及与之相适应的制度载体的总和。它反映和代表了护士的理念、价值标准、价值道德、行为准则以及追求发展的人文素质。护理实践中可以运用护理美学等多学科理论指导护理文化建设,构建以护理文化为基础的人文价值观,实施"人文化护理"将护理文化渗透到服务理念、工作流程、病房环境等多层面的护理工作中,努力满足不同文化背景患者的需求。

2. 完善护理人员素质修养　护理美学对护理人员理解与掌握护理伦理学起着协同效应,同时又对护理专业技术教育具有催化作用。护理美学修养不仅能开阔护理人员的视野,增进其对社会和自然的认识,陶冶职业情操,同时能更加完善和加深护理人员职业素质修养,促进护理事业在高层次的优质服务上更好地进行开拓和发展。

3. 提升护理专业形象　"白衣天使"的形象不仅从外在的修饰、形体、动作、语言、行为等形象上体现,还从文化素质、敬业精神、道德修养等方面来加以体现。护理队伍若能将护理美学的知识自觉地内化,并应用于护理实践,就可塑造具体、综合、高尚的护理专业形象,有助于提升护理专业形象的内涵。

4. 促进护理服务质量　护理美学运用正确合理的审美观点和审美标准去规范、完善与增强护理人员的审美意识,不断提高护理人员的审美素质,以使其在临床医疗护理和社会人群预防保健服务工作中,遵照美的一般法则去体现美、创造美,以美的体态、美的心灵、美的环境去不断提高和维护社会人群的健美水平、促进患者的康复。医护人员高尚的职业道德情操和美好的精神境界以及美的仪表、风度、语言和行为、优美的病室环境、美好和谐的人际关系等都有利于促进现代医疗护理手段取得最佳的效果。因此,护理美学在促进医护人员的审美能力和提高医疗护理服务质量过程中有着积极作用和重要地位。

（四）中国传统护理美学的思想内涵

1. "天人合一"的整体美　"天人合一"的整体观强调人是一个有机的整体,人和自然也是一个有机的整体。人与自然一样,有生长、转化、消长的形式,表现为生、长、壮、老、死的生命过程。在这个生命过程中,人体的新陈代谢、脏腑功能、气机升降、气血运行无不遵循着阴阳消长转化、五行生克制化的规律,并受着自然规律的支配,与大自然保持着协调统一,从而体现出一种和谐的自然之美。人的生命美是一种最高层次的美,它体现在以健康为基础的人体美,还体现在情感、思维、伦理等内在美,这种以生理、心理、社会适应性相结合而形成的有机整体就是生命美。生命的自然之美是人的容貌形体美的基础，所以中国传统护理在人体美的维护和塑造上，始终追求自然美、本质美，顺应人体生理活动的规律，反对任何违反自然规律的做法。因此，善待生命、养生保健是中国传统护理美的基础。

2. "阴阳消长"的平衡美　中国传统医学认为，世界是由阴阳构成，且阴阳的对立和消长是事物本身所固有的运动形态。就人这一生命体而言，同样离不开阴阳的变化运动，只有当人体保持"阴阳离合"的有序动态平衡状态，人体才能维持正常的生命活动，人的美姿方能维护和改善。若因故发生阴阳失调，则人体疾病丛生，人体美也就衰退甚至消失。中医阐述了人体的各部位组织结构和各种生理功能是否保持着阴阳"消长"或"离合"的平衡状态，以及是否产生"偏胜"或"偏衰"的不平衡状态，这是中医护理审美思想的一个基本点。因此，中医护理美，就是通过养生、保健、饮食等调护以调理阴阳，恢复其"离合"动态平衡，以维持人的生命运动，最终保持人体美。

3. "五行生克"的协调美　中国古代思想家认为，世界上的一切事物都是由金、木、水、火、土五种基本物质之间的运动变化而生成的，五行之间相生又相克。相生是指五行之间相互资生、彼此促进。相克是指五行之间都有相互制约关系，每一行都有我克和克我两个方面，前后制约，以防止太过或不及，维持人体脏腑"和谐统一"的生理状态。可见，五行相生相克及其顺序的相关理论主要用以说明人体各器官既是各司其职，又是相互协调的。若人体外感邪气或受内伤因素的损害，以致某一脏腑的功能运动出现"太过"或"不及"时，疾病就产生了。中医护理美，就是通过各种传统护理方法抑制其"太过"，补充其"不及"，以使机体功能运动恢复到有序而稳定的平衡状态，最终保持人体美。

4. "形神合一"的神形俱美　"形"是指形体脏腑等有形之物；"神"是指七情活动、精神状态。形神合一是指人既要有健康的形体脏腑，也要有适度的七情、良好的精神状态，它是中医护理美追求的最高境界。由于受到中国传统重神轻形审美观的影响，中医护理美特别强调调理七情，养神怡性，追求恬淡虚无、从容平静的精神境界。良好的精神状态和适度的七情既利于脏腑气机的升降出入以健体，又能保养神气，致形神合一以美容。如果忽略了对精神美的追求，只重视外在形体容貌之美，既不符合中国的传统审美标准，又难以达到中医护理人体美的最高境界，最终不利于形体健康，使外在美丧失依存的基础。中医护理美应辩证地对待精神美与形体美，继承我国传统美学思想，在调护人体以助其外在美的同时，又给予人的精神美以指导，使人们达到形神美的统一，获得真正意义上的身心健康的状态。

5. "尽善尽美"的统一美　所谓"善"是指对人类有用、有益、有利的一种功利价值。善是美的前提，"尽善尽美"虽未言真，但真已蕴含其中。"真"是指客观事物的本质与规律。真、善是美的前提，只有"求真"和"尽善"，方达"尽美"。因此，"尽善尽美"即"真善美的统一"，是中国护理美学思想的主要标志。

6. "四诊合参"的辨证美　四诊，是指"望、闻、问、切"四种中医诊病的方法。美主要是由色彩、形象、声音和气味等要素所构成，中医四诊的内容无不含有上述美的要素成分，因此从方法、内容与目的来看，四诊既是诊疗、护理，也是一种医学、护理人体审美活动。四诊合参就是在诊察疾病的过程中，根据中医学理论，把望、闻、问、切四种诊法所收集和掌握到的各种临床资料去伪存真、由表及里、由此及彼地加以整理、分析、推演、综合，判断病因、病性、病位、病机等，此为"辨证"，旨在为确定护理原则提供理论依据。疾病是复杂多变的，证候的显现有真有假，如果四诊不全，就难以得到全面的资料，从而影响准确辨证施护，甚至发生错误。因此,中医护理在临床实践中强调四诊合参。可见,四诊合参是中医护理辨证施护的基本方法,也是中医护理辨证审美的基本指导原则。

第二节　美的基本形态
——大千世界,斑斓多姿

在日常生活中,有许多能被我们所感知的丰富多彩的美的形态,如皎洁的月光、浩瀚的大海之美,故宫、哥特式大教堂、凡尔赛宫的神奇壮丽之美,还有"党的儿子"焦裕禄、"抗非典英雄"叶欣护士长、逆行出征驰援武汉抗击新型冠状病毒肺炎疫情的医护人员、优秀教师张丽莉的人性之美……如此丰富的美的事物,根据其不同的特征和性质,美可以被分为自然美、社会美、艺术美和科学美。

一、自然美

"青城天下幽,峨眉天下秀。""欲把西湖比西子,淡妆浓抹总相宜。"这些说的都是自然之美。观自然之景,总能令我们心旷神怡,精神愉悦。

(一)自然美的本质

关于自然美的本质,在美学界中存在不同的看法。有学者认为,自然美在于自然物本身的属性,但此观点无法解释不同的人对同一自然物会产生不同的美感。另有学者就认为,自然美是人心灵美的反映,但此观点只承认自然美与审美主体的关系,而忽略了自然物本身的客观属性。朱光潜先生认为,自然美在于人和自然相契合而产生的审美意象。如一株梅花的美,并不是其本身的美,而是与观赏者情景交融后所产生的新的梅花形象,这才是梅花的美。朱光潜对自然美的这种看法,在中国美学史上也有很多人说过类似的话。如孔子说"知者乐水,仁者乐山。"这是人与自然山水的一种契合而形成的对山水的美感。对于自然美的本质这一问题,多数学者赞同朱光潜先生的观点,即自然美是呈于吾心而见于自然物、自然风景的审美意象。

(二)自然美的产生

在自然美漫长的形成过程中,主要经历了实用、比德和畅神三个阶段。实用是以功利的态度看待自然的一种审美观,主要表现在人类社会发展初期。这一时期的人们受着生产实践、生活方式的制约,常把事物的实用价值与审美价值密切联系起来,认为实用的就是美的。同样,在早期人类眼中的自然美的事物,也是与其生产实践密切相关的自然物。比德是指人们把自然物的某些特征人格化,使之成为寓有某种精神品格的象征。在中国,此阶段的形成期在春秋时代。此时,人们对自然的审美已同实用功利相脱离,而与人的社会生活、风俗习惯、精神追求、道德观念等相联系,从而发现并赞叹自然物和现象之美。畅神是一种神与物游、天人合一的状态,是自然景物本身的美可以让欣赏者心旷神怡,精神为之一畅的审美观。所以,该阶段是较之前更进一步,是欣赏自然美的最高境界。

(三)自然美的特征

1. 侧重于形式　自然美的一个突出的特点,就是以其形式的美丑来判断自然物的审美价值。因为,鲜明、具体、丰富的外观形式立即会被人的感官所感知,而自然美所包含的内容往往比较隐晦模糊,只有在特指的意义上,人们才会追问它们的意蕴。如人们总是被蝴蝶五彩斑斓的翅膀和翩翩的姿态所吸引,却未能想起其幼虫对农作物的危害。

2. 象征性　自然事物之所以令人感到美,是因为人们常把它们外观形式上的某些特征,与人类社会的某种属性相联系,从而获得美的享受和陶冶。例如,宋代诗人周敦颐将荷花"出淤泥而不染,濯清涟而不妖"的形式来象征人的高尚品格。自然事物作为审美客体所具有的象征性,极大地提高了其审美价值,以至于"昆仑山上的一棵草"也会因其特殊的象征意义而为人们所赞颂。

3. 多面性与不确定性　自然美的这一特性表现在两方面:其一,与审美主体的感受性、观察角度有关。如"好雨知时节,当春乃发生"与"床头屋漏无干处,雨脚如麻未断绝",作者都是杜甫,也同是描写下雨,但因作者所处心境不同,对雨的感受也大不相同。其二,不同条件下,同一自然物的同一属性也可显现出不同的审美特征。如老虎的本性,就其吃人的凶残来说是丑的,但就其勇猛来说又是美的,所谓"龙盘虎踞"就是对生活中壮美事物的比喻。

4. 丰富性与天然性　在人类的生活领域中,从天上到地下,从无生命的无机物到有生命的动植物,从宏观的宇宙天体到微观的虫翅叶芽,都有其不同的形态美、色彩美,其丰富多彩、生动活泼,是其他一切美无法比拟的。如果说生活是艺术的源泉,那么,自然美则是美的矿藏。自然美出自自然造化之工,保持着一种淳朴、纯真的天然本色之美,所谓"清水出芙蓉,天然去雕饰",它是任何人为艺术所无法代替的。

（四）自然美在护理中的体现

1. 医院的庭院美　医院庭院美属于人文景观美,是人与自然的和谐之美。当患者在小桥流水、曲径通幽、花红柳绿、鸟语花香的庭院中散步、休憩时,会从中获得无尽的愉悦,有利于消除不良的情绪,从而有助于疾病的康复。护理人员应善于利用医院的庭院环境,在患者病情允许的情况下,鼓励患者到医院庭院里活动,在自然的环境中放松心情,促进健康。

2. 门诊的绿化美　门诊部是患者就诊的主要场所,人流量大、嘈杂,患者常因疾病表现出焦虑和忧郁。所以,在这样的环境中,除了提供优质的服务外,还应充分运用自然美学的特点。如在就诊大厅、咨询处、服务站等处可摆放高大的乔木,以给人朝气蓬勃的生命活力;在候诊室处应摆设一些小花小草,供患者等候就诊时欣赏。通常在门诊摆放的植物,以绿色为主,保持四季常青,让患者感受到生命的活力和朝气。

3. 病房的点缀美　病房是患者休养和疾病康复的重要场所,所以,在保证病房规范管理的前提下,护理人员可利用自然美的原理美化病房。如儿科病房适宜用鲜艳花草,产科病房适宜暖色的点缀,而心血管病房因患者病情特殊,需要平静安宁,适应摆放偏冷色的花草。

二、社会美

社会美是美学研究的主要课题,社会美和自然美一样,同属于物质形态的美。

（一）社会美的概念

社会美是社会生活中客观存在的社会事物、社会现象的美,它指的是那些包含着社会发展本质规律,体现人们理想愿望,并能给人以精神愉悦的社会生活现象。社会美是社会实践产物最直接的美的存在形式,是人的本质最直接的展现,比起自然美来更为丰富和动人。

（二）社会美的特征

1. 社会功利性 社会美的功利性是指人类的实践活动的目的、过程和结果具有对社会有益、有利、有用的特性，能促进社会的发展与进步。社会美始终与社会功利交融在一起，即以善为基础，表现为精神"实用"功能和物质实用功利，并以物质实用功利为主。一件劳动产品，首先以产品的物质功利为前提具有实用价值，能满足人的某种实用目的，并在满足人们物质功利的基础上，达到精神功利，以愉悦身心，陶冶情操，净化心灵。

2. 历史性 社会美的历史性是指社会美具有明显的时代特征、民族特征和阶级特征。处于不同时代、民族和阶级的人们，会因社会生活环境、科技水平、意识形态、政治经济地位等不同，以致对社会美的审美态度、观念和价值取向迥异。如对妇女的评价，汉朝以"窈窕淑女"为美，唐朝以丰满为美；以服饰为例，我国的旗袍、欧洲人的燕尾服、日本人的和服；贵族阶层崇尚浮华，劳动人民欣赏朴实。这些无不说明社会美具有历史性。

3. 社会美的内容胜于形式 社会美与自然美不同，起决定作用的往往是内容，而非形式。因为任何称之为社会美的事物都有明确的社会内容，其内容能感染和熏陶人类的灵魂和精髓。各种社会事物与现象的外部形态和形式只是表达社会美丰富内容的桥梁与媒介，人们通过这些人和物的表现形式及外部形态领悟社会美、欣赏社会美。

（三）社会美的核心是人的美

社会是由人组成的，人是社会实践的主体，不仅是社会美的创造者，也是社会美的体现者，所以人的美是社会美的核心。人的美是内在美与外在美的有机统一。人的外在美是指人的形体、外表方面的美，主要包括人体美、风度美、服饰美等。人的内在美，即心灵美，是人的美的灵魂，主要包括人生观和人生理想、品德和心态、知识和智慧等方面。人的美虽是内在美与外在美的有机统一，但内在美却占主导地位。为什么这样说呢？其一，人的本质力量在内在美中得到最充分、最直接的体现。可以说，内在美是内容，是本质，而外在美只是展现内在美的形式，是现象。其二，内在美对外在美有很大影响。人的思想、品格、情操等内在，往往会通过姿态、服饰、言行等外在方面反映出来。心灵美的人一定不会放弃在一切方面，包括其自身形体、风度、服饰等方面对美的追求。其三，内在美虽不能一目了然，却比外在美更丰富和深刻，可以长存不灭，历久弥新。西方人把青春美貌比作"盛夏的水果"，中国人将其比作"红颜易老"，都说明了外在美会随时间而消逝，只有内在美才能永恒。尽管我们强调内在美，也不能忽视外在美。只有内在美与外在美达到高度统一，这才是我们所追求的人的美。

（四）社会美在护理中的体现

社会美在护理工作中主要体现在护理人员具有高尚的职业道德、美好的心灵、丰富的才识和为护理事业而献身的崇高精神等内在美，以及体现内在美的护理人员的面容、仪表、行为、语言等外在美上。护理社会美作用于护理工作的方方面面，无论是在临床护理实践中，还是在社区保健工作中，始终贯穿于护理的全过程，使患者在与护理人员的接触中，无时无刻不体会到护理人员的善良、友好和诚恳之美。护理社会美的例子比比皆是，如在"5·12汶川特大地震"救援和抗击新型冠状病毒肺炎疫情等危急时刻，护理人员不顾自身安危，战斗在临床第一线。还有，网络上被誉为"最美护士"余书华，口对口为溺水老人实施人工呼吸，直到救护车将老人接走才离开。她们身上都展现着救死扶伤、舍己为人的无私奉献精神，也闪耀着护理社会美的光辉。

思政元素

专业与爱心,是天使的双翼

面对艰难困苦,她处之坦然,坚守初心,用毕生践行着身为护理人应有的使命与担当,用奉献和牺牲默默延续着神圣的天使之路!她,就是第 44 届南丁格尔奖获得者——成翼娟。

有着 45 年护理工作经历的成翼娟感叹道:"护士不仅要有专业和技术,还需要爱心。"护校毕业后的她被分配到了偏远山区工作,她凭借过硬的专业素养和能力,让这里的人们第一次知道了基本的消毒概念,大大降低了新生儿感染率。作为与生命同行的人,成翼娟见证了生命的轮回,感受了偏远地区百姓的疾苦。即使后来到了华西,她也始终用真诚和爱面对每一位病人。

"护士首先要懂专业,没有专业基础就无法为人服务。护士是用专业、技术服务于患者的。这里的知识是包括很多层面的,有基础的、专科的、拓展的,等等。最重要的就是要与时俱进,不断拓展知识面,不断学习新知识,不断增强能力。"在繁忙的工作中,成翼娟也始终坚持学习:在医生查房的时候,成翼娟会主动凑过去听,以此来提高自己的业务水平;在护理部工作期间,成翼娟参与了 6 栋房子的设计,学习了很多美学、建筑学的知识,也展现出了护理人的美学素养;2001 年,华西医院推行薪酬管理改革,成翼娟啃下了人力资源方面的好几本书。成翼娟说:"幸福感来自于成就感和价值感。当你学习、进步了,就享受到快乐,就会有成就感,幸福指数才会高。"正是这种不断学习、进取的精神,使成翼娟的职业道路越走越宽,对护理工作的归属感越来越强。

成翼娟说"要带给周围的人阳光,首先自己的心中要有阳光,要带给周围的人快乐,首先自己要快乐。"因此成翼娟特别享受工作中的成就感和幸福感,享受从患者、同伴、领导的认可中寻找快乐。成翼娟常常告诉护士们"没有小家就没有大家,要安心工作首先要让家人支持、理解你。当小家需要你时,你责无旁贷,要全力以赴照顾家人。"面对工作勤勤恳恳,面对家庭也绝不含糊,全力以赴,这种对家庭与工作的平衡,给予了她面对工作时最好的状态。

成翼娟心怀善意,淡泊名利,她将所得的各种奖励全部捐出和华西医院一起共同成立了华西医院南丁格尔(天使之翼)基金,面向民族地区、边远地区培养护理人才。

成翼娟在平凡的岗位上书写着不平凡的故事,她用热情温暖着病人的心房,用担当和技术托起了生命的绿洲,用对护理事业的热爱延续着南丁格尔的"生命之灯"……

延伸

用专业的心做一切事、生活的历练铸就天使爱心、在学习与成长中体验工作价值、对专业的坚持与热爱、从辛苦的工作中寻求快乐的源泉、将一生奉献给护理事业,使成翼娟从一名"小护士"变成了专业领域的引领者,展现了护理人的内在人性美的光辉。

参考资料:张立新. 专业与爱心,是天使的双翼——访第 44 届南丁格尔奖获奖者成翼娟[J]. 中国护理管理,2014,14(1):27-28.

三、艺术美

艺术美是指各种艺术作品之美,是艺术家遵从美的法则,运用其审美观点、审美理想创造出来的蕴含着社会生活本质规律,以及人们的理想愿望,并能给人以各种美的享受的艺术形象之美。艺术美具有补偿、教育、净化、娱乐等多重功能,所以它在美的存在领域占有极其重要的地位。

(一)艺术美的本质

艺术美作为美的高级形态并非是凭空产生的,而是由艺术家通过对客观现实的感悟而创造出来的。它既是现实的再现,又蕴含了艺术家的审美情感和审美评价。所以,艺术美的本质仍是人的本质力量在艺术中的表现,具体表现在:其一,生活是艺术创造的基础。现实生活为艺术创造提供了丰富的素材,激发了艺术家创作的激情。同时,现实生活也为艺术美的呈现提供物质材料。其二,艺术美是艺术家创造性劳动的产物。艺术美虽源于生活,但并不是生活的简单再现,而是来源于艺术家对生活的提炼和概括,同时也融入了艺术家的审美理想和思想情感。

(二)艺术美的特征

1. 典型性 艺术美是典型的、集中的、理想的美。艺术是对生活形象的捕捉、再现与创造,通过把富有典型意义的个别事物加工成丰富多彩、个性鲜明、具体可感的形象来反映现实生活,这种形象所显示的生活内容具有深刻的社会意义。

2. 情感性 艺术美具有感染力是在于艺术作品体现着艺术家强烈的感情,没有情感的艺术是没有生命力的。正如罗丹所说:"艺术就是感情。"如《二泉映月》这首乐曲,它不仅曲名优美,极富诗意,更重要的是表达了作者发自内心的悲鸣和控诉黑暗势力,憧憬光明的心声。

3. 理想性 艺术作品往往蕴含着艺术家的审美理想,或表达现实社会人们的理想。如梁山伯与祝英台、罗密欧与朱丽叶,他们的爱情绝唱均包含了人们对忠贞爱情的审美理想。但理想性在艺术中的含义并不仅局限在对美的赞颂,还包括能以审美的态度对生活中的丑陋消极现象进行鞭笞,使美得到正面的肯定,如小说《欧也妮·葛朗台》、小品《卖拐》。

4. 永久性 艺术美具有永久稳定性的特点。古今中外,那些经典的诗歌、绘画、雕塑、文学、戏剧、音乐、舞蹈、建筑等,不但不会随时代的变迁而失去艺术美的光华,反而能令后人感受到它们永恒的艺术魅力。因此,人们常借助艺术美永久性的特点,通过艺术手段,将事物的美留存下来,使它们成为永恒的记忆。

(三)艺术美的欣赏

是指欣赏者介入艺术作品的内在世界,理解作品的意境,领悟作品的思想内涵,从中受到感染而激起情感反应。艺术美的欣赏是一个逐渐深化的接受过程,其欣赏方式有多种,这里介绍两种方式:

1. 从艺术作品的结构层次欣赏艺术美 其一,材料层。它是构成艺术作品的物质材料。当艺术品以不同物质材料作为载体时所带给人的美感是不同的,如颜料和画布为载体的油画与以水墨和宣纸为载体的中国水墨画,它们所表现出的美感截然不同。其二,形式层。形式是物质材料的形式化,但这个形式超越材料而形成一个完整的"象"(形式世界)。如齐白石的《柳牛图》,以简单的线条就将春风中摇荡的垂柳和低头吃草的牛儿刻画得栩栩如生。其三,意蕴层。是指人们在直接欣赏艺术作品时的感受和感悟,是难以用逻辑的语言把它"说"出来的。由于艺术作品的意蕴是蕴涵在意象世界中的,这个意象世界又是在艺欣赏的过程中再生成的,而不同的欣赏者所观照到的意象世界不尽相同,因此,艺术作品的意蕴带有某种宽泛性、不确定性和无限性。

2. 从观、品、悟三方面欣赏艺术美 "观"是指通过艺术作品的形式,在直观层面上初步感受和了解其作品的一般意义,形成不完整或粗浅的印象。"品"是指欣赏者根据自己的审美文化、心理意识、生活经验细细品味,萌发想象,充实、丰富和发展意象,使意象更具欣赏者的个性,也使欣赏者进一步把握作品的深层意义。"悟"是艺术美欣赏的最高境界,是指欣赏者对艺术作品的意象深入至佳境后升华为对意境的感悟。

不论是哪种方式欣赏艺术美,要想从艺术作品中感受到更多的美,就必须具备必要的相关艺术知识,还需注意作品的时代背景及作者的思想倾向。这就要求欣赏者应加强知识储备和文化修养,不断充实和丰富生活阅历。

(四)艺术美在护理中的体现

1. 艺术美在治疗与护理中得以体现 将艺术美应用于治疗与护理中,包括音乐疗法、朗读疗法、游戏疗法等多种形式的艺术疗法。近年兴起的音乐疗法在护理领域中应用较为广泛,它是侧重于心理调节、修复健康的医疗手段。它主要是通过音乐减轻或消除使患者痛苦的各种行为和情绪,以及由此引起的躯体症状,从而达到恢复、保持和促进患者身体和精神健康的目的。护理先驱南丁格尔在《护理札记》第四章《声音》一节的结尾,专门针对"音乐疗法"进行解释和应用指导,说明护理艺术美早已在护理工作中起到重要作用。

2. 护理艺术美在护理人员的自身修养中得以体现 护理修养是护理工作者在护理审美过程中所达到的审美境界,它渗透于护理人员的言论、行为之中,并在言行中升华、提高。护理人员应用其护理修养美护卫着患者的生命和健康,正如南丁格尔所说:"护士是没有翅膀的天使,护理人员走路的艺术、谈话的艺术、操作的艺术,都能给患者带来幸福、安宁和健康。"

课堂互动

主题:运用艺术表达的方式评估患者的心理状态。

实践方式:利用医院见习的机会,请你鼓励患者把疾病对自己意味着什么用艺术的方式(绘画、照片、故事、写诗等)表达出来,并收集患者的艺术作品。

讨论内容:①通过一件艺术作品,分析患者究竟要表达什么心理感受? ②当你鼓励患者用艺术的方式表达他们对疾病的感受时,你遇到困难了吗? 你又是如何克服的? ③用艺术作为评估患者和与患者沟通的一种手段,对你有什么启发?

讨论方式:可自由发言,也可小组讨论后代表发言。

四、科学美

科学美是一种理性美,是一种本质上的美,领悟科学美需要特殊的科学修养和较高的鉴赏力。

(一)科学美的含义

科学美是人类在探索自然和人类各种奥秘的劳动中创造出来的美。它是美的一种高级形式,是审美者的科学素养、审美水平达到较高层次,理论思维与审美意识交融、渗透时产生的美。

(二)科学美的特征

1. 理性之美　科学美是一种抽象的理性美,这种理性美表现为对自然界和谐有序的结构与规律,以及对科学理论成果在结构上的理解和欣赏。科学的理性美来源于客观科学研究对象和主体的科学研究实践,是审美主体在社会实践中形成的理性观念、理性思维与审美意识的交融和渗透。

2. 创造之美　科学美的创造离不开科学工作者在认识和掌握自然界的客观规律的基础上,充分发挥丰富想象力。正如爱因斯坦所说,科学研究"想象力比知识更重要"。

3. 抽象之美　科学美是以抽象形式表现感性的自由内容。如数学之美在于其对生活的精确表述,对逻辑的完美演绎,只不过这种美是通过抽象的方式来演绎的。

(三)科学美在护理中的体现

护理科学美是建筑在医学科学和护理理论之上的高级形式的美,不仅体现着护理工作的科学性,也具有美学的鉴赏价值。

1. 体现在护理工作中　护理工作面对的是人,要求护理人员不仅要具备一丝不苟、严肃认真的工作态度,还应熟练掌握并应用医学和护理理论。因此,当护理人员在科学理论的指导下,以精细规范的技能,及时解除患者身心痛苦时,护理科技美也从中得以体现。

2. 体现在护理科研活动中　护理科研推动护理学科的进步,这种在护理实践中的创造性活动,本身就包含着追求美的因素。

3. 体现在对待护理工作的态度上　一切护理活动必须从护理工作的实际和需求出发,实事求是地遵循科学的规律,遵守伦理道德原则,尊重患者和结果,坚决摒弃草率和弄虚作假等不符合科学的做法。这种对待护理工作的科学的态度,便是护理科学美的体现。

第三节　形式美与美的范畴
——美之形,琳琅满目

一、形式美

形式美并非自人类诞生时就已存在,而是在人类长期审美实践活动中,通过不断地对诸多美的事物外在形式的认识和把握,逐渐形成并发展起来的。它是从具体的美的形式中抽绎出来的"共同的美"。按照黑格尔的观点,构成形式美的因素分为两部分,即形式美的感性因素及感性因素间的组合规律。

(一)构成形式美的感性因素

1. 形体　形体是事物存在的一种空间形式,各种事物都以自身具体可感的独特外在形态,展现着千姿百态的美。形体包括点、线、面、体四种要素。点最主要的特征就是小,且在空间中的不同位置、形态及聚散变化,给人以不同的美感。线是点移动的轨迹,可分为直线、曲线两大类。线条蕴涵着丰富的美:直线中的水平线给人以稳定、安宁、开阔、舒展的感觉;斜线具有运动感和方向感;曲线给人以流畅、连贯、柔和、优美、典雅的感觉。线移动的轨迹构成面,面的移动和旋转构成体。无论是什么形的面与体,都能与人的某种特定心理相对应与契合,从而诱发出某种情感。

2. 色彩　我们身处在一个色彩斑斓的世界中，这里有蔚蓝的天空、碧绿的草地、娇艳的鲜花、成群的白鸽等，尽显色彩之美。在长期生活实践过程中，人们逐渐形成对色彩的不同理解，色彩被赋予丰富的情感性。如色彩有冷暖感、轻重感、软硬感、进退感、动静感等。此外，色彩还具有丰富的表情性、联想性和象征性，具体见表5-1。

表5-1　色彩的表情性、联想性、象征性

颜色	表情性	联想性	象征性
红色	热烈、兴奋	火热、血液	革命、进步、喜庆
黄色	明朗、欢快	阳光、皇宫	皇权、温暖、富裕
蓝色	抑郁、悲哀	天空、海洋	宁静、渴望、朴素
绿色	平静、安详	绿草、树林	生命、青春、繁荣
黑色	沉重	黑夜、地下	黑暗
白色	平淡	白云、雪花	纯洁、死亡

3. 声音　声音是由物体振动产生的声波，通过介质（空气或固体、液体）传播并能被人或动物听觉器官所感知的波动现象，能引起人们的审美愉悦。如高音高亢激昂，低音凝重深沉；强音振奋人心，轻音柔和抒情；舒缓的声音让人舒坦，纯正的声音悦耳动听。音乐美来源于声音美，但不代表声音美就是音乐美。自然界中的许多声音，如人类的语言、动物的语言、风声、水声等都会带给人们独特的审美感受。

（二）形式美的组合规律

人们在长期的审美实践中，对自然界感性物质材料间的组合方式和相互关系进行抽象和概括，总结出形式美的组合规律。只有当构成形式美的感性因素组合一定的结构原则，才能成为具有独立审美价值的形式美。

1. 整齐与参差　整齐是各种形式材料按大致相同的方式排列形成单纯的反复，是最简单的形式美。如阅兵式的仪仗队，从身材、服装和动作都很一致；农民插秧，将秧苗插得很整齐；物品摆放有序、整齐划一的病房环境等。由于在整齐中见不到任何明显的差异和对立因素，虽然能给人纯净、明洁、有序感，但因缺少变化，而显得单调、呆板。参差，在一定程度上可以弥补整齐的不足。它是各种形式材料的组合错综多样，是在整齐的基础上求变化，在多样中求和谐。如城市街道两侧的高楼大厦鳞次栉比，虽各座大楼外形、高矮不一，但在灯光的争相辉映下，营造出绚丽多姿的迷人美景。

2. 对称与均衡　对称是指形式各要素在上下、左右、前后的相通或均等，能显示出较为稳定、恬静的审美特征。如人的面部五官的对称，建筑中的北京故宫、巴黎圣母院、埃菲尔铁塔的对称等。均衡是对称的变体，指均衡个体处于中轴线两侧的形体等量而不等形。它相比对称，显得更有变化，灵活自由，给人以静中有动，统一而不呆板的感觉。如人体内脏的排列，有的虽不对称却保持着均衡，各司其职而又密切相关，使躯体成为有机的统一体。

3. 比例与匀称　比例是指事物部分与整体、部分与部分之间合乎一定的数量关系。合乎一定比例关系，即比例恰当就是匀称。匀称的比例关系会使物体的形象具有严整、和谐之美。如我国古代山水画有所谓的"丈山、尺树、寸马、分人"之说，人物画也有所谓的"立七、坐五、蹲三"之说。在比例法则中，最被人们所推崇的是古希腊时期毕达哥拉斯学派提出的黄金分割，这是最能引起人们美感的比例，如今该法则广泛应用于建筑、雕塑、绘画等各领域。

4. 调和与对比　调和是指在事物的整体结构中，各形式因素基本保持同一格调、同一基色，使其相互联系、趋向一致，给人以协调、和谐感。如音乐中的和声，女士穿晚礼服配高跟鞋等都属调和。对比是指把相互对立因素结合在一起，在强烈反差中形成对比，给人以鲜明、醒目之感。如床头卡上患者青霉素过敏的红色标记，诗歌中的"朱门酒肉臭，路有冻死骨""接天莲叶无穷碧，映日荷花别样红""可怜身上衣正单，心忧炭贱愿天寒"等，都采用了对比的手法。

5. 节奏与韵律　节奏是指事物的运动过程或组合形式呈现出有规律反复的状态，具有平衡、有序、持久的审美特征。如日出日落、阴晴圆缺、四时更替是时间的节奏；起居有常、一日三餐、日作夜眠是日常生活的节奏；人的呼吸、心跳、新陈代谢是生命的节奏。韵律是在节奏的基础上形成的，但比节奏更富有情趣、神韵等感情色彩。可以说，节奏是韵律的条件，韵律是节奏的深化。如中药方剂歌诀诗词中的平仄、音韵、格律押韵和对仗，构成了方剂歌诀的韵味。

6. 多样与统一　这是形式美规律的高级法则。多样是指整体中各部分在形式上的差异性，体现整体中的个性特点。统一是指整体中各部分在形式上某些相同性和部分间的某种关联，体现构成部分间的共性。多样统一实际上是同中有异，异中求同，既摒弃了"一"的单调、刻板，又克服了"多"的杂乱无章、支离破碎。两者有机地整合，追求"不齐之齐""无秩序的秩序"。如医院的护理工作，虽然各科室承担的护理功能不同，但在护理部的管理下分工协作，统一成和谐的整体，使护理工作有条不紊地开展。多声部合唱，虽然各声部音色不同，但在指挥的调动下统一成和谐的整体，合唱时毫无杂乱之感，反而比单声部的演唱更动感、美妙。

二、美的基本范畴

由于美的现象与形态多种多样，美学家们对美的范畴的分类也各成一派。在这里我们介绍的是，按照美的表现形态分类，美的基本范畴可分为优美、崇高、悲剧与喜剧等不同类型。

（一）优美

优美是最早进入人类审美范畴的一种美的表现形态，是一种柔性、优雅、静态的美，其本质在于和谐。优美的美学特征表现在：其一，从形态上看，优美的事物往往偏于小巧，具有宁静、协调、轻盈、优雅的形象特征，体现出一切形式美的基本规律，给人以美的享受。其二，优美给审美主体的感受是温和轻柔的，能使人悦耳悦目，悦心悦意。其三，优美的事物其质地上的刚与柔矛盾不突出，其力度上的强与弱差异不明显，其内部各要素处于一种和谐状态。

（二）崇高

与优美不同，崇高是一种突出了主体与客体、人与自然、感性与理性的对立冲突，情感力度异常强烈，具有狂放、暴烈、无限、模糊、神秘等特性的审美类型。其本质是通过主客体的对立冲突，以揭示处于被否定地位的主体，转而征服、掌握客体的动态历史过程，以展示人的本质力量的伟大。崇高的美学特征表现在：其一，外在形式上，崇高的事物多具有巨大的形体，强健的力量和雄伟的气势。其二，心理效应上，崇高往往给人心灵上的震撼，令人惊心动魄、心潮澎湃，引人赞叹且催人奋进。

（三）悲剧

悲剧是指现实生活或艺术反映中，那些作为实践主体的肯定性社会力量，在具有必然性的社会矛盾冲突中，遭到不应有、但又不可避免的苦难或毁灭，从而引发悲痛、同情和奋发感受的一种审美形态及特性。悲剧的美学特征表现在：其一，悲剧人物通常是正面人物，或具有正面艺术的人物，且他们的不幸、痛苦与灭亡是由与非正义势力之间形成的矛盾冲突所造成的。其二，悲剧人物的失败或毁灭是悲剧的常态，即悲剧的结果是"非正义"压倒"正义"。其三，悲剧虽然以美的毁灭而告终，但却彰显了悲剧主人公顽强抗争的正面精神力量，并预示着落后势力、非正义力量终将没落，正义力量终将到来。因此，悲剧是通过美被毁灭的形式来达到肯定美，否定丑的目的。

（四）喜剧

喜剧的本质是以笑为手段，在美与丑的矛盾冲突中，通过表现对象的内容与形式、本质与现象的矛盾倒错所引起的不合情理，从而引起人们发笑，引导人们否定丑，肯定美，即喜剧是通过撕掉美的外衣来揭露丑的本质。喜剧的美学特征表现在：其一，引人发笑是喜剧最显著的特征。其二，喜剧的艺术特点是用倒错、荒谬、反差等诙谐可笑的形式来表现事物的深刻社会内容，即寓庄于谐。

第四节　护理美感
——悦耳目，悦心意，悦神志

美感，即人对美的感受。法国伟大的雕塑艺术大师罗丹说："美是到处都有的，对于我们的眼睛，不是缺少美，而是缺少发现。"同样，在护理学中怎样发现美、享受美是护理美学中值得研究的重要课题。

一、美感

（一）美感的含义

美感有广义和狭义两种含义。狭义的美感即审美感受，指的是审美主体在审美活动中所产生的一种美的主观体验或心理感受。广义的美感即审美意识，指的是审美主体所反映的审美意识的各个方面和各种表现形态，如审美感受、审美能力、审美观念、审美理想等。其中，审美感受构成了审美意识的基础和核心。

为什么有的事物能使人感觉到美，而有的事物不能使人感觉到美？美感的产生究竟需要具备哪些条件呢？概括起来，美感的产生需具备审美客体、审美主体和社会实践，三者缺一不可。审美客体即审美对象，它的感性形象是产生美感的必要条件，如果没有审美对象，也就不会发生审美活动，更不会产生美感。审美主体即具有审美能力的人，他必须具有完善的社会化审美感官和正常的心理机制，才能发现和识别审美对象，才能充分调动起各种心理能力，产生对审美对象的审美感受。美感的产生离不开社会实践活动，一个事物之所会成为审美对象，不仅在于其外在形式上的某种特性，还在于人们从可感知的形式中看到自己的本质力量，感受到了自己与所创造的生活之间的某种联系。因此，美感是建立在社会实践基础上对美的能动的反映。社会实践活动的扩大和发展促进了人类美感活动的扩大与发展，人类美感活动的发展也促进了实践活动向更高级、更自由的境界发展。

（二）美感的本质

美感是审美主体接触美的事物时，通过感知、想象、理解等认知活动后，产生的一种赏心悦目、怡情悦性的心理感受。由此可见，美感的本质是一种认识活动，但它又不同于一般的认识活动，这种认识活动是潜藏在情感活动之中的，情感体验始终贯穿在美感的认识活动的全过程。例如，面对一大片即将丰收的金黄色的麦田，我们会瞬间被其形象所吸引，然后浮想联翩，体会到农民辛勤的劳作，内心洋溢着丰收的喜悦。

（三）美感的特征

1. 直觉性　美感的直觉性是指审美主体在接受审美对象的刺激后，无需进行一番逻辑推理，即刻就能对审美对象美或不美做出判断。这是因为，一方面，美的事物具有形象性，这种形象直接作用于人的感觉器官，使人不假思索、不需推理就能判断事物的美丑。另一方面，人的感受是在具体、直观的形象刺激下产生的，故美感总是先通过事物的感性形象或直接表象而产生的。如泰山之美，光听别人或书本介绍是感受不到的，只有亲临其境，才能产生美感。值得注意的是，美感的直觉性并非完全由审美对象的形象引起，其中还包含着深刻的理性内容。这是在人类长期实践中积淀的结果，只不过直觉中的理性内容因不需经过周密思考，而往往朦胧多义，不容易说清楚。

2. 愉悦性　美感的愉悦性是美感直觉的深化和扩展。当我们面对美的事物时，总会从中看到自己的本质力量，体验到人的智慧与才能，从而产生一种情感上的愉悦，并从精神上感到自由、舒畅和愉悦。值得注意的是，美感的愉悦性并不等同于生理上的满足感或快感，它主要是精神上审美需要的满足，如攀登珠穆朗玛峰的过程可以说不能使人获得生理上的快感，甚至还存在着生命危险，但却有许多人热爱它，原因在于人们可以从中看到自身的勇气与力量，获得精神上的愉悦。由此可见，美感的愉悦性不仅包含着生理和心理需要，也包含着特殊的精神上的满足和享受，即美感是理智、意志和情感的统一。

3. 功利性　从主观上说，美感是非功利性的，但从客观上说，美感具有功利性。美感的功利性来源于审美对象的功利性所表现的社会生活内容。为什么原始人的洞穴壁画总是画野兽而不画植物？原始人的装饰品为什么是用兽牙、鸟羽？原因是他们认为这是战胜兽类、彰显自己力量、勇气与智慧的标志，从这里就可以看出社会功利性内容。随着社会的发展，从表面看美感似乎失去社会功利性，而实际上美感的功利性已在漫长的岁月中沉淀，成为美感的潜在内容。如对于形式美，我们很难说出这些几何线型的花纹究竟有什么含义，对社会有什么功用，只是觉得很美。实际上，这些抽象的线型是由远古图腾或与人类密切相关的事物逐步演化而来的，只不过这些早已潜藏在美感之中了。

二、护理美感

（一）护理美感的含义

与美感相对应，护理美感也有广义和狭义两种含义。广义的护理美感即护理审美意识，指的是护理审美意识活动的各个方面和各种表现形态，包括护理审美感受、护理审美能力、护理审美观念、护理审美理想等。狭义的护理美感，指的是护理审美主体在护理审美活动中因美的事物或行为而产生的有利于身心健康的审美感受。护理美感的产生需具备护理审美主体、护理审美客体和护理审美实践，三者缺一不可。

护理美感是护理审美主体在护理审美活动中接触到美的事物、美的行为时，通过感知、想象、理解等认知活动后，产生的一种赏心悦目、怡情悦性的心理感受。由此可见，护理美感的本质仍是一种认识活动。

（二）护理美感的特征

护理美感除了具有一般的美感特征外,还有着自己独有的特征。

1. 护理美感的个体功利性　护理审美主体可以从美好的护理形象、舒适的护理环境、完善的护理设施、娴熟的护理技术中获得美感。这些护理美感活动,一方面以其"悦目悦耳"的形式给护理审美主体带来感官上的愉悦,有益于机体生理功能的健康发展或康复;另一方面护理美感活动所带来的心理与精神愉悦能调节护理审美主体的各种心理功能,有益于心理保健;再者,护理美感活动能感染人、启发人、教育人,使人的情感得到净化,人格得到升华,完善和美化人的心灵,这些无不体现护理美感潜藏着个体功利性。此外,作为护理美感主体之一的护理工作者,对他们来说,良好的护理职业形象、娴熟的护理技术、舒适的护理环境等,既与护理工作任务的完成密切相关,又与护士的个人形象紧密相连。因此,在护理美感形成的过程中,护士总以最大的努力促成美感的实现,这种个体功利性是护理美感不同于其他美感的一个重要表现。

2. 护理美感的社会功利性　现代护理工作是一项预防疾病、缓解痛苦、恢复健康、促进健康的崇高事业,整个护理过程是一个战胜死神、战胜丑恶、发现美和创造美的过程。在这个过程中,护理工作者始终调动自己全部的情感和能力,来维护护理美的圣洁,并在对护理美的感受中向社会展现护理美的真谛,昭示着护理美的价值,使人们为护理美而陶醉,从而促进健康事业的发展。

3. 护理美感在护理审美主体与护理审美客体互动中孕育产生　护理审美活动与一般的审美活动不同。一般的审美活动大多是审美主体反映审美客体,主客体关系中,通常是主体是积极主动的,客体是消极被动的。而在护理审美活动中,审美的主客体可以都是人,护士可以从患者那里获得审美感受,患者也可以从护士身上感受美。因此,护理审美主客体之间的关系是积极、主动的,且相互影响、相互作用。

（三）护理美感的表现形式

1. 护理工作形式美　护理工作形式美主要指护理工作中能够直接观察到的美,包括护士容貌、体态、着装等外在形象美,护士在护理实践中体现医嘱内容、展示技术水平的感性美等。护理工作形式美可以给人以感官满足,让人感觉到护理工作的艺术美。

2. 护理环境美　护理环境美主要指与患者情感、情绪、康复治疗有关的环境因素,包括生理性环境美、心理性环境美和社会性环境美。良好的环境能够使患者在获得护理美感的同时也有利于患者疾病的康复,使护士在享受美的同时提高工作效率和质量。

3. 护理职业形象美　护理职业形象美是护理工作者在护理实践过程中所呈现出的具有职业特点的一种美,它是护理工作者内在美与外在美的有机统一所呈现出的美。美好的护理职业形象不仅有助于提升护理专业形象,也能潜移默化地美化患者的心灵,唤起患者对美好生活的追求,帮助患者树立战胜疾病的信心。

4. 护理创造美　护理是一项创造美的工作,它是护理工作者在感受美、鉴赏美的基础上,按照美的规律创造美的过程。护理创造美渗透在护理实践的各个环节,如护理人员运用美学原理与方法对自身形象与周围环境进行创造美;护理人员将艺术美运用于护理实践,创造出新型的护理治疗手段,促进患者的身心康复等。护理要在不断地实践发展过程中,不断创造美的事物,满足社会需要。

课堂互动

主题：我眼中的护理美

内容：护理美存在于护理工作的各个领域，请通过报刊、网络、医院见习等途径，收集护理工作中美的现象，感受其中的美。

方式：将收集到的护理美的素材编制成情景剧，在课堂上进行分组表演展示，然后相互评价。

第五节　护理审美与审美评价
——美不自美，因人而彰

一、护理审美概述

所谓审美，就是人（审美主体）通过感官对审美对象（审美客体）的体验与感受，并从中获取精神享受和启迪。护理审美是护理领域中的审美活动，是护理审美主体在护理实践中欣赏美、体会美和感悟美的过程，它有助于促进护理对象的身心健康，维护良好的护患关系，提升医院护理服务的品质。

（一）护理审美的概念

护理审美是指人们在参与护理实践的过程中，作为审美主体，能够按照美学的尺度，有意识、有目的地对审美客体进行认识、评价、判断和创造。它是客观的护理美在人们头脑中的能动反映，其最终目标是维护人的身心健康、促进人的身心舒适。

（二）护理审美主客体

1. 护理审美主体　护理审美主体是指在护理实践活动中，受社会文化和护理审美意识所支配，能以审美的态度看待护理领域中的各个现象，并具备审美欣赏和审美创造的能力去感受和创造护理美，以满足护理审美需求的人。护理审美主体具有以下两方面的特征：

（1）护理审美主体具有非单一性：护理审美主体除了护理人员外，还可以是患者、家属、社会公众、医护管理人员等。不同的护理审美主体会产生不同的审美需求、审美趣味和审美理想，如护理人员，在审美过程中，关注的是护理知识的运用情况、操作技能的熟练程度，而患者及家属，在审美过程中，更关注的是护士的仪表、语言、态度及护理环境质量，这比护理人员的专业技能更容易产生美感。

（2）护理审美主体必须具备护理审美能力、审美需求和审美理想：充当护理审美主体的人，首先应当对护理实践有基本的认知，且具备感受和鉴别护理美的能力，否则美好的护理现象摆在眼前也无法引起审美感受。其次，还需具备一定的护理审美需求与审美理想。因为，只有具备护理审美需求与审美理想的人才会关注护理实践活动中美的现象，才会做出合理的评价，从而产生护理美感。

2. 护理审美客体　护理审美客体是护理审美活动所指向的对象，是相对护理审美主体而言的。护理审美客体具有以下两方面的特征：

（1）具备护理美的特性：想要成为护理审美客体，最重要的是具备护理美的特性。护理美是在维护人体美和人的生命活动中所表现出来的综合美。因此，作为护理审美客体，要具备以维护人体美和生命美为宗旨的基本护理美学特性。

（2）具有多样性：护理审美客体可以是人、物，也可以是一种关系或精神，如护理人员、患者、护理仪器设备、病房环境设施、书籍、护理理论、护理人际关系、护理人员贴心的话语等。

3. 护理审美主客体的关系　护理审美主体与审美客体是一体的关系，主要表现在两个方面：其一，护理审美主体与客体是相互依存、相互建构的。护理审美主体的美感来源于护理实践中那些具备护理美且能引起美感的任何客观存在。没有护理审美客体，哪怕是具备了护理审美能力、审美需求的人也无法成为护理审美主体。同样，没有护理审美主体，那些具备护理美特性的客观也无法成为护理审美客体。其二，护理审美主、客体可以相互转化。当护理审美主客体是人时，便会出现角色相互转化的现象。如一位护士在为患者实施护理操作时，患者就会关注这位护士的仪表、语言、态度及操作技术的熟练程度等，此时患者是护理审美主体，护士成为护理审美客体。与此同时，护士也会关注患者的形象特征、情绪、精神面貌，护士会被患者不屈不挠与疾病作斗争的精神所感染，此时护士成为护理审美主体，患者则成为护理审美客体。

二、护理美的塑造与审美实践

护理美学是一门应用性学科，它不以哲学思辨的探讨为主，而是把主要的注意力放在护理实践领域，探讨整个护理实践领域中一切美的现象及其发生、发展和变化的规律，并探讨如何依照这种规律进行护理审美实践。因此，护理人员必须提高对护理美的认识，增进对护理美的心理与行为体验，热切地向往美、追求美和热爱美，并且在理论上和实践活动中不断地探索美和创造美。

（一）护理环境美

南丁格尔认为"环境是影响生命和有机体发展的所有外界因素的总和"。护理环境不仅是护士和护理对象活动的空间，同时还影响着人们的健康。此处的护理环境主要指病区内的物理环境。由于疾病因素，患者对病区内的环境的要求与日常要求会有所不同。因此，在护理工作中，护理人员塑造的病区环境美应符合安全、安静、整洁、舒适与色彩这五大要求。

1. 安全美　安全是每一个人的基本需求，而护理对象易产生对安全的危机感，护士应具备安全方面的敏锐性、相关知识和防范手段。病区布局上应有足够的私密空间，使护理对象能够保留有个人的隐私，如足够的床间距、床与床之间应有隔帘等，同时各种医疗护理生活设施完善，方便护理对象生活。病区管理中应消除一切不安全因素，避免各种因素导致意外损伤，杜绝医源性损害，完善安全设施，如设置符合卫生学要求的流水洗手设备等。

2. 安静美　护理对象休息场所的声响应控制在标准范围以内，尽量减少噪声所引起的烦躁、紧张等情绪。根据 WHO 规定的噪声标准，白天病区的噪声强度应控制在 35~40dB。适合人类生存的最佳声音环境为 15~45dB，60dB 以上的声音就会干扰人们的正常生活与工作，30dB 以上的噪声会干扰人的正常睡眠。为了控制噪声，医护人员应做到"四轻"，注意保持环境安静的教育和管理。有条件的医院，病区地面应采用软性材料铺设以减少噪声。病房窗外，有一定的隔离带，对于不同的科室可以种植不同的植物，在保持病室安静的同时达到很好的景观效果。

3. 整洁美　护理人员应为护理对象创造一个整洁的治疗休养环境。做到物品摆放有序,用后归位;病区内墙、地面、物品要定时、及时地进行湿式清扫;及时清除治疗护理后的废弃物及患者的排泄物;保持院区、病区、病室、床单位、工作人员以及护理对象的整洁,使护理对象舒适、安全。

4. 舒适美 病室内的温、湿度应保持在护理对象生理上感觉舒适的水平。环境温、湿度过高或过低都可影响患者健康。病房的朝向,一般是医护办公室朝北,病房朝南,使患者能接触更多的光线。病房采光应充分利用自然光,发挥阳光中紫外线的作用,净化室内空气,室内人工光源既要保证工作、生活照明,又不可影响护理对象休息。此外应根据情况采用开窗通风、加湿、空气调节等措施,使患者在舒适的医疗环境中接受治疗护理。

5. 色彩美 病区色彩应根据所收治护理对象的病种进行选择,但整体色彩应以淡雅为主,避免大片强烈色彩的刺激。不同的色彩使人产生不同的生理与心理感受。如红色可刺激和兴奋神经系统,促进血液循环,使人产生兴奋、喜悦之感;橙色能增进人的食欲,有利于改善消化系统,使人产生活泼、健康之感;紫色对运动神经及淋巴系统有抑制作用,能维持体内血钾的平衡,对高血压患者及孕妇有镇静作用;绿色可镇静神经系统,促进胃液分泌,帮助消化,并有助于消除疲劳,安抚情绪;黄色可刺激神经系统,有助于加强逻辑思维能力,让人感觉到由内向外蓬勃的生命力;蓝色有益于减轻患者紧张感和降低血压,对减轻头痛、头晕及失眠症状有一定效果;黑色的压抑及凝重感,可增加护理对象的痛苦和绝望心理,应注意避免使用。"色彩疗法"即在医院的墙壁、地板、天花板和用具都涂以适宜的颜色,构成良好的"视觉对比",以配合常规治疗方法和护理工作。

知识链接

颜色管理在护理管理中的应用

颜色管理(color management method)是指根据物品的"色彩"即可判定物品的属性、性质及特点的一种可视化的管理方法。颜色管理运用工作者对色彩的分辨能力和特有的联想力,将复杂的管理问题,简化成不同色彩,区分不同的程度,以直觉与目视的方法,以呈现问题的本质和问题改善的情况。目前,颜色管理在护理管理中的应用越来越广泛:护理级别、检伤分类、管道标示、药品管理、手术器械管理等。用颜色分类进行护理管理,可使护理工作场所物品管理定置好,贵重仪器、办公用品以及药品标识清晰,环境管理井然有序,从而提高护士的工作效率和服务质量,更好地保障患者的安全。

(二)护理人际美

护理人际美是指护士在社会生活或职业实践中所发生的人际、人群或公共关系活动,能使关系双方都获得美的享受,形成良好、和谐的关系状态。护理人际美主要表现在护患关系、医护关系和护际关系三个方面的关系交往中。其中,护患关系是护理人际关系中最重要的形式和内容。具体内容详见本书第九章。

(三)护士内在美

人的美是内在美与外在美的统一。内在美是指人内心世界的美,是人的精神、道德、情操、性格、学识等内在素质的具体体现。内在美是人的美的本质与核心,它比外在美所形成的美感更强烈、更持久、更深刻。俗话说"马的好坏不在鞍,人的美丑不在穿","鸟美在羽毛,人美在心灵","红颜不终老,青春不常住"。护士的内在美是塑造护士专业形象美的基础,它主要表现在气质美、性格美、品德美和素质美四个方面。

1. 气质美　气质是指个体表现在心理活动的强度、速度、灵活性与指向性的一种稳定的心理特征,可通过人们处理问题、人与人之间的相互交往显示出来。一个人的美感,可以从其外貌、服饰、体态等方面体会到,但真正的、持久的魅力却在于其特有的气质和人格魅力。护士的气质美应该是高洁的,即为了人类的健康奉献自己的一生,将解除患者的疾病当作自己义不容辞的责任和义务;护士的气质美应该是开朗的,无论患者的情绪怎样,护士都应该充满热情地出现在他们面前,因为护士热情开朗的气质能使患者受到积极的情绪感染,得到精神上美的享受;护士的气质美应该是沉稳的,即表现在护理操作时的动作稳重而灵巧,语言交流时的言辞得体而思路清晰,与人交往时的态度诚恳而直率。护士沉稳的气质能给患者带来安全感,稳定患者的心理状态,营造一个平和、安静的休息环境。

2. 性格美　护士适应并胜任护理工作,自身首先就要具备良好的职业性格。护士应具备的性格特征有富有同情心,即护士能对身心遭受着痛苦的患者产生同情;敏锐的观察力,即护士依靠自己精深的医学专业理论知识、丰富的临床护理经验、高度负责的态度和敏捷的思维能力,对临床工作中患者的病情变化、药物的疗效、护理效果等进行细心、敏锐的观察;积极勤奋,即在临床护理工作中,护士不仅要保持勤快和勤劳的工作态度,以应付繁杂、琐碎的护理工作,还能保持勤奋的学习态度,以应对日新月异的医疗护理技术;认真负责,即护士应认真、一丝不苟地做好护理工作,这既是对患者的生命负责,又是对自身的尊严负责;耐心细心,即在纷繁复杂的临床护理工作中,护士应细致入微地对待任何一项护理工作,以始终如一的态度对待"麻烦不断"的患者;诚实守信,即护理工作要求护士具备高度的工作自觉性和责任感,具备诚实的心灵,诚实地对待工作和护理对象;情绪稳定,即护理工作要求护士学会转移和消除来自社会、家庭、单位、工作等各方面的压力,保持热情、愉快、稳定的情绪,帮助患者保持乐观情绪,增强战胜疾病的信心;宽容大度,即护士应具有"容人"之雅量,"容事"之胸怀,以面对患者、家属、医生等人的无心之过;镇定果断,即护士应具备镇定果断的处事能力,以应对紧急突发状况。

3. 品德美　南丁格尔说:"我们要求妇女正直、诚实、庄重,没有这三条,就没有基础,则将一事无成。"护理工作要求护士必须具备高尚的道德修养、道德意识、道德情操。护理品德美是护理心灵美的基础,护理人员想要具有美好的心灵,首先要树立良好的职业道德、正确的世界观和价值观,培养高尚的情操和无私奉献的精神。

4. 素质美　素质是一个人通过后天的教育学习、实践锻炼而形成的生理、心理特征以及品德、智能、知识、思维方式、劳动态度、审美观念等方面的修养水平。护士素质是在一般素质基础上,结合护理专业的职业特点,对护理人员提出的特殊的素质要求。护士应具备的素质有政治思想素质,即具有拥护中国共产党,积极投身于社会主义建设的政治素质;具有正确人生观、价值观和道德情操的思想素质;具有热爱护理事业,有高尚的护理道德修养和忠于护理职业的职业道德素质。科学文化素质,即具备必要的人文和社会科学知识,以及其他的有关自然科学知识;具有现代管理学的基础知识,并能在临床护理工作中灵活运用;具备至少一门本专业需要的外语,以能满足自己工作的需要。专业素质,即具备基础文化、人文社科知识、基础医学和临床学知识、基础护理和专科护理知识、专业发展和某些新兴科学知识为一体的业务素质;具备精确熟练的护理操作技术、获取吸收护理有关信息的技能、独立或与他人共同进行护理科研的能力为一体的技能素质;具备良好的心理素质和强壮健康的身体素质。

(四)护士外在美

外在美是护理职业形象的外在表现形式,是塑造护理职业形象美的表现。外在美主要包括护士的容貌美、仪表美和仪态美。具体内容详见本书第六章。

(五)护理的群体形象美

护士在社会中是一个特定的职业群体,拥有整体的社会形象。护理专业形象指护士群体或个人在护理实践中的外表、思想、语言、行为、知识等的外在体现。护士群体形象在一定程度上是护理发展阶段和医院形象的标志和体现。护士的群体形象需要通过每位护士的言行举止、工作态度、服务质量等共同塑造,每位护士的一行一动都直接影响着社会对护理职业的总体评价。护理群体在群体内部要保持和谐关系,群体之间目标一致、配合协调,才能使护理群体以良好的外在形象和优雅的内在气质展现在社会面前,符合社会对理想护士角色的期盼,从而促进护理专业的不断发展。

1. 社会期望的角色形象 人们称护士是"白衣天使",即赋予护士美丽、温柔、善良的专业形象的期望,这种期望也寄托了人们在身患疾病时仍然对生活的热爱、对美的向往和期盼、追求。

2. 护理专业形象的目标 护理专业的目标是融自然科学与人文科学为一体的专业化护士,以自立、理性、科学、坚韧与柔性为一体的真善美的集合体。即"白衣天使"加学者、专家型护士。

3. 护理专业形象美的塑造 护理专业形象美的塑造是一个长期的系统工程,需要通过社会、专业生活环境和护士专业自我的良性互动等过程来实现。首先,通过教育,提高护士对美的感受,提高护士创造美的能力。其次,加强护士职业形象的塑造意识训练,爱护自身形象。再次,要护士树立高尚的职业情操和品德,进行护理专业知识相关训练,提高自身修养。

三、护理审美评价

护理审美评价是指人们在了解美的本质及美感形式过程的基础上,依据一定的审美标准,对护理活动的审美价值,包括自然和社会两方面的美与不美,以及美丑程度所做的一种判断。护理审美评价通过对护理工作内涵美的研究,找到美的客观规律,有助于塑造护士形象,提高医院管理水平,从而促进护理事业的不断发展。

(一)护理审美评价标准

护理审美标准有主观标准和客观标准之分。主观标准是审美主体依据自身的审美经验、审美趣味对审美客体所做的审美评价,有显著的个体差异性。客观标准是在长期的社会实践和护理审美实践中逐渐形成并不断完善起来的,被大多数人所认可的审美评价,概括起来有以下三个方面:

1. 求真 "真"是护理审美评价的前提。所谓"真"就是实事求是,是对象自身的变化发展规律,即客观世界及其所固有的规律性。护理实践的整个过程都是围绕对真的追求,以达到最佳的护理效果。如护理人员应熟练掌握和应用医学、护理知识,根据护理对象的健康需求和病情特点,采用护理程序的工作方法,为患者实施护理,这是护理实践中的科学美。在护理科研活动中,秉着实事求是、科学严谨的态度,来研究护理实践中出现的问题,从而不断地改进护理方法,提高护理质量,以达到更高境界的护理美。因此,一切脱离

"真"的护理，都将导致护理工作中差错事故的发生。那么，这样的护理也就没什么美可言了。

2. 求善　"善"是护理审美评价的道德标准。所谓"善"就是对人类、对社会有益。护理审美评价中的善主要指伦理道德，具体来说，就是护理人员必须具备的职业美德。它主要体现在护理人员对护理职业的真挚热爱和忠于职守，对患者专注的神情、诚恳的态度、关切的语言和体贴的行动，对同行的相互尊重和团结协作等方面，使人感受到护理活动本身的善与美，体会到白衣天使的圣洁与亲切。离开了善，哪怕护理人员具备美的外在形象和精湛的技术也是不够的，所产生的美感是缺乏生命力和灵性的残缺美。

3. 求美　"美"是护理审美评价的重要尺度。所谓"美"是指事物或行为表现出来的令人愉悦的外在形态，是"真"与"善"相统一的内容所表现出来的外在具体可感的美好形象。护理美是内在美与外在美的和谐统一，具体表现在以维护和塑造人体美为宗旨，将精湛准确的操作技术、有效实用的护理措施、优美温馨的护理环境浓缩于护士的言、行、技、形中，并同护理实践中展现出的感性美和创造美有机地结合起来，从而形成护理服务的整体美。

护理实践活动中，必须坚持"真"，具备"善"，体现"美"，这是护理美获得发展的基本准则。

（二）护理审美评价方式

在护理审美评价过程中，评价者会通过多种形式，从"感知-情感-理智"不同层次，由表及里地对护理实践活动中的美进行评价和鉴赏。

1. 审美注意　审美注意是指人在审美过程中对于特定审美对象的指向与集中，它是审美主体进行审美评价的第一步，容易引起人们审美注意的事物一般是整体上比较和谐或新奇独特。

2. 审美体验　审美体验是指客观事物的美带给审美评价者的一种切身的感受，包括审美感知、审美想象、审美理解、审美情感等心理因素。审美感知是审美感觉与知觉的统称，是人脑对直接作用于感觉器官的美好事物的反映。通过审美感知，大脑中会呈现出美好事物的表象，接着审美想象、理解、情感等更高级的心理活动就在此基础上产生了。审美想象是指审美主体在直接感知审美对象的基础上，调动过去的表象累积，丰富、完善以及创造新形象的心理过程。通过审美想象，审美主体可以把得到的审美感知变得更加深刻和充实，有利于美的欣赏。审美理解是人对客观事物的审美特征及其规律的领会和把握，它渗透在审美感知、想象、情感等过程中。审美理想可以使审美主体从审美对象的形式中把握审美对象的内容，领会审美对象蕴含的意义。审美情感是审美主体对审美对象产生的主观态度体验及身心变化，任何审美体验必定伴随情感的触动。

3. 审美品位　审美品位是在审美体验的基础上，对审美对象美的属性的剖析与玩味，是对美的整体意味与内涵的审视与反思。通过审美体验，审美主体已能从知觉层面上体验到护理美带来的直观美感，以及从情感层面上感受到护理美，而审美品位则从理智层面上达到对护理美的深层韵味与含义的理解与把握。

4. 审美评判　审美评判是在审美体验和审美品位的基础上，对客观事物的美丑与否所做的一种判定与评价。它是感性的审美体验与理性的审美品位结合、融汇的过程，在对审美对象全面的感知、深入的体验，反复的品味中，做出符合审美实际的评价。

笔记栏

知识链接

提高护理审美修养的前提与方式

约瑟夫·克奈尔是著名的自然教育家,他曾在大峡谷瀑布做过一个观察:在 150 名游客中只有 3 人对这举世罕见的奇观表现出浓厚的兴趣,凝望时间超过 30 秒钟,而其余游客大多只顾忙着摆弄相机,或同朋友聊天,然后径直回到车上,打道回府。人们对同样的景色会产生不同的感悟,有深有浅,原因就在于审美修养的不同。提高审美修养是我们步入美学境界的必由之路。

提高审美修养的前提首先是身心需求的满足。审美活动是一项精神活动,它满足的是人的精神需求。根据马斯洛的"需要层次理论",人们必须满足基本的生理、心理需求,才能实现更高层次的精神需要。可见,审美修养会受到生理、心理因素的制约。其次是需具备一定的文学艺术修养。若审美主体缺乏对文学艺术等相关知识的了解,就很难深入体会和享受到它所带来的审美愉悦,也就无法达到提高审美修养的效果。再者是需具备相应的美学基础理论。系统的美学基础理论知识有助于审美主体深入理解审美对象,自觉地进行审美教育和审美创造,实现审美修养。最后是丰富的生活经验。丰富的生活经验是审美感受的源泉,它有助于审美主体对审美对象的审美理解和审美想象,从而获得更多的审美感受。

如何提高护士的审美修养呢? 首先,在日常生活中,护士需经常性地进行审美关照活动。如学习美学及其相关理论,进行自然美、艺术美、社会美等的领略与感悟。其次,护士需有意识地进行审美实践活动。如护士可在临床实践中不断地发掘美、体悟美并创造美。

学习小结

1. 学习内容

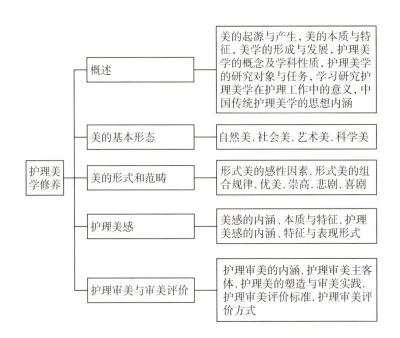

扫一扫，
测一测

2. 学习方法

本章通过课堂讲授、情境表演、课堂讨论等方式来学习美学基础理论、护理美学学科体系、护理美感、护理审美的内涵，理解学习研究护理美学在护理工作中的意义，学会在临床护理实践中感受美、鉴赏美、运用美和创造美，以不断地提高护理美学修养。

（张一敏）

复习思考题

1. 阐述美的本质与特征。

2. 结合护理审美的内涵，谈谈提升护理审美修养的途径有哪些。

3. 案例分析

第 36 届南丁格尔奖获得者黎秀芳女士为护理事业做出了重大贡献：她和她的同学张开秀创造性地提出"三级护理"理论、"三查七对"护理制度和"对抄钩对"护理操作规程；为给患者一个安静的休息、疗养环境，她们还提出了"保护性医疗制度"设想；在她的积极呼吁和建议下，中国人民解放军还首次建立了护士高级职称评定制度，并在解放军第二军医大学设立了护理系。

（1）结合本章的学习内容，谈谈黎秀芳事迹对你有什么启发。

（2）结合黎秀芳的事迹，谈谈如何塑造护士内在美。

4. 研究性学习思考题

请根据崇高这一审美范畴的本质与特征，以小组为单位，查阅文学作品、影视作品、新闻或访谈身边的护理人，以叙事故事+反思的形式解答"护理是一项崇高的事业"这一问题。

PPT 课件

◆◆◆ 第六章 ◆◆◆

护理礼仪修养

——不学礼，无以立

学习目标

1. 了解礼仪的含义、特性及功能。

2. 熟悉见面礼仪、电话礼仪、公共礼仪、涉外礼仪和求职礼仪在日常生活和工作中的运用。

3. 掌握护士仪表、体态和言谈礼仪在实际工作中的运用。

4. 提高礼仪修养，为塑造良好的护士职业形象奠定基础。

　　知礼懂礼、守礼行礼不仅能赢得他人和社会的尊重，同时也是提高护理服务质量，树立护理人员良好职业形象的重要条件。因此，加强护理人员的礼仪修养教育，已成为高等护理教育中必不可少的重要内容。

第一节　概　　述

——博学于文，约之以礼

　　中国是礼仪之邦，有着悠久灿烂的礼仪文化，礼仪文化是中国传统文化重要的组成部分。讲"礼"重"仪"是中华民族的优秀传统，丰富的礼仪文化是先人留给我们的宝贵文化遗产和精神财富。礼仪涉及我们生活的方方面面，让人类社会不断摆脱愚昧、野蛮、落后，逐步走向开化、文明和进步，它是衡量一个国家、一个民族文明进步的重要标志。

一、礼仪的概念与内涵

　　最早时的"礼"和"仪"是分开使用的。在古代典籍中，"礼"主要有三层意思：一是等级制度及与其相适应的礼节，二是尊敬和礼貌，三是礼物。"仪"在古汉语中也有三层含义：一是指容貌和外表，二是指礼节和仪式，三是指准则和法度。将"礼"与"仪"连用始于《诗经·小雅·楚茨》，"为宾为客，献酬交错，礼仪卒度，笑语卒获"。此外，《周礼》中也有关于礼仪的说法："凡国之大事，治其礼仪，以佐宗伯。凡国之小事，治其礼仪而掌其事。"

　　中国古代的"礼仪"从本质上讲是道德教化，它不仅指表面的形式，更主要的是指道德的内涵。礼仪是道德的重要内容，又是道德的重要表现形式。《礼记·礼器》说："三代之礼一也，民共由之。"这里的所谓"礼"，虽然主要指统治阶级的典章制度，但也包含了交际礼仪的成分。

在欧洲,"礼仪"一词最早见于法语的"étiquette",原意是"法庭上的通行证"。作为法庭,无论是在古代还是在现代,为了展示司法活动的威严性,保证审判活动能够合法、有序地进行,总是安排得庄严肃穆,并要求所有进入法庭的人员必须十分严格地遵守法庭纪律。

礼仪是指人们在社会交往中,相互之间为了表示尊重、敬意、友好、关心而约定俗成、共同遵守的行为规范和交往程序,是一个民族道德修养和文明程度的外在表现,通常体现为礼貌、礼节、仪表、仪式等具体形式。礼貌是指人与人之间和谐相处的意念和行为,是言谈举止对别人尊重与友好的体现。东汉经学家赵岐在《孟子章句》中对"礼貌"的注释为:"礼者,接之以礼也;貌者,颜色和顺,有乐贤之容。礼衰,不敬也;貌衰,不悦也。"礼节是人们在交际过程中逐渐形成的约定俗成的、惯用的各种行为规范的总和,是礼貌在语言、行为、仪态等方面的外在表现。对一个团队而言,礼节是整体礼貌的具体化和形象化;对个人来说,礼节是文化教养的外在化,如:得体的问候,不同场合的献花、握手、致意、迎送等,这是人们在正规或非正规交往中应用的具体规则;仪表是指个人的外表,包括仪容、形体、着装等;仪式是典礼的秩序形式,如升旗仪式等。

结合古今中外人们对于礼仪的认识和描述,我们可以给礼仪下这样一个定义:从广义上看,礼仪是一个社会的典章制度;从狭义上讲,所谓礼仪,指的是人们在社会交往中由于受历史传统、风俗习惯、宗教信仰、时代潮流等因素的影响而形成,既为人们所认同,又为人们所遵守,以建立和谐关系为目的的各种符合礼的精神和要求的行为准则或规范的总和。礼仪的上述定义主要表达了以下两层含义:

一层含义:礼仪是一种行为准则或规范。在社会实践中,礼仪首先表现为一些不成文的规矩、习惯,然后才逐渐上升为大家认可的、可以用语言、文字、动作进行准确描述和规定的行为准则,并成为人们有章可循、可以自觉学习和遵守的行为规范。

另一层含义:礼仪是实现社会和谐,使人际关系融洽的重要手段和途径。孔子云:"礼之用,和为贵。"讲究礼仪是为了实现社会交往各方的互相尊重,从而达到人与人之间关系的和谐。礼仪可以有效地展现施礼者和受礼者的教养、风度与魅力,它体现着一个人对他人和社会的认知水平、尊重程度,是一个人的学识、修养和价值观的外在表现。一个人只有在尊重他人的前提下,自己才会被他人尊重,也只有在这种互相尊重的过程中,人与人之间的和谐关系才会逐步建立起来。

二、礼仪的特性

礼仪是人们在漫长的社会实践中逐步形成、演变和发展的。其内容浩瀚纷繁,具有规范性、多样性、传承性、差异性和共同性等多种特性。

(一)规范性

礼仪是指人们在待人接物时必须遵守的行为规范,这种行为规范的形成不是人们抽象思维的结果,而是人们在社会实践中,特别是人际交往的实践中所形成的惯常行为模式。一方面,礼仪是一定社会或一定阶级的共同生活对人们的行为所提出的要求,这种要求是人们在长期反复的生活实践中形成,并通过某种风俗、习惯和传统的方式固定下来的;另一方面,它又是一定社会或一定阶级对这种社会要求和生活实践的认识,并通过思想家们把这种要求和认识集中概括出来,践行于人们的生活,便形成人们普遍遵循的行为准则。这种规范性不仅约束着人们在交际场合的言谈举止,使之合乎礼仪,而且也是人们在交际场合必须采用的一种"通行证",是衡量他人、判断自己是否自律、尊重他人的一种尺度。违反礼仪规范,则

笔记栏

构成失礼。

（二）多样性

社会生活的内容是丰富复杂的，每一位社会成员都要扮演多重社会角色。例如，一个人在家庭中是丈夫、是父亲，在单位是领导，去商店购物又成为顾客，到电影院是观众等。而人们在不同场合又有不同的人际关系，也就产生了各种不同的礼仪要求。因此，社会生活的多样性，决定了礼仪形式的丰富多彩。家庭生活中有夫妻之礼、父子之礼；社会交往中有各种社交礼仪；学校生活中有师生之礼、同学之礼；各种职业也都有自己的职业礼仪。此外，宗教礼仪、国际交往中的礼仪，也都是礼仪内容的重要组成部分。

（三）传承性

礼仪是一个国家、一个民族传统文化的重要组成部分。任何国家的礼仪都具有自己鲜明的民族特色，都是在其本国古代礼仪的基础上继承、发展起来的。礼仪是一个民族或一定地域的人们在长期的历史发展过程中逐渐形成并世代相传的文化传统，是人们心理习惯的积淀，这种积淀在人们心理上形成了一定的观念定势、价值标准定势，并通过实践活动表现出来。中国的礼仪文化从产生至今，经过几千年的传承和发展，不仅构成了中华民族精神文化的一个重要组成部分，同时也形成了中华民族自己的礼仪文化心理。这种礼仪文化心理是以反映中华民族文明水平、道德风貌和礼仪修养为本质特征的，是中华民族优秀礼仪文化的心理积淀。

（四）差异性

礼仪的差异性就是礼仪的民族性和地域性。由于各民族的文化传统、宗教信仰等方面存在差异，导致了礼仪规范的差异。即使是同一民族，在不同地区、不同国度，由于生存环境、文化氛围的不同，具体的礼仪规范也千差万别。这首先表现在同一礼仪形式在不同民族或不同地域有着不同的意义。如在阿拉伯地区，男性之间手拉手走路是一种友好和相互尊重的表示，但在美国却会被看成是同性恋者。在一些阿拉伯国家，女性严禁向丈夫以外的男人显露肌肤，妇女出门要身披长衣，头戴面纱，这被视为有教养、懂礼仪的表现，否则会被视为淫邪；而在许多西方国家，女性在男性面前展现身体的某些部位，并不失礼，相反，还会被视为对男性的尊重和性感的美。在日本，鞠躬礼被广泛使用，是尊敬对方的表示，而在有些国家，鞠躬是屈辱的象征。其次，礼仪的表现形式具有差异性。同样意义的礼仪在不同的民族、不同的地区，可能有不同的表现形式。如朋友相见，为表示欢迎和友好，有的握手，有的拥抱，有的亲吻，有的击掌。尽管形式多种多样，但其意义是一样的。再次，礼仪的差异性还表现为同一礼仪形式在不同场合、对不同对象有着不同的意义。同样是握手，男女之间力度就应有所不同，新老朋友之间亦应有差别。又如老人抚摸孩童的头，表示对孩童的关心和爱护。反之，孩童若抚摸老人的头则是极不礼貌的行为。

（五）共同性

礼仪的差异性并不否定礼仪的共同性。无论是交际礼仪、商务礼仪还是公关礼仪，都是人们在社会交往过程中形成并得到共同认可的行为规范。特别是现代社会，人们的交往范围日益扩大，交往频率日益加快，导致了礼仪向趋同的方向发展。如见面握手，打招呼用"您好"，各种庆典仪式、签字仪式等已成为世界性的通用礼仪形式。这种共同性，体现了人际关系中的共同需要，是人性对真、善、美的追求，是人类文明的重要组成部分。

三、礼仪的功能

礼仪是人类社会文明发展的产物，是人们社会交际活动的共同准则。加强礼仪教育，对提高自身的修养和素质，塑造良好的形象，扩大社会交往，促进事业成功都具有十分重要的作用。我国清代著名思想家颜元曾就礼仪的价值做过如下描述："国尚礼则国昌，家尚礼则家大，身有礼则身修，心有礼则心泰。"礼仪的功能是多方面的，主要表现在以下三个方面：

（一）礼仪具有塑造良好形象的功能

讲究礼仪有助于塑造良好的社会公众形象，包括国家形象、组织形象和个人形象。

一个国家在国际舞台上地位的高与低，在处理国际事务中能力的大与小，一方面取决于该国的经济实力，另一方面还取决于该国在国际上的整体形象。礼仪是树立国家良好形象的重要手段。在国际事务中，礼仪最突出的表现是无论问题有多严重，代表国家的个人行为都不能过激。最典型的表现是外交辞令的使用，不卑不亢是外交礼仪中的典型方式。

一个单位拥有良好的组织形象，犹如拥有了一笔无形的财富，为单位的生存、发展创造了便利，提高了社会地位。所谓组织形象，它主要可用"知名度"和"美誉度"两项指标来表示。知名度高并不意味美誉度高，它可以"誉满全球"，也可以"臭名远扬"，因而一个组织要拥有良好的组织形象，应当是知名度和美誉度并驾齐驱。

个人形象是指一个人通过自己的言谈举止在他人心目中树立起的对其个人的评价。个人在公众场合中的表现以及给公众留下的印象，就是自身的公众形象。良好的公众形象不仅是公民尊严和修养的体现，也是进一步发展各种社会关系的重要条件。一个人以何种形象呈现给公众，归根到底是由其在公众场合的具体作为决定的。要赢得他人的尊重，首先要尊重他人。举止得体、以礼待人，才能给人留下良好的印象，赢得公众的好感和尊重。

（二）礼仪具有促进人际交往的功能

马克思曾说"社会是人们交往作用的产物"。没有社交活动，人类的生活是不可想象的。礼仪就是人际交往的润滑剂，讲礼、守礼能促进人际交往。古人在这方面给我们留下了许多以礼结交、以礼待友的佳话，至今仍给人以深深的启迪。

知识链接

孔子尊师

公元前 521 年春，孔子得知他的学生南宫敬叔奉鲁国国君之命，要前往周朝京都洛阳去朝拜天子，觉得这是个向周朝守藏史老子请教"礼制"学识的好机会，于是征得鲁昭公的同意后，与南宫敬叔同行。到达京都的第二天，孔子便徒步前往守藏史府去拜望老子。正在书写《道德经》的老子听说誉满天下的孔丘前来求教，赶忙放下手中刀笔，整顿衣冠出迎。孔子见大门里出来一位年逾古稀、精神矍铄的老人，料想便是老子，急趋向前，恭恭敬敬地向老子行了弟子礼。进入大厅后，孔子再拜后才坐下来。老子问孔子为何事而来，孔子离座回答："我学识浅薄，对古代的'礼制'一无所知，特地向老师请教。"老子见孔子这样诚恳，便详细地抒发了自己的见解。

回到鲁国后，孔子的学生们请求他讲解老子的学识。孔子说："老子博古通今，通礼乐之源，明道德之归，确实是我的好老师。"同时还打比方赞扬老子，他说："鸟儿，我知道它能飞；鱼儿，我知道它能游；野兽，我知道它能跑。善跑的野兽我可以结网来逮住它，会游的鱼儿我可以用丝条缚在鱼钩来钓到它，高飞的鸟儿我可以用良箭把它射下来。至于龙，我却不知道它是如何乘风云而上天的。老子，其犹龙邪！"

参考资料：司马迁．史记·老庄申韩列传［M］．上海：上海古籍出版社，1986:247.

无论是一般性的私人交往，还是工作中的人际交往，都需要遵循和符合一定的礼仪规范。从心理学的角度讲，人际交往之初，由于交往的双方相互之间还不十分了解，因此不可避免地会彼此产生某种戒备心理或距离感。如果交往双方在交往之初都能做到施之以礼、还之以仪，则可以消除当事人之间的心理隔阂，拉近双方的距离。另一方面，每个人都有获得他人尊重的心理需求，而相互尊重又是良好人际交往的根本性条件。注重交往礼仪，无疑会增加对方的好感，从而为以后的进一步交往奠定良好的基础。中国古代的跪拜礼、作揖礼，现代的握手、微笑礼以及西方人见面的拥抱、亲吻礼等，无疑都是向对方表示友好的方式。初次见面的好感，往往成为以后双方能否继续交往、建立友谊的关键。

礼仪促使人们按照社会公认的行为模式去生活和交往，要求人们非礼勿视、非礼勿动，造就和谐统一的良好人际关系。俗话"良言一句三冬暖，恶语伤人六月寒"，说的就是这个道理。由于利益的冲突，人际交往中发生一些矛盾和纷争是不可避免的。出现矛盾纷争以后，首先应当发扬"礼让"的美德。如果不属于原则问题，当事双方应相互谦让以化解矛盾、平息事态。即便是原则性问题，也应以理服人，以礼感人。人们耳熟能详的"将相和"的典故便是一个古人讲究礼让、调解矛盾的典型例子。

（三）礼仪具有促进事业成功的功能

现代社会，无论是政治、经济、军事还是科学技术的竞争，归根结底是人才的素质竞争。而人的礼仪修养是人才素质的重要组成部分。人们在社会交往的举手投足之间，是否拥有礼仪，能否讲文明、懂礼貌，已成为衡量人们文明修养水平的尺度。

人类社会实质上是一个由种种复杂的社会关系所构成的网络体系，每一个组织或个人都需要经常面对和处理各种不同的社会关系，而礼仪正是建立、巩固和改善各种社会关系的基本要素之一。从一定意义上讲，能否妥善处理好这些关系，直接决定着事业的兴衰成败，大至国家大事，小至个人生活，无不如此。美国著名成人教育家卡耐基曾经说过这样一句话："一个人事业的成功，只有15%是由他的专业技术所决定，另外的85%则靠人际关系。"对于一个组织来讲，领导者礼贤下士无疑是网罗人才、谋取事业成功的重要条件；对个人来说，举止文明、待人有礼，无疑会赢得他人尊重，有利于个人事业的发展。历史上著名的"三顾茅庐"的故事，对此做了最好的注解。刘备的三顾之仪，至诚至义，令人感动。有感于刘备的知遇之恩，诸葛亮欣然出山，辅佐刘备成就了大业。可见，礼仪在事业成功中的作用是不可缺少的。

第二节　护士社交礼仪
——敬人者，人恒敬之

在人际交往中，礼仪既是人们行为的规范，又是人际关系的润滑剂。交际中的礼仪不仅可以展现一个人的风度和魅力，还体现了一个人的文化修养，是建立融洽人际关系的必要前提和重要条件，也是个人融入社会应具备的素质。护士为患者提供健康服务时，必须与患者及患者家属、其他参与健康服务的医护人员建立良好的合作关系。因此，注重护士社交礼仪修养，有助于护士顺利开展各项健康服务。

笔记栏

一、见面礼仪

见面是人际交往中不可或缺的环节。一般来讲，在交往双方见面过程中，以下五个具体环节必不可少：称呼、介绍、行礼、交换名片、交谈。

（一）称谓礼仪

称谓是指人们在日常交往中所采用的彼此之间的称呼语。在交际过程中，称谓是给人的第一印象，它不仅显示了对人的尊敬，同时也反映了一个人的自身教养。

1. 称谓的作用 称谓在人际交往中发挥着两个重要作用，一是表示尊重，二是明示距离。

（1）表示尊重：在人际交往中，尊重为本。使用尊称，意在向对方表示敬意。比如，面对一位老年人，我们应该称他（她）为老先生、老人家，而不应该称他（她）为老头子、老太婆。

（2）明示距离：在不同的情况下使用不同的称呼，往往表示着人际关系的不同。比如同事之间，虽然你和主任或护士长曾经是同学关系，但如果一起出现在病房，我们应该称呼他们为"某主任""某教授"或"某护士长"，以示尊重。但在没有外人的时候，可以同学相称。在称呼的问题上，一定要"看对象、分场合、讲规矩"。

2. 称谓的方式 在正式场合所使用的称呼大体有四类：行政职务、技术职称、职业称呼和泛尊称。

（1）行政职务：在较为正式的官方活动中，对国家干部或有明确职衔的人士，交往双方通常用行政职称。如陈院长、李校长、张经理等。

（2）技术职称：对某些领域内的权威人士，交往双方通常使用技术职称，暗示其在该领域的地位。比如王教授、苏总工程师、肖会计师等。

（3）职业称呼：有特定的职业可作敬称，以表示对其职业和劳动技能的尊重。如周老师、杜医生、陈护士、周律师等。

（4）泛尊称：实际上是对社会各界人士，在较为广泛的社交场合，都可以使用的表示尊重的称呼。如过去我国在彼此称谓中不分交往人的年龄、性别、职业、职务等，一概通称"同志"，随着改革开放已渐渐少用，而代之以"先生""女士""小姐"等国际通用的称谓。

除此之外还有亲属称呼、姓氏称呼等。一般对长辈多采用的敬称有大伯、大妈、叔叔、阿姨等。如果是长辈且又德高望重者，则称"姓+老"，如王老；若对方是同辈，常用"老+姓"称呼，如老沈；若对方比自己年龄小、身份低，则称"小+姓"，如小陈等。

3. 称谓礼仪中的注意点 在较为正式的场合，有些称呼是不能使用的。主要涉及以下几种。

（1）无称呼：对别人不加称呼，以"喂喂""哎哎"开头，是最令人不满的，易引起交往双方的交流障碍。

（2）替代性称呼：即非常规称呼代替正规性称呼。比如医护人员以床号替代患者的人名，或叫"下一个"等，都是失敬于人的表现。

（3）易误解的称呼："同志"是通用词，大多数情况下适合，但是有些情况下就不宜用。比如在香港，"同志"是同性恋的代名词，最好不要使用，容易引起误会。"师傅"本是对有手艺人的尊称，但如果我们把它泛称，就会造成交际双方情感上的障碍。比如在佛家寺庙林立的地方，称呼一位男士或女士"师傅"，有可能引起对方的不满。

（4）不恰当的称呼：在公众场合，不要以绰号、小名、昵称进行称呼对方，有对他人不尊敬、不礼貌之嫌，应该避免。

（二）介绍礼仪

介绍是指人们在交往中建立联系、增进了解的一种常见的方式，被称为"交际之桥"。常见的介绍方法有两种：一是自我介绍，二是为他人介绍。

1. 自我介绍　即向别人介绍自己，使对方认识自己。在人与人交往的过程中，第一印象常常是最深刻的，社会心理学中称之为"首因效应"，因此在自我介绍中务必运用好。

（1）适时的原则：即对方感兴趣时，对方有空闲时，对方有要求时。适时原则是指把握自我介绍的最佳时机。

（2）自我介绍的技巧：①内容真实而准确：一般情况下，自我介绍主要介绍自己的姓名、工作单位、身份，例如"我叫某某，是某某大学护理学院的老师"。如果对方表现出结识的兴趣，可以进一步介绍自己的学历、专长、兴趣和经历等。②态度要得体：在自我介绍时要表情自如、亲切、随和、举止稳重，显得落落大方，笑容可掬。③注意互动：自我介绍时要注意对方的感受，如果对方表现出无所谓的神情，应及时停止，多说无益。一般情况下，自我介绍应在一分钟内结束。④如果有可能，应先递名片再做自我介绍，可以加深印象。

2. 为他人介绍　又称第三者介绍，就是由第三者为彼此不相识的双方引见、介绍的一种方式。

（1）介绍的礼仪顺序：按照国际惯例必须遵守"尊者优先知情权"的规则，也就是说，在为他人做介绍时，首先要确定双方的身份、地位，然后由低向高作介绍。即：先对年长者、女士、身份高者、主人等进行称谓，以示对位高者的尊敬，将身份低者介绍给尊者，然后再将尊者介绍给身份低者。如"陈院长，这位是王主任"，然后介绍说"王主任，这位是陈院长"。

（2）介绍的姿势：为他人介绍时，态度要热情友好，不要厚此薄彼，应站于被介绍者的旁侧，身体上部微微倾向被介绍者，手势动作应文雅，手心朝上，四指并拢，拇指张开，举右手示意，并且眼神要随手势投向被介绍的对象，切不可用手指来指去，或眼手不协调，显得心不在焉。介绍时，除长者、尊者、女士可以微笑或略欠身致意外，一般均应起立，微笑致意，并做出礼貌性的回应，如："您好""认识您很高兴"之类的话语。若起立确实不便，可采用欠身微笑、点头等表示致意即可。

课堂互动

主题：如何为他人介绍

讨论内容：李同学的母亲来学校看他，路上遇到了班主任王老师，此时李同学应该如何进行双方介绍？

讨论方式：分组进行现场演示，然后相互评价。

（三）致意礼仪

见面行礼是交往双方为表示自己对对方的尊重、友好、关心与敬意。由于世界各民族长期以来所形成的习惯不同，以及宗教信仰的差异，因此，见面行礼也有所不同。有点头礼、致敬礼、脱帽礼、握手礼、拥抱礼、亲吻礼、鞠躬礼、合十礼、吻手礼、拱手礼、叩头礼、跪拜礼等。但最常用的是致意和握手。

1. 致意 致意即通常所说的打招呼,是日常交往中常见的一种见面礼。见面时互相致意,既是对对方的尊重和友善,又是彼此愿意继续交往的表示。

(1)致意的基本规则:一般情况下,致意的基本规则是男士应先向女士致意,年轻者先向年老者致意,下级先向上级致意。在西方社会,提倡"女士优先"原则,即不论年纪大小,通常女士是不轻易先向男士致意的,只有遇到上级、长辈、老师以及特别钦佩的人,女士才会率先向男士致意。

(2)致意的方式:比较常用的有以下几种。

1)点头致意:适用于近距离遇上的熟人,或遇上多人而无法一一问候之时。正确做法:头部向下轻轻点一下,同时面带笑容,不宜点头不止,点头的幅度不宜过大。

2)问候致意:问候是人们相见时用语言向对方表示致意的一种常见方式。问候致意应分不同情境,如:身份低者应主动向身份高者表示问候,初次见面可说:"您好!认识您很高兴。"朋友见面时可说:"好久不见了,您最近还好吧?"

3)挥手礼:最适合与距离较远的熟人打招呼。正确做法:右臂举起,向前方伸出,掌心向着对方,轻轻左右摆动一、两下即可。

4)拱手礼:是我国民间传统的会面礼,它适用于每逢佳节举行的团拜、向长辈祝寿、道别、致歉等,一般男士行此礼较多。正确做法:要求站立,左手握空拳在内,右手包左手,拱手齐眉,上下轻轻晃动两三下。拱手致意时,往往与寒暄语同时进行,如"恭喜、恭喜","后会有期","请多多关照"等。

5)鞠躬礼:鞠躬的意思是弯身行礼,是表示对他人敬重的一种郑重礼节。有两种方法:一种是最恭敬的鞠躬礼,即三鞠躬。正确做法:应脱帽,身体立正、目光平视,双手自然下垂,行礼时身体上部向前倾斜 15°~90°,弯腰的幅度越大,表示的敬重程度就越大,鞠躬后即恢复原态,连续三次。另一种是日常见面时使用,正确做法:首先应立正站好,双目凝视受礼者,面带微笑,男性双手分别置于双腿的正面,双手的指尖垂直至大腿的中部为止,女性右手叠放于左手上,然后上身前倾 15°~30°,目光向下,随即恢复原态。

6)合十礼:亦称合掌礼,在东南亚地区以及我国傣族聚居区,合十礼常为应用。正确做法:双手十指在胸前相对合,五指并拢向上,掌尖与鼻尖基本持平,双腿直立站稳,上身微欠低头,行此礼时,可以口诵祝词或问候对方,面带微笑。

7)拥抱礼:在西方,特别是欧美国家,拥抱礼是十分常见的见面礼和道别礼。正确做法:正规的拥抱礼,要求两人正面相对站立,各自举起右臂,将右手搭在对方的左肩后面,左手扶住对方右腰后侧,首先向对方左侧拥抱,然后向对方右侧拥抱,最后再一次向对方左侧拥抱。

8)吻礼:是西方国家常用的见面礼,行吻礼有严格的规定,根据辈分、身份的不同,亲吻的部位也有所不同。正确做法:长辈吻晚辈,应吻额头;晚辈吻长辈,应吻下颌或面颊;平辈如兄弟姐妹之间,只是脸颊相贴;夫妻与恋人之间吻嘴;男性与已婚妇女应吻手。

2. 握手礼 握手的动作虽然简单,但却蕴含着复杂的礼仪细节。在人际交往中,它不仅用于见面致意和告辞道别,而且在不同场合、不同情况中表示支持、信任、鼓励、祝贺、安慰、道谢等各种意思。如与成功者握手表示祝贺,与失败者握手表示理解,与悲伤者握手表示慰问等。握手是沟通心灵、交流情感的一种行之有效的方式。

(1)握手的标准姿势:双方距离约 1m 左右,面向对方而立,上身略微前倾伸出右手,手掌与地面垂直,四指并拢,拇指张开与对方相握,稍稍用力一握,并亲切地说:"您好",握手的持续时间一般为1~3秒。

(2)握手的顺序:一般而言,伸手的顺序是尊者居前。如上级与下级握手,应由上级先伸出手来;长辈与晚辈握手时,应由长辈先伸出手来;男女握手,应由女士先伸出手来。作为下级、晚辈、客人、男士应先问候,见对方伸出手后再伸手与他人相握。朋友、平辈见面时先伸出手者则表现出更有礼貌。

(3)握手的注意事项:①礼貌得体的握手,手应该是洁净的,否则会给对方以不舒服或不愉快的感觉;②握手前一定要先摘下手套,实在来不及的话,应该向对方道歉,只有女士在社交场合穿礼服,带着薄纱手套与人握手时可以不脱去手套;③握手的力度要得当,过轻或过重都不适宜;④握手的时间不宜过长,尤其是握异性或初次见面者的手长久不放,让人感到有些虚情假意,甚至会被怀疑为“想占便宜”;⑤不要在握手时将另一只手插在衣袋里;⑥握手时应望着对方的眼睛,面带微笑,不要面无表情,或东张西望,甚至忙于跟其他人打招呼,这些表现都是极不礼貌的;⑦在与众多人握手时,应先近后远,男士若先伸手,女士不要回避,应当大方得体;⑧不要用左手与他人握手,尤其是与阿拉伯人、印度人打交道时要牢记此点,因为他们认为左手是不洁的。

(四)名片介绍

名片是当代社会人际交往中一种常用的介绍性媒介物,其功能是自我介绍和保持后期的联络。名片的内容一般包括本人姓名、职位或职称、单位及联系方式,不宜提供私宅电话号码。在人际交往中,正确得体地使用名片,是社交礼仪的基本要求。

1. 递送名片 一般情况下,是地位低者先将名片递给地位高者。在不了解对方的身份地位时,应主动将自己的名片递上去。递送名片时,态度要端庄得体、落落大方,眼睛正视对方,用双手或右手将名片正面交给对方,切不可以左手递交名片。将名片递给他人时,口头应有所表示,可以说“请多多指教”“请多关照”“今后常联系”等。

2. 接受他人的名片 如他人表示要递名片给自己或交换名片时,接受者应立即停止手中所做的事情,起身站立,面含微笑,目视对方,双手接过,并说道“谢谢”。接过名片,首先要看一看,这一点至关重要,一方面以示尊重,另一方面可了解对方的身份地位。接受的名片应认真收藏,可以把名片放进上衣口袋里或放入名片夹中,也可以暂时摆在桌面上。切忌在接过他人名片后,看也不看,随便一扔,或拿在手里折叠,或弃置桌上,或装入后裤兜里,这些都是失礼的表现。

3. 索取他人的名片 最好不要向他人索取名片,如有需要,也不宜直言相告,而应采用以下的方式:主动递上本人名片,此所谓“将欲取之,必先与之”。或询问对方:“今后如何向您请教?”“今后怎样与您联系?”

4. 婉拒他人索取名片 当他人索取本人名片,而不想给对方时,不宜直截了当地回绝,应以婉转的方式表达此意。可以说“对不起,我忘了带名片”,或者说“抱歉,我的名片用完了”。若本人没有名片而又不想说明时,也可以用上述方法委婉地表述。

二、通信礼仪

人们在公务活动和人际交往中普遍使用现代通信设备及交流软件,人们通过通信方式联系工作和传递情感,方便快捷的交流方式给人们带来全新的体验与感受。在人们使用通信设备和交流软件时,虽然不是面对面的交流,但通过文字、声音、语气、语调,都能够反映一个人的礼仪修养,因此,在使用现代通信设备和软件时应该遵守相应的礼仪规范。

（一）电话礼仪

在日常生活里，电话已成为现代人不可缺少的交往工具。在使用电话时一定要维护好自己的"电话形象"，自觉遵守电话礼仪规则。

1. 打电话礼仪　拨打电话的礼仪主要涉及以下几点：

（1）时间适宜：拨打电话首先要掌握好时间，应考虑两个时间问题。其一，何时打电话是最佳时间，其二是通话多久为宜。

1）时机：一般打电话最佳时间是双方预约的时间或者是对方方便的时间，除特殊情况外，尽量不要在他人休息时间内打电话。一般不在早晨七点以前和晚上十点以后打电话，以免影响他人的休息；公务电话最好在工作时间内，尽量不要打入家中，尤其是在节假日去麻烦别人；另外在国际交往中，应注意了解当地的时间差，尽可能避开对方晚上休息的时间，否则会骚扰他人。

2）时间：通话时间不宜过长，尽量遵守"三分钟原则"，应做到长话短说，废话少说，尤其在工作时间内。

（2）内容规范：电话接通后，开头语"您好"，然后证实一下自己打电话的单位。确认后，再告诉要找的人。电话打错时应向对方表示歉意，切不可一言不发就挂断电话，这是极为不礼貌的行为。

（3）语气得体：通话时语气友善平和，不要咄咄逼人，语速要适当放慢，语音不宜过高。在通话时，电话忽然中断，应主动打过去，并说明刚才电话断了，请原谅。不要不了了之，或等待对方打过来。

（4）结束规范：在准备终止通话时，要说些客套的结束语，如"拜托了""麻烦您了""打扰您了""谢谢""再见"等礼貌用语，然后确认对方挂断后，方可轻轻挂上话筒，使自己在整个通话中不失礼节。

2. 接电话礼仪　在整个通话过程中，受话人虽然处于被动地位，但也必须遵守一定的礼仪规范。

（1）接听及时：在电话礼仪中有一条"铃响不过三"的原则。一般为铃响两声拿起电话最为适宜，不要让电话铃响多次，才慢慢腾腾地去接电话。若遇特殊原因致使铃响过久才接电话，须在通话前向对方表示歉意。

（2）应对谦和：

1）接听电话时首先应礼貌地说一声"您好"，然后自报家门，再问找哪一位。如果接到误打的电话，不要责怪对方，应礼貌地告之"您打错了"，若有可能，应向对方提供帮助。

2）如果打来的电话是找别人的应说"请您稍等"，放下话筒去找人时，不可以大声喊叫，更不能表现出不耐烦，顺口告之"不在"。

3）通话时，不论是何种情况，都应聚精会神地接听，不能表现出心不在焉或心烦，若有特殊情况应向对方说明原因表示歉意，并另约时间，由自己主动打过去。

4）接听的电话如果内容重要，应做好记录，并及时传达。记录时需注意以下内容：姓名、单位、通话内容要点、是否需要回复，主要信息最好向对方复述一遍，以确保正确。

5）如果通话中因故中断，要等对方再次打入。

6）当通话结束时，通常是位高者先挂机。即和上级领导、长辈通电话时，上级领导、长辈先挂机；客人来电时，客人先挂机；两人地位相似时，主叫先挂机，要礼貌地道一声"再见"，然后将话筒轻轻放下。

（二）手机礼仪

随着通信技术的发展，手机的使用已经越来越普遍了。使用手机时除了要遵循电话礼仪外，还应注意手机礼仪规范。

1. 遵守规定 在禁用手机的场合，如飞机上、课堂上、考场里，应将手机关机。

2. 文明使用 手机使用时不要影响他人，比如在会场、电影院等，应将手机调为振动模式，必要时关机。如遇特殊情况必须接听（某些岗位必须保持手机通畅），最好离席接听。当和重要人物交谈时，不妨当面关机，以示对对方的尊重。在公共场合接听手机时不要高声喧哗。发手机短信前，应仔细检查有没有错别字，以免失礼；发短信时，应署上对方和本人的姓名，署上对方的姓名或称呼是为了表示尊重对方，署上自己的姓名是为了说明信息的出处。与他人交谈过程中，应避免收、发短信。不能制造和扩散不文明、违法乱纪、有碍国家安全的信息，以及低级趣味、耸人听闻的信息。

3. 合理放置 手机放置的位置，从形象的角度出发，适宜放在随身携带的包内，放在口袋里、挂在脖子上或别在腰上的做法在正式的社交场合都不太适宜。

4. 短信礼仪 要认真编写和转发短信内容，包括礼貌称谓和署名。因为这些内容反映了你的思想水平和礼仪修养，同时要让对方知道发送信息人是谁。在使用短信时要慎重，因为发出的不得当的信息是无法撤回的。

（三）电子邮件礼仪

电子邮件经济、方便、快捷，是现代社会里公务活动和人际交往中使用非常普遍的通信方式之一。电子邮件通常是通过信件和附件的方式来传达信息，电子邮件可以反映出一个人的文化修养，因此，编辑邮件有着相应的礼仪规范。

1. 准确撰写 电子邮件的主题要明确，在主题栏中注明，让收件人一目了然。电子邮件按照书信格式撰写，要有礼貌称谓、署名和时间。文字内容的表达要准确、简洁和清晰，使用礼貌用语，没有错误的信息资料、错别字和拼写。

2. 正确使用 在收件人栏中不要写太多人，因为有可能被系统认作"垃圾邮件"而直接转入"垃圾邮件夹"中，收件人不易看到。在传送多个文件或图片时使用压缩包发送。电子邮件一旦发出不可以撤回，所以发送邮件前需要仔细核对收件人信息、邮件内容，确认无误后再发送。

3. 安全使用 遵守相应的法律规定，安全使用电子邮件。在网络空间同样要遵守知识产权和法律法规，如不散布谣言，不泄露国家及单位的涉密内容。

4. 及时回复 每天查看电子邮件并及时回复。对有价值的邮件可下载保存，不需要的邮件要删除，以免堆积，影响有效阅读邮件。

（四）微博、微信及 QQ 礼仪

微博作为简短实时的广播式社交网络平台，具有简单方便、内容多元、传播迅速、交互性强、内容开放等特点。微信、QQ 是现代日常生活中最常用的社交软件。为了构建法治、和谐、健康的网络环境，在使用微信、QQ 和微博时必须遵守相应的礼仪规范。

1. 遵守法律法规 微博、微信及 QQ 用户有发布信息的权利，但是在公共平台上发布信息时应该遵守国家的法律法规，不可发布危害国家及社会安全、扰乱社会秩序、人身攻击及侵犯公民隐私、淫秽色情、诈骗等信息。

2. 遵守文明公约 作为网络社交平台，大家要遵守文明公约，要相互尊重、相互理解。

不可为泄私愤,在网络上发布不实或断章取义的信息。不在网络上发布能够引起公众不适、恶性刺激图片和文字。接收者要能明辨真伪,不传播虚假信息及谣言。不发送垃圾广告和信息。

三、公共礼仪

人们在社会生活中遵守公共场所的礼仪,不仅体现了一个人的基本礼仪素养和公共道德意识,也反映了一个民族、一个国家的精神文明程度。

（一）交通礼仪

行路、乘车是每一个现代人不可或缺的社会活动,遵守交通礼仪不仅表现出个人的礼仪修养风范,同时也是交通安全的基本保障。

1. 行路

（1）行路的基本规则:两人同行,前尊后卑,右为大、左为小。因此,当和长者、尊者、女士一起走路时,应注意走在其后、其左,以表示对长者、尊者和女士的尊重。但在进出门口或黑暗区域时,则应先行。如果是三人行,则是尊者居中,右边次之,左边再次之。上下楼梯应遵循右上右下的原则。如是护士引导患者进入陌生区域,应是护士在左前,并随时注意患者的跟随状况。

（2）行路时应注意的问题:注意文明礼貌,行路时应遵守交通规则和社会公德,注意安全。遇到车辆要安全礼让,不能抢行;过马路应走人行横道,遇车辆让行时应尽可能快速通过;如和老人、儿童一起行走,应扶老携幼,担负起照顾他们的责任;青年男女在街上行走时应让女子走在里面,男子走在靠街心的一边,以防不测;路遇熟人应主动打招呼,如需在路上交谈,应尽量站在路边,不要妨碍他人通过;如需问路,首先应礼貌地和他人打招呼,然后用请教的口吻发问,不论对方是否指路,都应致谢。

2. 乘车　乘坐不同类型的汽车,其座次尊卑的规则亦不尽相同,要注意乘车礼仪。

（1）公共汽车:在公共汽车上,座次尊卑的一般规则是:前位高于后位,右位高于左位;距离前门越近,其座次往往越高。

（2）火车:火车的座次常规是:离火车头越近的车厢,其位次便越高。卧铺则以下铺高于中铺,中铺高于上铺。在同一排座位中,以临窗者为上座,以临通道者为下座。

（3）轿车:轿车座次的常规是右座高于左座,后座高于前座。以一辆双排五座的轿车为例,车上座次的尊卑自高而低依次为:后排右座,后排左座,后排中座,前排副驾驶座。在公务活动中,前排副驾驶座通常被称为是"随员座"。一般此座应由秘书、译员、警卫或助手就座,而不宜请客人就座,但如果是主人亲自驾车,客人在副驾驶座上与主人是"平起平坐",这是合乎礼仪的。

（4）乘车应注意的问题:乘坐公共交通工具,有时人多拥挤,应讲文明礼貌,遵守秩序,排队上车,尤其对于老人、妇女、儿童及孕妇等,应注意礼让,并主动为其让座。恋人在公共汽车上,不要过分亲昵,否则有失风雅。女士穿裙装出入轿车时,应先站在座位边上,把身体降低,让臀部先坐到座位上,再将双脚一起收入车内,双膝始终保持并拢的姿势。下车亦如此,先在座位上转身,将双脚同时踏到地面上,再起身走出车外。

3. 乘飞机　乘飞机时需遵守航空公司的相关规定。在登机前配合工作人员办理登机手续,登机后应对号入座,不要在通道上停留。随身携带的小件物品,应整齐地放置于行李架内,如果行李架已满,可请机务人员帮忙解决。在机务人员介绍安全知识时,应注意聆听,并按要求做好。机务人员送来报刊、食物、饮料时，应及时接住并道谢。机内与人交谈要压低声音，不要打闹嬉笑。出入座位时，应向受影响的人说"借过""劳驾""谢谢"。飞机开始降落时，不要忙着起身，要等飞机完全停稳后再取行李，有序地随队而行。下飞机前，应礼貌地向机务人员说"谢谢""再见"。

（二）乘电梯礼仪

现代的商场、宾馆及高楼都装有电梯，在乘坐电梯的过程中应注意礼仪规范。

1. 乘电梯的基本规则　如为无人控制电梯，作为陪同人员应做到先入、后出。正确做法是：陪同人员先到电梯处按升降钮等待电梯，电梯门开以后，陪同人员先进入电梯，并用手按住电梯内的开关钮，选择好楼层，引导被陪同人员进入电梯，确认安全后关门。到了目的地，陪同人员按住开关钮，用手势引导被陪同人员先出电梯，等全部人员都安全出电梯了，再走出电梯。如为有人控制的电梯，陪同人员应后入、后出。正确做法是：电梯门开后，陪同人员用手势请被陪同人员入电梯，最后是陪同人员进入，如遇电梯超载，应主动退出。到了目的地电梯门开后，陪同人员先用手势请被陪同人员出电梯，然后再引导被陪同人员到达目的地。

2. 乘电梯应注意的问题　电梯是一个相对狭小和密闭的空间，人与人之间的距离被迫缩小了，难免会产生紧迫感，因此更应遵守礼仪规范。乘坐电梯时应一律面向电梯门口，避免"面面相觑"而引起的尴尬；电梯内如发生超载，后面进来的人应主动退出，避免僵持状态；进入电梯后尽可能保持站立不动，不要左顾右盼；走出比较拥挤的电梯，应说"谢谢借过"；不得在电梯内高声喧哗，即使错过了楼层；不得用肢体阻挡电梯门的开、关；如遇患者乘坐电梯，应主动礼让。如是自动扶梯，上、下自动扶梯都应站立在扶梯的右侧，空出左侧空间用作紧急情况下的"绿色通道"。

第三节　护士职业礼仪
——仁之发处自是爱

护士职业礼仪是护理工作者在进行医疗护理和健康服务过程中需自觉遵守的行为规范和准则，它既是护理工作者修养素质的外在表现，又是护理人员职业道德的具体表现，同时也体现出对患者的尊重和人文关怀。一般包括护士仪表礼仪、举止礼仪、言谈礼仪等。

一、护士仪表礼仪

护士的仪表礼仪是指护理人员在工作中对自己的仪表进行必要的修饰与维护，以示对他人的尊重。护理人员的仪表应端庄、文雅、自然、大方，给人留下亲切、温和、仁爱的"白衣天使"的美丽形象，具体包括以下几方面：

（一）护士仪容礼仪

在仪表礼仪当中，仪容美是重中之重，它有三层含义：仪容的自然美、仪容的修饰美、仪容的内在美。而在这三者之间，仪容的自然美是人们的心愿，仪容的内在美是最高的境界，而仪容的修饰美则是仪容礼仪美的重点。由于护理工作的特殊性，要求护士将内在的美与外在的美融为一体，具体要求是健康端庄的面貌、整洁简约的发式、自然传神的表情、恰到好处的化妆修饰以及高尚的职业道德修养。保持良好的仪容，是护士维护自身形象和护理职业形象美的关键。

1. 整洁　要做到仪容的干净整洁,重要的是需要长年累月坚持不懈地进行以下仪容细节的修饰工作:包括面部、口腔、头发、手的清洁。

（1）面部的清洁:每天早晚洗脸,清除附着在面部的污垢、汗渍等不洁之物。正确的洗脸方法有助于保持皮肤的弹性,促进血液循环和新陈代谢的正常进行。具体步骤有:用温水湿润脸部,将适量的洗面奶由下颌向上揉搓,用无名指和中指打圈,经过鼻翼两侧至眼眶处正反打圈,然后从上额至颧骨下颌部位反复打圈,从颈部至左右耳根反复多次,包括颈部和耳根。这是借助于光滑的洗面奶以达到对皮肤的按摩作用。再用温水冲净洗面奶后,用凉水再次冲洗干净。在清洗过程中不要忽略眼角、鼻腔、耳部的清洁。

（2）口腔的清洁:养成每日早晚刷牙,饭后漱口的习惯,注意保持口腔清洁与口气清新。每日清晨空腹饮一杯淡盐水,平时多以淡茶水漱口,可以清除口腔中的异味,如有龋齿及其他的口腔疾患应及时治疗。护理人员工作之前不要吃葱、蒜等有强烈异味的食物。还应注意口周的残余物,如唾液、食物残渣等。

（3）头发的清洁:保持头发的清洁,也是文明交往的需要。注意头发不能有异味,可以根据自身头发的性质、季节、环境及个人的特点来掌握洗发的时间,定期进行养护。头皮屑过多时应选用去头屑洗发剂,并随时留意,不要让上衣和背上落有头皮屑,否则,会给人以不洁的印象。

（4）手的清洁与护理:护士手的清洁非常重要。手的清洁与否能反映一个人的修养与卫生习惯,同时能减少交叉感染的机会。当护士进行治疗和护理时,患者不免会看到护士的手,因此护士手的形象与其整体形象有着密切联系。护士应养成操作前后认真洗手的习惯,注意及时修剪指甲,长指甲不利于护理工作,也容易给人矫揉造作的感觉。由于护士在工作中频繁地洗手和使用消毒剂,容易损伤手部皮肤,可适时涂抹护手霜进行手部按摩和手部运动。

2. 护肤　护肤是仪容美的关键。正常健康的皮肤具有光泽、且柔软、细腻、富有弹性;而当病态或衰老的时候,其皮肤就会失去光泽和弹性,出现皱纹和色斑。定期对皮肤进行护理和保养,有助于保持皮肤的青春活力。

（1）皮肤的保养:皮肤一般分为干性皮肤、中性皮肤和油性皮肤。对不同类型的皮肤需要进行不同方法的护理和保养:①干性皮肤红白细嫩,油脂分泌较少,经不起风吹日晒,对外界的刺激非常敏感,极易出现色素沉着和皱纹,对于这种皮肤,每天洗脸的时候,在水中加入少许蜂蜜,湿润整个面部,用手拍干;②中性皮肤比较润泽细嫩,对外界的刺激不太敏感,这种皮肤比较容易护理,可以在晚上用水洗脸后,再用热水捂脸片刻,然后轻轻摸干;③油性皮肤肤色较深,毛孔粗大,油光满面,易生痤疮等皮脂性皮肤病,但适应性强,不易显皱,洗脸时可以在热水中加入少许白醋,以便有效去除皮肤上过多的皮脂、皮屑和尘埃,使皮肤有光泽和弹性。

（2）皮肤的保健:精神愉快是最好的美容保健方法,经常微笑,能使面部肌肉舒展活动,皮肤的新陈代谢加快,从而促进局部血液循环,增强皮肤弹性。充足的睡眠是美容保健不可缺少的条件,在睡眠状态下,人体的器官能自动修整,皮肤可以得到更多的养分,睡眠充足,才能精神振作,容光焕发。合理的饮食是美容保健的根本,在日常生活中应注意饮食的调配,多食用富含维生素的食物,少食刺激性食物。

3. 化妆　护士工作妆应遵循淡雅自然、协调得体、扬长避短的原则。

（1）化妆的程序:化妆的基本程序可分为七个步骤:洁面、护肤;上粉底;画眼线、涂眼影、刷睫毛;修眉、描眉;画唇线、涂口红或唇膏;上腮红;检查。

（2）化妆礼仪中的注意事项:化妆是仪容修饰的一种高级方法,是职业人士知"礼"的外在表现,在化妆过程中应注意遵循基本的礼仪规范:①体现职业的特点、忌离奇出众:护士在工作时应淡妆上岗,妆容自然柔美、大方得体,切不可脱离护士的角色定位,否则将有损职业形象和个人形象;②不要当众化妆:无论是在办公室、护理站还是其他社交场所化妆都是不合适的,在众目睽睽下化妆显得很不文雅;③不借用他人化妆品:借用他人的化妆品,既不卫生也不礼貌,故应避免;④不评论他人的妆容:化妆是一种私人行为,切忌自以为是地加以评论或非议,也不应冒失地打探他人的化妆品;⑤不使妆容残缺:在化妆后应及时自查,防止妆容出现残缺,在出汗或用餐后应及时补妆;⑥临睡前彻底卸妆:化妆品对皮肤有一定程度的损害,不要让化妆品留在面部过夜,临睡前应彻底卸妆并对皮肤进行保养。

4. 发型　发型是构成仪容的重要内容。护士的头发修饰更是展现护士优雅气质、突出职业魅力的形式之一,美观的发型能给人一种整洁、庄重、文雅的感觉。

（1）脸型与发型:每个人的脸型不可能都长得很标准,可以借助于发型来修饰脸型:①椭圆形脸:又称鹅蛋脸,是东方女性非常推崇的标准脸型,任何发型与其相配,都能达到很好的效果;②圆形脸:双颊较宽,接近于孩童脸,发型选择时应避免圆形线条的过多重复,可选择头前部或顶部略半隆的发式,利用头发遮住两颊,使脸颊宽度减少,可以在视觉上冲淡脸圆的感觉,圆形脸的人尤其适合梳纵向线条的垂直向下的发型或是盘发,使人显得挺拔而秀气;③长形脸:给人一种老成感,应选择优雅可爱的发式来冲淡这种感觉,较适合蓬松、柔软的发型,可以留刘海,也可将头发梳成两边饱满的发髻,使脸型丰满;④方形脸:前额较宽,两腮突出,显得脸型短阔,适宜选择自然的大波浪状发式,使整个头发柔和地将脸包起来,两颊头发略显蓬松遮住脸的宽部,使人的视觉由线条的圆润冲淡脸部方正直线条的印象;⑤三角形脸:又称葫芦脸,应增加两侧头发的分量,达到增宽前额的视觉效果。

（2）护士工作发式:护士帽是护理职业的象征。护士工作发式应与护士帽相协调,其总体要求整洁、利落、自然,既方便护士进行各项护理操作,又体现护士庄重、严谨的职业特点,救死扶伤、朴实高雅的职业精神。

戴燕帽的发型要求:燕帽是现代护理创始人南丁格尔设计创作的,其外形美观,戴上它能更好地展示白衣天使的美。佩戴燕帽时,要求护士头发前不过眉,侧不遮耳,后不及领。如果是长发,要盘起或用网罩罩住头发(图6-1)。燕帽要戴正、戴稳,距前额发际4~5cm处,

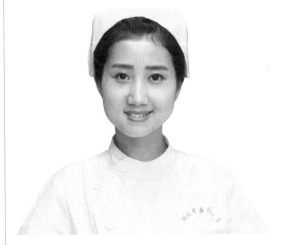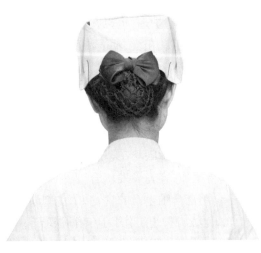

图6-1　燕帽

用发夹固定于帽后,最好选择白色或与燕帽同色的发夹,尽量不要让发夹显露在燕帽的正面。切忌使前额头发(特别是卷发)高于燕帽,甚至看不见燕帽的正面,更不要佩戴夸张的头饰。

戴圆帽的发型要求:在手术室、传染病房、烧伤病房、ICU 等特殊的科室工作,要求护士戴圆帽,目的是强调无菌操作和实行保护性隔离。护士戴圆帽要求遮住全部的头发,帽缝要放在后面正中,边缘要平整,帽顶要饱满。同时要注意前额、耳际及颈后不要有散乱的发梢露出,以免给人懒散、不整洁的印象(图6-2)。

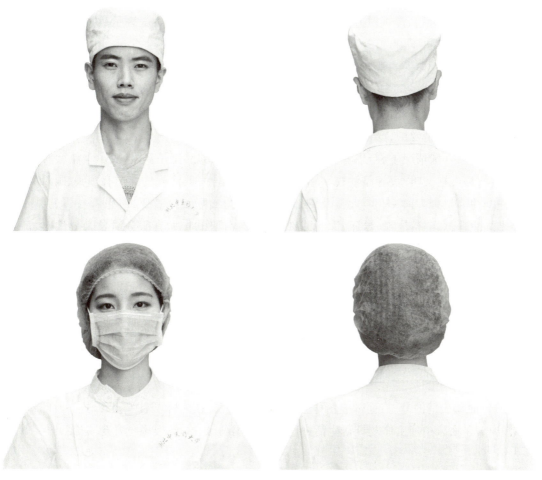

图 6-2　圆帽

5. 表情　表情是指人的面部情态,是人的无声语言。在人际交往中,表情能直观地、形象地反映人们的思想情感。现代心理学家认为:在人们所接受的来自他人的信息中,有 45% 来自有声的语言,而 55% 以上则来自无声的语言,而后者又有 70% 以上来自于表情,可见,表情在人与人沟通上占有重要的位置。通过人的表情,他人可以感受到对方愉快、满意、肯定、生气、悲伤、害羞等各种情绪和心理活动。健康的表情不仅是优雅风度的重要组成部分,更能重新燃起人们对于生活的希望。因此,在护患沟通过程中,护士应努力向服务对象呈现出热情、友好、真诚、自然的情感。构成表情的主要因素是眼神和笑容。

(1) 眼神:常言道"眼睛是心灵之窗",它能够自然、准确、直观地展示自身的心理活动。护士对患者的真诚、友善的情感,往往是通过眼神表现出来的。当患者心情沉重,表现焦虑、恐惧的时候，护士给以温和、镇定的目光，能使患者感到安慰；当倾听患者谈话的时候，多给些正视、关注的目光，以表示对他的重视和爱护等。患者透过护士的眼神看到的是护士的善解人意、豁达宽广的胸怀，也愿意把所有的烦恼向护士倾诉，以得到护士的指引和帮助。

眼语是指人们通过眼神、面部表情表达自己的感情。在人际交往过程中，应把握好眼语交流的方式和途径。眼语一般与时间、角度、部位、方式等有关。

1）时间：注视对方的时间长短十分重要。一般表示友好则注视对方的时间应占全部相处时间的1/3；表示重视、有兴趣，如听报告、请教问题等则注视对方的时间应占全部相处时间的2/3；若表示轻视，注视对方的时间不到全部相处时间的1/3；若表示敌意，注视对方的时间超过全部相处时间的2/3，有挑衅之意。

2）角度：注视他人的常规角度有平视、斜视、仰视、俯视等。一般表示友好的角度为平视。如果是晚辈与长辈交流可采用仰视，以表示尊重、敬畏之意。像斜视、俯视则表示对他人轻蔑歧视，这些都是失礼的表现，应避免使用。但护士为卧床患者进行各项护理操作时常采用俯视，传达的是爱护、宽容之意。

3）部位：一般情况下，与患者沟通交流时，常规注视的部位是双眼，表示聚精会神、一心一意重视对方，它又叫"关注型注视"。在公务、社交场合一般注视的部位有额头、眼及唇部，不宜注视的部位有头顶、胸部、大腿及脚部。护士因为实际工作需要，对患者身体的某一部位会多加注视，如进行注射、导尿、灌肠或体格检查等操作时，尤其服务对象为异性时，应显得落落大方。

4）方式：注视他人的方式很多，有直视、凝视、盯视、睐视、窥视、环视等。一般表示认真、尊重、专注、恭敬的注视方式为直视和凝视，其他方式不宜采用或忌用。

（2）笑容：在面部表情这一动态体语中，微笑是最重要的一种表情语言，它是美的象征，是爱心的体现，也是护理工作岗位上一种常规面容表情，是优质护理服务不可或缺的重要内容。在一般情况下，护士微笑时应做到不闻其声，不见其齿，要发自内心，渗透感情，自然流露，切不可故作笑颜。

（3）面部表情的禁忌：面部表情作为一种无声语言，在人际交往中起到了一定的作用。因此，护士在临床护理工作及日常生活中应避免使用高傲、冷漠、厌烦、嘲笑、媚笑、假笑等面容表情。

（二）护士服饰礼仪

服饰是文明社会的产物，是对人们的穿着和佩戴饰品的总称，是仪表的重要组成部分。在人际交往中，服饰是一种无声的语言，可以传递人的思想和情感。很大程度上，服饰反映了一个人的社会地位、文化、个性、习惯和爱好以及宗教信仰等。正如孔子所说："人不可不饰，不饰无貌，无貌不敬，不敬无礼，无礼不立。"在医疗卫生行业，大方得体的护士服饰不仅体现了护士良好的精神面貌和较高的文化修养，同时还代表了所在单位的形象及其规范化程度，因此，应加强服饰礼仪的相关学习。

1. 着装的基本原则　着装既是一门技巧，更是一门艺术，应根据自身的特点、个性、修养进行恰当的选择，在选择过程中应遵循着装的基本原则。

（1）TPO原则：所谓TPO原则，是指人们的穿着打扮，要兼顾时间（time）、地点（place）、场合（occasion）三个因素，只有与这三个因素相适应，才能给他人留下良好的印象。

时间原则：一般包括三个含义：第一个含义是指注意时代的变化，也就是要顺应时代的潮流和节奏。过分复古（落伍）或过分新奇（超前），都会令人另眼相看，拉大与人群的心理距离。第二个含义是注意季节的差异。着装应考虑一年四季不同的气候变化对着装的心理影响。如夏天的服饰应以简洁、凉爽、透气为原则；冬季的服饰应以保暖、轻快、大方为原则。第三个含义是注意时间的差异。是指注意每天早上、日间和晚上三段时间的变化。比如在西方，男子白天不能穿小礼服，夜晚不能穿晨礼服；女子在日落前不应穿着过于裸露的服装等。

地点原则：不同的国家、地区，所处的地理位置、自然条件、开放程度、文化背景、穿着习惯等都有所不同，应根据这些情况，选择适当的服装。如西方发达国家思想开放，着装彰显个性，体现性感美；而阿拉伯国家着装保守，有着严格的着装要求，所以到不同的国家或地区，着装要入乡随俗，表达对当地习俗的尊重。

场合原则：是指服饰应与穿着场合的氛围相适宜。例如，在公务场合，穿着要求整齐、庄重，以职业装、正装为主；在社交场所，着装要时尚、典雅、个性，可着时装、礼服、民族服装等。在休闲场合，力求宽松、舒适、方便，如外出旅游、运动，宜着休闲、运动装；平日居家，可以穿着随便一些，但如有客人来访，应穿戴整齐，如果只穿睡衣接待客人，就显得失礼了。

（2）适体性原则：要求仪表修饰与个体自身的性别、年龄、体型、个性、气质、容貌、肤色等相适宜、相协调，体现出美观大方。

1）性别、年龄相适宜：无论是青年人还是老年人都有爱美之心，有打扮自己的权利。但是在打扮时应注意，不同年龄的人有不同的穿着要求。年轻人可穿得鲜艳、活泼、随意一些，可以充分体现出青年人朝气蓬勃的青春之美，而中老年人的着装则应注意庄重、雅致、整洁，体现出成熟稳重的成熟之美。

2）与肤色相适宜：中国人的肤色大致可分为白净、浅黄、浅褐、苍白、发红等几种。肤色白净的人，适合穿各色服装；皮肤偏褐偏黑或发红者，宜穿浅色服装，如粉红色、浅灰色、白色等；肤色发黄或苍白者，则忌穿深色服装，如土黄色、金黄色、墨绿色、黑色等。

3）与体型相适宜：人的身体造型并非都十分完美，应针对自身的脸型、体型等身体特征，要扬长避短，选择与之相适宜的装饰。

4）与个性气质相适宜：人人都有自己独特的个性气质，或文雅、沉稳、拘谨，或粗犷、活泼、爽朗等。应准确把握自身的个性气质，通过妆饰、着装烘托出个性，以期获得外在仪表与内在精神的和谐之美。

5）与职业身份相适宜：仪表修饰要体现自身的职业特点，与自身从事的职业身份形象相协调。如公关人员修饰须优雅、大方、考究，医务工作者修饰则应朴素、典雅、稳重。

（3）整体性原则：仪表修饰的着眼点是将人看成一个整体，其妆饰、服装、配饰需要相互协调、呼应，要做到色彩效果的协调统一，构成和谐之美感。服装在人体所占面积最大，应以服装的主色系为中心基调，妆饰用色和饰物择色应配上与之相接近或相对应的色彩，以取得和谐与呼应。同时要遵守约定俗成的习惯，如着西装时应该穿皮鞋，不可穿运动鞋、凉鞋、布鞋；着裙装时宜着连裤袜，丝袜的开口不要露在裙子外面。

（4）适度性原则：仪表修饰无论是在修饰程度，还是在饰品数量和修饰技巧上，都应把握分寸，自然适度，追求雕而无痕的效果。如饰品意在点缀，恰到好处的缀饰，让人更具风采和魅力。在饰品的佩戴上以少而精为佳，佩戴时不应超过三件，且质地、色彩要一致，不要同时佩戴几种色彩斑斓的饰品,否则会显得很粗俗。修饰要做到"妆成有却无",既雕琢,又似自然天成。同时要根据场合,恰如其分,该简则简,该繁则繁,使修饰后的人以自然美的姿态出现。

2. 护士着装礼仪　护士服是护士工作时的专用服装,是区别于其他医疗服务人员的重要标志,也是护士职业群体的外在表现形式。其款式有连衣裙式、裤式,色彩以白色居多,部分医院将儿科、妇产科的护士服改为淡粉红色,急症、ICU 的护士服为蓝色,手术室为绿色等。

(1) 护士服的着装要求:对护士服的着装有以下几点具体要求。

1) 仅供护士上班时穿着:上班时间,护士必须穿着护士服,这是护理工作的基本要求,非上班场合不宜穿护士服,以示严谨。

2) 整体装束简约端庄:护士服应保持洁净、平整、合体,不缺扣,衣领和袖口的扣子要扣紧;护士服里的衣服不应外露;袖长和身长要适宜,以袖长到腕部,身长刚好过膝为宜,衣带平整,松紧适度。夏季穿裙装时,要注意衬裙的颜色及长短,一般应选择白色或肉色,衬裙和裙边不宜外露,还要注意袜口应高于裙摆,应选择长筒或连裤袜,否则裙、腿和袜形成三截,给人以不良的视觉感受。冬季下装一般为白裤,护士的工作鞋为白色或浅色的软底鞋,鞋要经常保持清洁,切忌光脚穿凉鞋,给人很不雅观的感觉。

3) 挂牌上岗:护士身着护士服应同时佩戴工作牌,工作牌上标明护士的姓名、职称、职务等,可促使护士积极、主动地为患者服务,同时方便患者辨认、询问和监督。佩戴胸牌时应端正地佩戴在左胸上方,避免反面佩戴,如果工作牌模糊或损坏应及时更换。

(2) 口罩的佩戴要求:根据护士脸型大小及工作场景选择合适的口罩。戴口罩时,应端正,罩住口鼻,松紧适宜,不可将鼻孔外露。一次性口罩使用后应及时处理,不宜反复使用。

(3) 其他:护士工作时应佩戴有秒针的手表或挂表。不宜佩戴戒指、耳环等饰物。

护士在工作中,要以美好的仪表礼仪展示护士的外在美,以优良的护理质量体现护士的内在美,帮助患者树立战胜疾病的信心,积极配合治疗和护理,早日恢复健康。

二、护士体态礼仪

体态又称仪态,是指人们的身体所呈现的各种姿态,如站姿、行姿、坐姿、蹲姿等,人们又将其称为"体态语言",可以很好地表达和体现人的思想感情及内在的修养。护理人员的仪态礼仪是指对护理活动中护士的表情、姿势、动作等的规范和要求,是护理礼仪中的重要组成部分。护士的体态要求自然、大方、适度,既能给人以美的享受,又能体现出严谨的工作作风和高尚的情操。

1. 站姿　站姿是人的最基本姿势,同时也是其他一切姿势的基础。通常,它是一种静态姿势,护士的站姿应该显示出护士的礼貌、稳重、端庄、挺拔和教养。

(1) 护士的基本站姿:挺胸,收颌,目视前方,头、颈、躯干成直线,肩自然下沉。自然站立时:双手自然下垂,掌心向内分别贴放于大腿外侧,男性双腿可稍开但不能宽于肩部,女性双腿要并拢,两脚平行直立式;规范站立时:双手叠握于腹前,右手搭在左手上,双腿并拢,足跟并拢而足尖稍微分开,足尖之间大致张开距为 10cm,其张角约为 45°,呈现"V 形",或其张角约为 90°,成"丁"字形(图 6-3)。

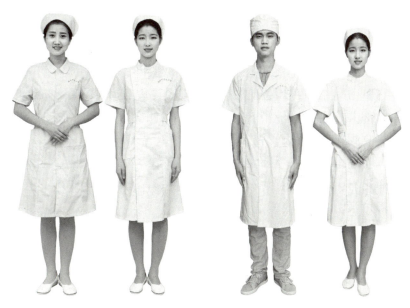

图6-3　基本站姿

（2）禁忌的站姿：站立时不应全身放松，东倒西歪，双腿大叉开，随意扶靠，如病床、床柜、墙壁等，这会给人留下自由散漫、无精打采的感觉；双手插在口袋里，或交叉于胸前，给人一种敷衍、傲慢、漫不经心的感觉。站立时，手脚随意乱动，双手下意识地做一些小动作，如摆弄衣角、笔，抓耳挠腮等，这些动作都会给人以拘谨、不大方、不自信的感受，有失仪表的庄重。

（3）站姿的训练：根据站姿的基本要领贴墙站立，保持枕部、肩胛部、臀部、足跟均能与墙壁接触。

2. 坐姿　在公众场合的坐姿是有要求的，要体现出文雅大方。护理人员在处理医嘱、书写护理记录单、与患者交流时都要在公众面前保持良好的坐姿，体现出谦逊、诚恳、娴静、稳重的风貌。

（1）正确的坐姿：上身挺直，头部端正，目视前方。男士双腿张开与肩同宽，双手掌心向下平放于大腿之上；女士双腿并拢，脚尖向前，双手叠放于腹部与大腿交界处或大腿之上。上身与大腿、大腿与小腿均呈90°，坐下之后不应坐满座位，身体不可靠着座位的椅背，大约占座位的前2/3位置即可（图6-4）。

（2）就座的礼仪规范

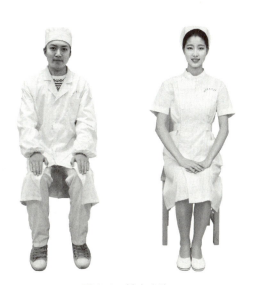

图6-4　基本坐姿

在正式场合入座时，通常讲究从左侧一方落座，从左侧一方离座，简称为"左进左出"。女性如穿裙装，在落座时应右脚稍微后退半步，左手抚裙后再坐下，坐下后双腿要并拢。在公众场合举止不慌不忙、不影响他人，可以反映出一个人良好的教养，所以若与他人一起入座，落座时一定要讲先后顺序、礼让尊长，入座时切勿争抢。在就座的整个过程中,不管是落座、离座、移动座位、调整坐姿,都不应发生嘈杂的声音。

3. 行姿 行姿是指人在行走的过程中所形成的姿势,与其他姿势有所不同的是,它自始至终都处于动态之中,它体现的是人的动态之美和精神风貌。

(1)基本行姿:护士在工作岗位上的行姿应轻盈灵敏,行如风,给人以轻巧、美观、柔和之感,显示出护士的端庄、文静、优雅、健美和朝气,因此要求护士在行走时,脚尖向着正前方,脚跟先落地,收腹挺胸,两眼平视,双肩放平微后展,两臂自然摆动或一手持物在胸前,步履轻捷,弹足有力,柔步无声,让患者感受到一种青春的活力,节奏快慢适当,给人一种矫健、轻快、从容不迫的动态美。在抢救患者需快步走时,注意保持上身平稳,步履快而有序,肌肉放松、舒展自然,使患者感到护士工作忙而不乱,由衷地产生尊敬和爱慕(图6-5)。

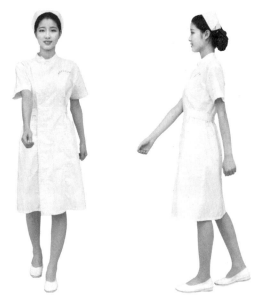

图6-5 基本行姿

(2)禁忌的行姿:①瞻前顾后:在行走时,不应左顾右盼,尤其是不应反复回头注视身后,同时避免身体过分摇晃;②声响过大:行走时应步态轻盈,声响过大不仅会妨碍或惊吓他人,还给人留下粗鲁、没教养的感觉;③八字步态:若两脚尖向内侧伸构成内八字,两脚尖向外侧伸构成外八字,都很不雅观。

4. 蹲姿 蹲姿是由站姿或行姿变化而来,相对于静止状态的一种体态。护理人员在工作时有时需要下蹲拾物或与坐在轮椅上的患者交谈时,必须掌握正确的蹲姿。

(1)正确的蹲姿(图6-6):为高低式蹲姿。它要求头略低,两肩平放,上身挺直,双脚一前一后,前脚底完全着地,小腿与地面呈90°,后脚脚尖着地,脚跟提起,后膝应低于前膝,两膝紧靠,臀部务必向下,切忌向后撅起(图6-6)。

(2)禁忌的蹲姿:护理人员在工作中,下蹲时应避免过快下蹲,以免身体失去重心而坐在地上。不应在与他人距离过近时下蹲,以免撞头,也不能大腿分开下蹲,尤其着裙式工作服时,以免暴露下身,极为不雅。

5. 手姿 手姿是体语中最丰富、最有表现力的举止,在人际关系中,恰当地运用手势语,能够展示良好形象,传达感情,加强沟通。手的动作是带感情色彩的,在进行护理操作时,护士的手要轻、柔、稳、准,给患者带来美与安全的感受。

(1)基本的手姿:垂放是最基本的手姿。其做法有双手自然下垂,掌心向内,叠放或相握于腹前;双手自然下垂,掌心向内,分别贴放于大腿两侧,它多用于站立之时。背手多见于站立、行走时,男性多用。

(2)指示:是用于引导来宾、指示方向的手势。具体做法是以右手或左手抬至一定高度,五指并拢,掌心向上,以肘部为轴,朝目标伸出手臂。注意掌心应向上,忌用手指指指点点(图6-7)。

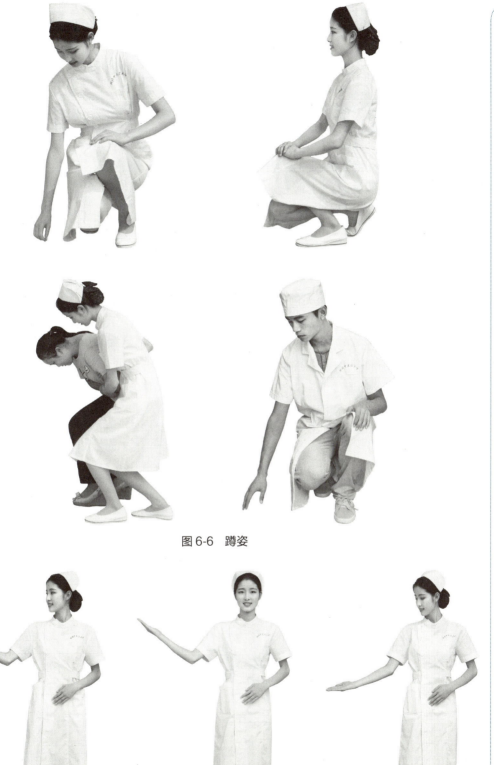

图6-6　蹲姿

图6-7　指示

（3）夸奖：此种手势用于表扬他人。具体方法是伸出右手，跷起拇指，指尖向上，指腹面向被表扬者。注意如将指腹面向自己、或将指尖向下、或将指尖自指鼻尖都是失礼之举。

（4）端治疗盘姿态：双手握于盘的两侧，掌指托盘，双肘靠近腰部，前臂与上臂呈90°，双手端盘平腰处，重心保持于上臂，取放、行进平稳，不触及护士服，开门时不能用脚踢门，而应该用肩部将门轻轻推开（图6-8）。

（5）持病历夹姿态：在基本站姿的基础上，用左手握住病历夹边缘中部，放在前臂内侧，持物手靠近腰部，病历夹前缘上翘；或病历夹正面朝向自己，左手握住病历夹边缘中部，放于同侧胸前，使病历夹与身体成锐角，右手自然下垂。翻病历夹时，左手臂自然伸展托住病历夹，左手掌握住病历夹前端，右手大拇指和食指沿病历夹中缺口处滑向边缘轻轻翻开，舒展自然（图6-9）。

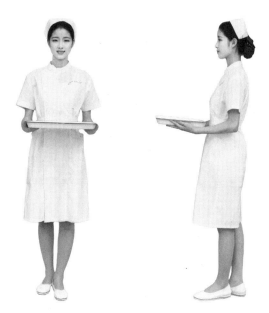

图6-8　端治疗盘

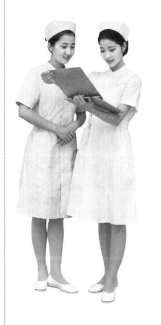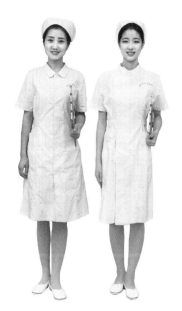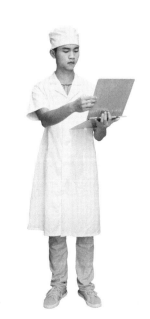

图6-9　持病历夹

（6）推车行进姿态：护士位于车后，双手扶把，双臂均匀用力，重心集中于前臂，上身略向前倾保持上身平直，速度均匀，推车入室。入室前，需将车停稳，用手轻轻推开门后，方能推车入室，不可用车撞门或用脚踢门。入室后，应立即关好门，再推车至病床，停放平稳（图6-10）。

（7）端椅姿态：右手握住椅背中段，左手扶住椅背上缘，四指并拢于外侧，拇指在内稳稳地提起，放下椅子时要轻，以保持病房的安静（图6-11）。

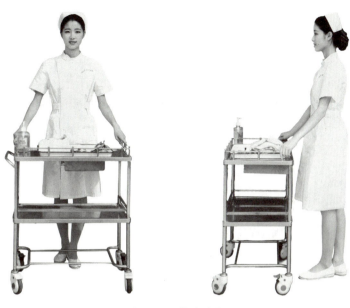

图 6-10　推治疗车

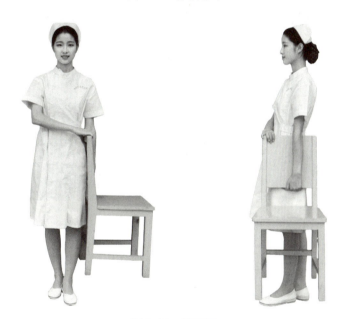

图 6-11　端椅子

6. 对话姿态　人们在交谈中的姿态能够准确地反映出一个人的态度，要体现出良好的修养就需要遵守相应的礼仪规范。

（1）与患者交流时：查房时，护士站于床旁面向患者，身体略向前倾，双手相握于胸前，手腕微微上扬，目光关注患者，询问时注意语气语调。不要坐着与站着的患者谈话，不要坐靠在病床上，最好与患者保持平视的位置，交谈时态度和蔼，注意目光交流，这样患者会感到自然亲切，对护理人员产生好感（图 6-12）。

（2）上下级交流时：上级可自然站立，下级应规范站立，两人间距 0.5~1m。对话前下级应向上级点头行礼，对话完毕，上级要点头还礼，以示相互尊重（图 6-13）。

（3）平级交流时：两人可规范站立或自然站立，两人间距 0.5~1m。交流前相互点头行礼，交流后相互点头行礼告别（图 6-14）。

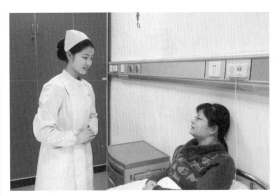
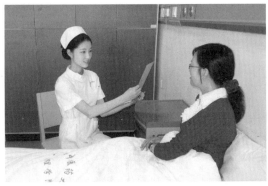

图 6-12 与患者交流

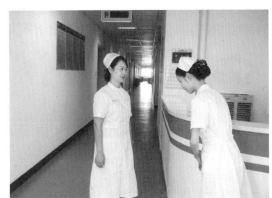
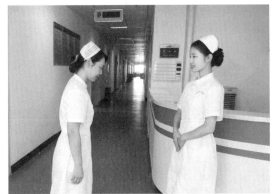

图 6-13 上下级交流

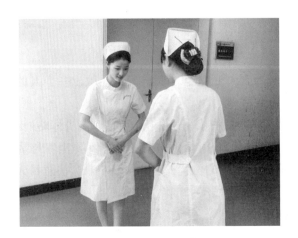

图 6-14 平级交流

146

三、护士言谈礼仪

言谈是人们为了某种目的在一定的语境中以口头形式运用语言的一种活动。由于职业的特殊性，护理人员的言谈可以"治病"，也可以"致病"。诚恳、体贴、礼貌的语言，对于患者来说就犹如一剂良药。古希腊著名医生希波克拉底曾说过，医生有两种东西能治病，一是药物，二是语言。现代护理模式要求护士对患者实施全方位的整体护理服务，护士应针对患者的不同心理特点，通过言谈给患者以启发、开导、劝说、鼓励，用科学的解说解除患者的精神负担和顾虑，便是发挥了语言的"治疗"作用。在临床实践中，语言交流是护理人员与患者进行交往的最基本、最普通、最广泛的一种手段，是护理人员与患者之间思想、情感相互沟通的桥梁。护理人员使用文明礼貌的语言是护理职业礼仪的最基本的要求，它可使患者保持心理平衡，增强战胜疾病的信心和勇气。

（一）掌握临床语言的特性

在临床实践中，护理人员应该以文明礼貌、逻辑清晰、简洁易懂的语言与患者进行沟通交流，这既是礼仪服务的基本要求，也是建立良好护患关系的前提。在与患者交流时，要把握在临床环境中语言的一些特性。

1. 语言的文明性　护理人员使用礼貌语言，做到出口成"礼"，是护理职业的要求，是人类健康的需要。文明、得体、有礼貌的语言，能使患者感到被尊重，从而信任护士，并积极地配合治疗。相反，护理人员如果以恩赐者身份自居，冷落怠慢患者，甚至恶语伤害患者，必定会损害患者的自尊心和健康。因此，必须尊重患者，礼貌待人，使用同情、真切的语言，避免冷漠和粗俗的语言。

2. 语言的规范性　护理人员的语言要遵循临床医学语言的准确性、解释性、安慰性、暗示性和教育性等科学原则，以普通话作为主要交流工具，做到言简意赅、科学规范、通俗易懂，发音清晰准确、声调优美柔和，使患者能够准确无误地理解护理人员的话语，同时也感受到关怀与同情。避免使用患者听不懂的医学术语或其他粗俗不雅的用语，以免引起患者的不安和误解。

3. 语言的情感性　当患者受到疾病折磨和威胁时，渴求得到同情和体贴，这就要求护理人员具有强烈的同情心，表现在语言上应做到说话和气、亲切，切不可把自己不愉快的情绪带到工作中而迁怒于患者。

4. 语言的道德性　护理人员要遵循护理伦理道德规范，在治疗护理中而知晓的患者隐私，切不可当新闻进行传播，要保守秘密。对需要采取保护性医疗措施的患者，如心理承受力差的癌症患者，护理人员不可擅自泄露疾病的诊断、治疗结果等相关信息，防止患者出现意外。同时也要注意保护医护人员的隐私。

（二）护理工作中的礼貌用语

护理人员与患者的言谈不同于一般人的说话，它是医疗卫生服务质量的一项重要指标，每一个护理人员都应当提高职业道德修养，在工作中使用文明礼貌用语，积极开展"五声"服务，做到患者入院时有"迎声"，要求患者配合诊治时有"请声"，对患者的问话有"答声"，患者不理解诊疗意图时有"解释声"，患者不满意时有"道歉声"。护理工作中的常用礼貌用语列举如下：

1. 介绍用语　"您好，我是您的责任护士，我叫某某，住院期间由我负责对您的照护，有什么问题和困难都可以告诉我，我将尽力为您解决。""您好，我向您介绍一下病房管理的大

笔记栏

致情况。"

2. 问候用语　"您好！""早上好！您今天气色看起来好多了。"

3. 征询用语　"您好，您感觉哪儿不舒服？""请把您过去的病史告诉我好吗？""您好，我要给您测量血压，帮您把袖子卷起来，好吗？"

4. 安慰用语　"请不要害怕，尽量放松，我会守候在您身边的。""请别担心，您很快就会好起来的。"

5. 解释用语　"您请稍等一会，检查结果要 20 分钟才能出来。""对不起，拥挤在诊室里会影响医生的工作，请大家到外面等候好吗？""陈阿姨，您血压偏高，记得要按时服药，平时以清淡食物为主，不要吃太咸、太油腻食物，要控制体重，适度锻炼身体啊。""小王，尿管已经给你上好了，你在翻身时注意不要压着引流管，以防引流不畅。"

6. 应答用语　"好的，我知道了""我知道您是这儿不舒服，我来帮你调整一下体位。"

7. 道歉用语　"对不起，我们这里条件有限，但我们会尽力为您提供最好的服务。""真是对不起！针没打好，让您受疼了。"

8. 鼓励用语　"小明，阿姨知道你是一个勇敢的小战士，阿姨会轻轻给你打针的，一会儿就好了。""您配合得真好！再治疗几次就好了。"

9. 致谢用语　"谢谢您提出的宝贵意见，我们将会做些工作调整。""谢谢您对我们工作的理解与配合！"

10. 辞别用语　"祝贺您康复出院！日后还请多保重。""请您慢走，记得要定期复诊啊。"

总之，在护患交流中，护士应该多使用安慰性、解释性、鼓励性的语言，以增强患者对治疗的信心和对美好生活的向往。

（三）护理工作中的禁忌用语

护理人员要提高护理服务质量，不但要改善服务态度，还要把握好在护患交往中谈话的内容与方式。护理人员在工作中无论在何种情况下，都要求做到"五不讲"：嘲讽患者的话不讲，庸俗粗鲁的话不讲，埋怨指责患者的话不讲，伤害患者的话不讲，有损职业形象的话不讲。

第四节　涉 外 礼 仪
——国无礼则不宁

礼仪是世界各民族文化的重要组成部分，由于地区和历史的原因，各地区、各民族形成了各具特色的礼仪规范。在国际交往过程中，为了促进交流与发展，逐步形成了外事交际礼仪，也叫涉外礼仪。涉外礼仪是指人们在对外交往中，用以维护自身形象，向交往对象表示尊重与友好的约定俗成的行为规范和各种礼节、仪式的总称。它强调交往中的规范性、对象性和技巧性。

随着我国对外开放、对外交流的日益增加，医护工作与国际的交流也日益增多，护理人员必须充分了解多元文化，承认并尊重礼仪文化的差异性，在对外交往中，更好地维护国家尊严，同时尊重他人的礼仪习俗，发挥涉外礼仪的增进交流、促进友谊的桥梁作用。

一、涉外礼仪的基本规则

在国际交往中，只有了解和掌握涉外礼仪的基本原则，按照国际交往惯例进行交往，表现出尊重与友好，才能做到举止得体、张弛有度、文雅大方。

（一）树立形象、信守约定

在涉外交往中，个人形象不仅仅反映自身素质，也代表所在单位的整体形象，甚至还代表着其所属国家和民族的形象，所以我们需按照涉外交往的基本原则来约束自身的言行，树立良好的个人形象。在涉外活动中，要注重个人仪表，言行应从容得体、不卑不亢、坦诚乐观，不做有损于国格、人格的事情，不盲目崇外，也不盲目排外，对交往对象一视同仁，不亲疏有别。在涉外交往中，特别要讲究信誉、遵守承诺、言行一致，这是树立良好形象的重要内容，这对于开展涉外工作起到举足轻重的作用。

（二）入乡随俗、求同存异

求同存异，是在涉外交往中遵守礼仪的国际惯例，既重视礼仪的"共性"，又不忽略外国礼仪的"个性"，要了解交往对象的礼仪与习俗并加以尊重，做到"入乡随俗"，以增进双方的理解与交流，以免在交往中引起误会。比如见面礼，在世界各国，人们往往使用不同的礼节。常见的有中国人的拱手礼，日本人的鞠躬礼，韩国人的跪礼，阿拉伯人的按胸礼，以及欧美人的吻手礼、吻面礼和拥抱礼等，它们各有讲究，都属于礼仪的"个性"。而握手这一见面礼节，是世界通行的，与任何国家的人士打交道，以握手这一"共性"礼仪作为见面礼节，都是适用的。

（三）尊重隐私，不妨碍他人

个人隐私，是指个人不愿对外公开的私人秘密和私人事宜。在涉外交往中应严格遵守"尊重个人隐私"，在言谈中凡涉及对方个人隐私的一切问题，都应有意识地予以回避。自觉地避免涉及下面八个方面的问题：即收入支出、年龄大小、恋爱婚姻、身体健康、家庭地址、个人经历、信仰、政见等。

不妨碍他人的原则，其基本含义是要求人们在公共场所进行活动时，应讲究公德，善解人意，切勿因为自己的言行举止不检点，而影响或妨碍他人，或使在场的其他人士感到别扭、不安或不快。因此，无论有无熟人在场，在公共场合进行活动时，应严于律己，绝不可以忘乎所以，为所欲为。

（四）女士优先，以右为尊

女士优先的原则要求每一位成年男性，在社交场合应尽自己的一切可能来尊重妇女、体谅妇女、帮助妇女、保护妇女，遇到困难时主动挺身而出为妇女排忧解难。在位置排列中，应遵守以右为尊的原则。所谓以右为尊，是指在一旦涉及位次的排列时，原则上讲究右尊左卑，右高左低。

（五）以礼待人，不得纠正

在涉外交往中，以礼待人，理解、宽容并尊重对方的习俗。不得纠正的意思是要求在涉外交往中，只要对方的言行不危及他人生命安全，不违背伦理道德，不触犯法律，不损害我方的国格或人格，在原则上可以对之悉听尊便，不必予以干涉和纠正。遵守不得纠正原则，是对对方尊重的一个重要体现。

（六）热情有度，注意保密

在涉外交往中，对交往对象既要热情友好，又要把握好分寸。不要过度热情，有应必答，主要有下列原因:一是避免使人感到约束,影响他人的生活工作安排;二是以免给人以巴结的印象;三是防止泄露单位、国家机密,这点需要引起高度重视。同时也不要过于谦虚,因为西方人性格普遍直率,个性张扬,正确的做法是在不影响单位、国家机密的情况下,要态度明朗,对自身、单位、国家做出客观、合理的评价或肯定,对有把握的事情要给予明确的答复。

二、涉外护理工作的礼仪

护士的诚恳、谦恭、和善及彬彬有礼,不仅可以赢得外宾的尊重和信任,更有利于涉外护理工作的开展。

(一)入院接待礼仪

当接到外籍患者入院的通知时,责任护士应在病区门口迎候,这是不可忽略的礼节。对来者送上一个他所熟悉的问候,会令外宾倍感亲切,使即将开始的医疗活动有一个好的开端。这不仅体现了对患者及其所在国文化的尊重,而且有助于建立起良好的医患关系,加深外宾对医院的良好印象。

(二)病房摆设鲜花的礼仪

在外宾入住的病房摆放一束鲜花,是一种热情友好的欢迎方式。摆放鲜花时特别要注意不同国家和民族对花的含义的不同理解。如对于日本人一般不摆放菊花,因为菊花是日本王室专用花卉,而欧洲和南美洲国家则认为它是葬礼专用之花;在法国,黄色的花被认为是不忠诚的表示;对于英国人,切记不可摆放百合花,因为对他们来讲,这意味着死亡;德国人认为郁金香是没有感情的花;日本人认为荷花是不吉祥之物,意味着祭奠;对于俄罗斯人,鲜花要摆单数,表示友好和尊敬。

(三)语言沟通礼仪

首先主动自我介绍,应讲清自己的姓名,外宾一般会随后自我介绍。介绍他人时,要有礼貌地以手示意,而不要用手指指指点点。交换名片时应双手递出,面带微笑,眼睛看着对方,在接受对方名片时也应双手接回,还应轻声将外宾的姓名等读出,然后再郑重地收存好。无论是自我介绍或为他人介绍,都要做到主动、自然。

护士与外籍患者沟通时经常会利用非语言沟通的技巧,因为非语言所表达的信息更接近事实。肢体语言,如手势、姿势、身体运动、面部表情和眼睛运动等,能够很好地发挥沟通与交流作用,但应注意不同的肢体语言在不同国家有着不同含义,比如经常用来表示同意的"OK"的手势,在巴西就是不文明的象征;在我国,我们经常会伸出大拇指向别人表示"真棒",但是在伊朗,这个手势却是对人的一种侮辱,不能随便使用;还有,在我国摇头表示不赞同,而在尼泊尔摇头则表示很高兴、很赞同。

(四)热情有度

护士对待外籍患者应热情,但须把握好"度",具体体现在下列三个不同的侧面。

1. 关心有度 外国人所注重的关心有度之中的"度",实际上就是其个人的自由。一旦对对方的关心有碍其个人的自由,即被视为"过度"之举。

2. 交往有度 外国人大都认为"君子之交淡如水",不习惯与交往对象走动过勤、过多。护士在工作之外的时间,不得与患者外出,也不得向外宾索要礼物或兑换外币,这便是所谓交往有度之中的"度"。

3. 批评有度 只要外籍患者的所作所为不影响正常的医疗秩序,不触犯法律,不有辱我方的国格、人格,一般均可听其自便。在病房管理上要为外籍患者提供个人的空间,尽可能满足其传统习俗的需要。

（五）尊重不同的价值观与习俗

涉外护理要求护理人员掌握多元文化的护理知识，尊重患者不同的价值观与习俗，加强理解与沟通。如在称呼方面，西方老人则非常忌讳在称呼中有"老"字。西方人还非常注重自理能力的培养，即使在患病期间也希望自己能够照顾自己，依赖心理较轻。因此，护士在与外籍患者交往过程中，应根据患者不同的文化背景和价值观采用不同的照护方式。

第五节 求 职 礼 仪
——亮出你的风采

求职礼仪是一种公共礼仪，是应聘求职者在求职过程中与招聘单位接待者接触时应具有的礼貌行为和仪表仪态规范，用以体现对所求职业的重视，以及对招聘单位和考官的尊重。求职者通过应聘资料、语言交谈、仪态举止、仪表着装等方面，展示自己的文化修养、道德素质、职业形象、个性特征、能力经验等方面的内在素质。这些细节对于求职者从容应对挑战、赢得心仪的工作起着重要的作用。

一、书面求职礼仪

（一）求职信的写作礼仪

求职信是求职者写给招聘单位的求职信函，他是求职者向用人单位介绍自己的工作能力，表达自己就业愿望和理想的一种特殊书信。通常，用人单位都会通过求职材料对求职者有了大致了解之后，才确定面试人选。一封措辞恰当、谦虚、自信的求职信往往能使求职者获得更多的面试机会。求职信虽然没有严格的格式，但一般都由开头，主体部分和结尾三部分组成。

1. 开头部分　开头部分说明写信的目的。一般包括称呼、问候语、求职理由和意愿等。称呼要写用人单位全称，要特别注意用人单位招聘工作负责人的姓名和职务，书写要准确。撰写开头部分时要注意应用一些写作技巧：

（1）赞扬目标单位：了解目标单位近期取得的成就和发生的重大变化，加以赞誉，同时表明自己渴望加盟的愿望。如能提及一两位目标单位令人敬仰的人，更能引起对方的注意。

（2）陈述自身能力：根据目标单位要求的素质技能，简要陈述自己的工作能力，表明自己有足够的能力做好此项工作。

2. 主体部分　求职信的主体部分要详细阐述求职者的资格与能力。求职信不同于简历，它的重点应放于求职资格、与工作内容相关的经验、社会阅历、个人素质及能力等方面，突出自己在该领域的专长。求职者要用简洁精炼的语言表达自己的求职想法，突出个人的特点，力求做到精洁明快，篇幅短小精悍。另外，如果目标单位在招聘时要求写明薪金待遇，作为求职者应该在这一部分提出对薪金的要求。薪金的数目应根据自身能力和市场行情而定。最后，应该提及一下求职者的个人简历，提醒对方查阅附件材料。主题部分注意事项：

（1）要能够引起招聘人员的兴趣：主题部分要重点考虑招聘人员为什么要读这封信、你能够为他做什么等问题。

（2）要让招聘人员了解你的价值：主题部分要让招聘方了解你的价值，你有哪些能够满足招聘方工作需要的素质、技术和能力等。

（3）要突出成就、成果：主题部分要突出你的成就、成果和教育背景，这些内容必须能够直接有力地支持前面内容并尽可能量化展示这些成就、成果。

3. 结尾部分　结尾部分一般写明下一步的行动、联络地点、联络方式以及感谢语等，不必死守规则，可以灵活运用。注意求职信与履历要分开，有话则长、无话则短，不要重复简历内容，注意英文求职信和中文求职信要一致。

（1）祝颂语：祝颂语表达了求职者对招聘方的祝愿、钦敬，具有不可忽视的礼仪作用。格式上一般分两行，上一行前空两格，下一行顶格。祝颂语一般套用约定俗成的词语，比如"此致""敬礼""祝工作顺利"等等。区分尊长、平辈，区分不同职业领域，分别选用合适的祝颂词。

（2）署名和日期：结尾部分在署名时，一般为表示礼貌，在名字之前加相应定语，比如"求职者××""应聘者××"。名字之下，还要加适当的礼告敬辞，对尊长，一般加"敬启""叩上""拜上"；对平辈，一般加"谨启""敬上""拜启"等。

知识链接

求职信范文

尊敬的××医院领导：（此处写医院全称）

您好！

感谢您能抽出宝贵时间来阅读我的求职信，我叫××，是××学校护理专业××届毕业生，有幸获悉贵医院××年××月××日在我校公布的招聘信息，我非常感兴趣，在此诚恳地寄上自己的简历，敬请领导斟酌。

我性格乐观、开朗，上进心强，兴趣爱好广泛，能够很好地处理人际关系，有协调沟通方面的特长（如果前面选择了具体科室的护士，一定要在此加上一句和那个科室的特殊要求有关的特点，以此来更加突出自己的合适性）。护理工作是一个与人的生命和健康直接相关的行业，有着极其特殊的工作性质，我明白作为一名护理人员必须具有强烈的责任心和使命感。

在三年的学习生活中，我通过努力学习，获得了奖学金、优秀班干部、三好学生等荣誉称号，积极参与了学校组织的护理操作技能比赛，并获得二等奖（简历后附有荣誉证书复印件）。

我坚信自己非常适合贵医院招聘职位，衷心希望能够与您面谈，让您深层次了解我。如果能获得您的赏识，我会尽心尽责工作，让医院满意，让患者满意。随信附上我的求职简历，期待收到您的回信！

此致

敬礼！

××

××年××月××日

（二）个人简历的制作

求职简历又称求职资历、个人履历，是求职者将自己与所申请职位紧密相关的个人信息经过分析整理并清晰简要地表述出来的书面求职资料，是一种应用写作文体。个人简历在求职中，能够起到敲门砖的作用。一般来说用人单位招收人才都会先收取个人简历，然后在个人简历中筛选出有资格参加面试的。那么，我们如何制作个人简历呢？

1. 个人概况　用一目了然的格式、简洁的语言说明个人的基本情况，主要包括：姓名、性别、民族、政治面貌、籍贯、最后学历、通信地址、联系方式及求学和工作经历等。撰写时要突出与目标职业的相关性，照片应为近期照，不可使用学生照或生活照，以免给人不严肃、做事不严谨的印象。

2. 求职目标　用一两句简短的话来说明求职者所希望谋求的工作岗位。求职目标要充分体现求职者在该方面的优势和专长，最好具体到科室或部门，以增加被录用的机会。

3. 任职资格和工作能力　用客观自信的语气、有说服力的事例，来陈述求职者的任职资格与工作能力，重点陈述自己的学业专长、工作经验及能证明胜任岗位能力的相关资料信息，注意以下几点：①按时间顺序列出自初中到目前的学历状况，包含每一阶段学习的起止日期、学校名称、所学专业、各阶段证明人、担任何种职务；②要特别醒目地列出与目标单位所招聘的岗位、专业能力或要求相关的各种教育训练及取得的成绩；③列出各项奖励和荣誉，必要时将实习、兼职或社会实践经历等一一列出；④特长一定要注意与招聘目标联系起来，说明该特长与目标工作的关系和作用。

4. 佐证材料　为增加简历的真实性和可信性，可在结尾附上有助于求职成功的相关证件和资料，主要包含：①毕业证、各种奖励证书、英语水平证书、计算机考核考级证书、各种技能水平测试证书、资格证、培训证等有关证件；②科研课题、专利证书、设计作品、发表的论文、撰写的论著、科研成果等与目标工作有关的代表性材料；③主要社会活动及兼职聘书等；④推荐信。

5. 简历制作　个人简历一般不超过两页 A4 纸，最好计算机打印，书写款式要大方，称谓、开头与正文结尾、应酬语、祝颂词、署名及时间等要合乎规范，用纸、笔墨颜色要体现应有的礼节，词句要准确、通顺，有条理。优秀简历与普通简历对比具有以下特点（表 6-1）。

表 6-1　优秀简历与普通简历对比

		普通简历	优秀简历
校徽		大部分有	通常没有
标题		"简历""个人简历"	有名字、应聘职位等信息
照片		学生照、艺术照、形式花哨、姿势奇怪	端庄、真实
个人信息		过于全面、大而全、无侧重点	针对性强、简洁精炼
教育背景		课程成绩与院校专业混为一谈，未按时间顺序	毕业院校、专业按时间倒序排列
工作经验		较多事项堆积，无轻重、详略之分	列出关键几项，有主次、详略之分
获奖情况		泛泛罗列或一项也没有，无归纳、分析	各项都有，合理分析、归纳、整理
个人特长		罗列过多与目标岗位无关的特长或非特长	选择性强、定位准、与目标岗位强关联

续表

	普通简历	优秀简历
页数	不足1页或3页以上	通常1~2整页
性格特点	不加选择，整体描述	针对性描述
低级错误	拼写、语法、时态错误，字体、样式不统一	无低级错误
真实性	有夸大或造假行为	不造假、表达有技巧
精确性	低	高
纸张	纸型、颜色不规范	规范
文字	不规范	规范
排版	花哨、不整齐、彩色喷墨打印	整齐、清晰、激光打印
风格	流水账、平铺直叙	言简意赅、逻辑性强
主观印象	无章法、无主次	精美、流畅

二、面试礼仪

面对面交流是求职者在求职过程中一个富有技巧的环节，它将求职者的能力、素质、形象和个性等综合展现在用人单位的招聘者眼前。为了在短暂的面试过程中充分展示自我，应聘者在面试前应做好充分的准备。

（一）面试前准备

在人际交往过程中，交往双方初次接触时，面试者的仪容仪表将给对方留下深刻的印象，因此，在面试前，求职者一定要注重自己的面试服装与仪容的准备，充分利用好首因效应。

1. 着装　总体来说，面试者的服装要求合体，讲究搭配，展示出正统而不刻板，活泼而不轻浮的气质。无论是何种职业，面试者的着装应遵循"朴素典雅"的原则。

2. 仪容　面试时，男士应保持头发干净、清洁、整齐；发型宜简单、朴素；注意刮净胡须，不留长指甲，衣领、袖口无污垢。女士要保持端庄、干净的形象，发型以简约、典雅为宜，避免滥用饰物。颜面的修饰要清新淡雅，色彩和线条的运用要"宁淡勿浓"，恰到好处。

3. 饮食　面试者应注意口腔卫生，面试前不要食用大蒜、韭菜等有强烈异味的食物，可以喷口腔清新剂或嚼口香糖以减少口腔异味，与人交谈时应避免咀嚼口香糖。

案例分析

案例：应届毕业生小王是一位身材修长、容貌姣好，成绩优秀、品德良好的学生。在一次应聘当中，小王专业考试成绩优异，操作考核熟练稳妥，用人单位对其非常满意。面试当天，小王穿了一身紧身的时装，耳朵上戴了三个耳钉，脚上戴了一条脚链，面试过程中小王对答如流，但最后用人单位还是决定不予录用。

分析：面试者的着装应遵循"朴素典雅"的原则，着正装，保持端庄、干净的形象，发型以简约、典雅为宜，不要使用夸张的首饰。小王面试时的形象不符合职业规范，给人留下的印象不够端庄，所以用人单位决定不予录用。

笔记栏

（二）面试中礼仪

在应聘过程中，面试是极其重要的一个环节，是决定应聘结果最关键的一环。遵循面试过程中的礼仪规范，能更好地帮助求职者抓住面试机会，获得求职成功。

1. 面试交谈礼仪

（1）仔细倾听：面试时，当面试官提问或介绍情况时，求职者应认真聆听，目光自然注视着对方，以示尊重，还可以通过配合点头或巧妙地插入简单的话语，赢得面试官的好感。切忌在面试官发言时贸然打断，失礼于人。

（2）善于思考：在回答面试者的问题之前，应将问题在脑海里梳理一下，可以稍作思考后再回答，即使是简单的问题，也应稍作思考再回答，以示对其提问的慎重，尤其当面试官要求你就某个问题发表自己的观点时，更应谨慎，忌信口开河、不懂装懂。

（3）突出重点：回答问题时应突出重点，注意观察面试官的反应，如对回答感兴趣则可多谈点，如对回答显示出不感兴趣，就少讲点，使面试官感觉到求职者思维敏捷、应对自如。

2. 面试过程礼仪

（1）遵时守信：面试者在接到面试通知后，应准时参加，不要迟到。一般提前10~20分钟到达面试地点为宜，稍作休息，稳定情绪。过早到达面试场所会给人以不自信、焦虑不安的感觉。

（2）以礼相待：对面试场所所有的接待人员要有礼貌，多用"请""谢谢"等礼貌用语。不可对接待人员熟视无睹或贸然与之闲聊，以免引起不满。

（3）应允入内：准备入室面试时，应礼貌地敲门，待准入后方可进入，即使门是虚掩或处于开放状态，也应轻叩以示进入。进入面试地点后，转身将门轻轻关好。

（4）主动问好：进门后，求职者应主动向面试官微笑并点头致意，礼貌问候。对于求职者而言，不主动向面试官问好，或对对方的问候不予理睬都是失礼的表现。

（5）被请入座：在面试官示意坐下后才可以入座，入座前应表示感谢，并在指定的位置就座，保持"正襟危坐"的姿势，即躯干与大腿、大腿与小腿各成90°，身体略向前倾，端坐于椅子的2/3处，不要倚靠椅背。

（6）自我介绍：应事先把自我介绍的讲稿拟好，并熟记于心，同时还要结合演讲技巧，使面试官听起来印象深刻。介绍时要自信、态度诚恳、语气平和、目光亲切，体现自尊、自谦的良好形象。

3. 告别礼仪

（1）适时结束：面试一般没有明确的时间限定，面试者在将必须介绍的情况简洁、清晰地交代完毕后，便应准备结束。尤其是在面试官说"好的，你的情况我们已经清楚了，稍后我们会联系你的""今天就到这里吧"时，求职者应该起身，面带微笑告别，给对方留下一个积极、良好的形象。

（2）保持风度：求职者在整个面试过程中都应保持镇静的态度，即使在获知求职失败的情况下，也应注意维护自身的最佳风度，控制好自己的情绪，面试者应面带微笑，握手告别，保持最后的礼节。

（3）礼貌告别：面试结束后，无论结果如何、有无录用希望，告辞时都应向对方表示诚挚的感谢，这是体现求职者修养的最后机会，对于是否会被录用有一定的影响力。

案例分析

案例:李某某是重点大学护理本科毕业生,有相关实习经验,认为去三甲医院面试应该是十拿九稳的事,也就没有对求职的医院做足够的了解,面试当天,李某某把自己的简历,熟悉了一遍就来到了医院,到了现场,李某某发现已经有好几个求职者在等候了,而且看样子都经过了一番细心打扮,一个个嘴里念念有词,看上去非常认真,相比他们,李某某明显有些准备不足,她感到有些紧张。

终于轮到李某某面试啦,她走进那间办公室,看见两位表情严肃的面试官用审视的目光打量着她,李某某不由得更紧张了,头不由自主地低了下去,事先准备好的说辞全忘了,脑子里一片空白,这时面试官让李某某做自我介绍,她几乎是将自己的简历生硬地背诵了一遍,语调就像一根直线,声音虚飘无力,不仅如此,李某某还习惯性地拨弄自己的长发,让两位面试官看得直皱眉头。

刚自我介绍完毕,面试官就提出了问题:你觉得自己应聘这个岗位的优势在哪里?面试之前,李某某做过这方面的准备,可偏偏紧张,平时的那些小动作全出来了,一会儿摸摸头发,一会儿跺跺脚,都不知道手该往哪放,两位面试官显然有些不耐烦,随便问了两个问题,就叫李某某出去了。

请分析:李某某会成功吗? 为什么?

(三)面试后礼仪

一般而言,面试结束后,求职者应该分析一下面试中的得失,在面试当天或一两天内写信或邮件致谢面试机构。此邮件一方面表达对给予面试机会的感谢,另一方面强调一下自己的优势和渴望得到这份工作的热情。信的内容要言简意赅,重点突出,要提及自己的姓名,提及面试过程中某个细节,以及从中学到的东西,同时重申自己对应聘单位的兴趣,让人读起来情真意切,打动应聘单位,很可能在招聘单位难以取舍之时,这封信就会产生决定性的作用,这不仅是礼节的需要,更是为了争取潜在的机会。很可能此面试虽未成功,但当有一个合适的机会或职务时,用人单位会想到你,这就在无形中为自己创造了一个潜在的求职机会。

三、网络求职礼仪

网络求职也称为"网申"。由于科技的发展,现在信息的网络化日益显著,网络已经成为我们工作、生活、招聘、求职必不可少的帮手。因此,网上求职已经成为广大求职者的必选途径。那么,网络求职礼仪主要包含哪些方面?

(一)网络求职信和简历制作礼仪

1. 求职邮箱 给应聘单位发送求职邮件时,最好用比较正式的邮箱。求职者一定要写真实姓名,不要用昵称。

2. 邮件标题 如果招聘方有应聘格式要求,请按照要求来撰写标题,如果没有特殊要求,通常应聘邮件格式为"应聘职位+姓名+工作地点"。若招聘启事上有写"希望尽快到岗,急聘"等字眼,请在求职邮件标题写明"随时到岗"。

注意不要出现以下标题:

"我的简历"（不妥之处：不知你是谁）。

"某某某的简历"（不妥之处：不知你要干什么）。

"感谢您的阅读"（不妥之处：标题不能反映邮件内容）。

"某某大学硕士应聘"（不妥之处：看不出应聘职位、应聘者姓名等信息）。

3. 简历正文和附件

（1）上传：简历上传至附件，命名为"某某的简历"，让招聘者直观清晰地知道是谁的简历。

（2）格式：不要用压缩包的形式发送简历。

（3）正文：很多同学发邮件的时候，正文没有内容，一片空白，或者只写了一句简历见附件，这样的邮件非常不礼貌。正文应该附上求职信，让人感觉你是了解这家公司并且认同公司的文化和价值观的。要在求职信中简要阐述你个人对于公司的价值。

（4）字数：篇幅不宜过长，字数以"在正常界面阅读情况下，不用滚动屏幕就可以看完"为参考。

（5）联系方式：留下有效、常用的联系方式，便于招聘方联系。

知识链接

大学生网络求职技巧

1. 找正规网站　非正规网站信息不可靠，甚至是诈骗信息，在校大学生尽可能在高校就业网上寻找适合自己的岗位，也可以在招聘会上进行面试。学校一般都会对招聘单位的资质和信息的合法性、真实性和有效性进行严格审核，安全性相对较高。

2. 查看招聘单位的信息　一定要通过国家的工商网或者其他类似网站查询你要面试的公司，看它是否正规公司，如果发现信息不匹配或无相关数据，最好不要去面试。

3. 不要盲目发布个人简历　网上招聘信息过多，网上信息量很大，对自己要有准确的定位，根据自己的专业、爱好、特长，有目标、有方向地求职，否则会疲于奔命，事倍功半。

4. 不要盲目发送银行卡账号等信息　不要给网上所谓的"面试官"发送自己的重要资料，特别是身份证号码、银行卡账号、信用卡号等重要信息，以免自己的信息被窃取、利用，造成损失。

5. 不要同时应聘同一单位的数个不同岗位　找工作之前，要明确自己适合的工作岗位，应聘意愿不明确的简历容易给招聘单位留下随意、不专业的印象，甚至认为你缺乏诚意和诚信。

6. 不要以很高的频率发送简历　避免一周内重复发送简历至同一家公司，这种行为很可能引起招聘单位的反感，从而过滤掉你的邮件。

7. 关注跟踪已发送简历的进展情况　最好对发出的简历做一份跟踪档案，并随时关注它的进展，要记录下应聘公司的信息。

(二) 视频面试礼仪

视频面试是应聘单位面试的方式之一,是指求职人员进入视频会场,通过网络视频、聊天等形式接受用人单位考官的面试,适合于招聘单位不能来招聘现场或求职人员不方便去外地面试的情况。视频面试方便快捷、节约成本,也免去了求职者和招聘单位的路途奔波,提高了工作效率,尤其在新型冠状病毒肺炎疫情防控背景下,更是被求职者和招聘单位所接受和利用。

1. 摄像头和耳麦准备　视频面试要求应聘者遵照常规的面试礼仪,同时注意视频面试中摄像头和语音的效果调试。

(1) 设备调试:确保摄像头和麦克风及音箱的使用效果,预先演练调整好摄像头位置,背景环境要干净整洁美观,不要让强光直接对着摄像头的镜头,注意保证明亮柔和的光照。

(2) 音效调整:注意语音通话时麦克风不要对着音箱,避免产生回音,事先调试好自己的声音,使声音效果最佳。

(3) 备用方案:视频面试过程中难免受各种外部因素影响,一旦出现网速过慢、"卡壳"、马赛克、环境嘈杂等现象,马上启用备用方案。

2. 服饰和语言准备　视频面试着装要干净整洁、朴素大方、和谐得体,符合大学生身份,给面试官留下一个良好的印象。

(1) 服饰:女生裙子不要太短,可以化淡妆,男生头发不要太长,坐下或站着的时候一定要挺胸抬头。

(2) 谈吐:调整好摄像头,谈吐要有礼貌,充分展示自我,做好自我介绍,把自己最具风采的一面展示给面试官。由于视频面试更多的是通过语音聊天来展示自己,因此要特别注意自己的谈吐。

(3) 应急处理:视频过程中有可能出现没有听清问题或者视频突然断掉,要非常有礼貌地解释清楚,你的应急反应能力也许就会成为面试官判断的依据。

3. 行为和过程准备　视频面试过程中,面试官会通过你的一举一动、一言一行来判断你的素质。因此,眼睛要直视对方,口齿要清晰,思维要有条理,端正自己的态度。

(1) 自我介绍:面试前准备一份合适的自我介绍,简洁干净的介绍自己的成绩,校内、外参与的项目以及实习经历等。

(2) 音量:在回答问题的时候,要注意关注对方是否能听清楚,网络面试声音可能会受到场地、网络信号及设备的影响,这些都要提前调试好,现场一旦有变化,要及时和对方沟通,判断是否能听见。

(3) 语速:求职者回答问题的语速要适中,尽量让对方听得舒服。可以利用视频录制软件,完整录下自己面试过程,通过回放,总结自己表现是否得体。

4. 视频面试注意事项

(1) 时间预约:要保持通信工具的畅通,等待面试官与你提前约定好面试的时间,并按照约定时间准时在电脑前等候。

(2) 提前准备:端正态度,充分做好面试前准备,提前汇总好可能遇到的问题,防止面试官提出一些出其不意的问题而措手不及。另外应聘者应具备一定的礼仪性,切忌将网络面试当成网络调侃。

(3) 沟通策略:不要一上来就问薪酬、休息时间、保险缴纳等问题。最好先充分展示自己的学识、能力、经验、未来的职业规划等,如果回答到位,再咨询薪酬等问题。

知识链接

视频面试 6 忌

1. 脏、乱、嘈杂的面试背景。

2. 不关心对方网络连接是否畅通。

3. 盯着视频中面试官,而不是摄像头,无法产生直视对方双眼的效果。

4. 姿势不雅,身体过于放松,神情不专注。

5. 打断面试官讲话,不等面试官把问题阐述完就直接做出回答。

6. 忘记微笑、表情僵硬,像个机器人。

学习小结

1. 学习内容

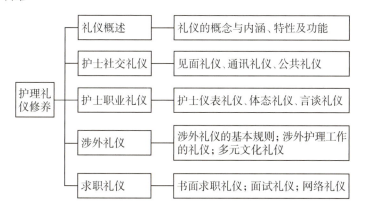

2. 学习方法

本章除课堂理论讲授外,要通过实例分析、实践练习、情景模拟等方式,训练学生日常礼仪、护士职业礼仪、涉外礼仪及求职礼仪等,使学生初步掌握礼仪的知识并运用于日常生活、学习、护理实践中。

（王向荣　郝会欣）

扫一扫,
测一测

复习思考题

1. 何谓礼仪?

2. 涉外护士工作中应遵循哪些礼仪原则?

3. 案例分析

护士小陈工作不久,为了给患者和同事们留下美好印象,十分注重外在形象,化比较浓的妆,眼影、口红色彩多样,使用夸张的发卡,有时还洒一些浓郁的香水,她认为这样能够显示出青春活力。但护士长对她的妆容提出了批评,请指出小陈的着装有什么问题? 护士应该如何着装？

4. 研究性学习

求职礼仪展示了求职者文化修养、职业形象、能力经验等多方面的内在素质，请结合课本知识、网络资源和实际调研结果，分析求职者的礼貌行为和仪表仪态对求职结果的影响，并以小组为单位将调研结果在课堂上做口头汇报。

第七章

护理人际关系和沟通理论

——沟通是管理的浓缩

PPT 课件

> ### 📖 学习目标
>
> 1. 掌握人际关系、人际沟通的基本概念和理论。
> 2. 熟悉沟通的构成因素、人际沟通的类型及功能、非暴力沟通的含义及其要素。
> 3. 理解人际交往的动机与需求、人际认知形成的心理效应、人际认知与吸引理论、人际沟通的层次与影响因素。
> 4. 了解建立良好护理人际关系的意义,人际沟通在护理工作中的作用,加强护理人员人际沟通能力的培养。

早在 19 世纪,护理专业创始人南丁格尔就提出,护理不仅是一门科学,还是一门艺术。护理学被认为是最具有人文精神的学科,它关注的是在病痛中挣扎的、最需要关怀和帮助的人。为此,护士除了掌握必备的医学护理专业知识外,还要自觉加强社会和人文科学的学习,夯实人文底蕴,了解护理人际沟通的内涵,掌握专业沟通的方法,对建立良好的人际关系,提升护士专业素质与能力具有十分重要的意义。

第一节　人际关系概述

——天时不如地利,地利不如人和

人们在自身成长发展过程中,与社会成员相互依赖、相互配合、相互帮助,形成了人与人之间的关系。护理人员作为社会缩影的医疗保健机构的重要成员之一,在工作中会形成各种各样的人际关系,只有熟练掌握人际关系的发展策略以及改善人际关系的方法,才能在护理工作中建立良好的护理人际关系,以满足不同服务对象的健康需要。

一、人际关系的概念及特征

(一)人际关系的概念

人际关系(interpersonal relationship)是指人们在社会生活中,通过相互认知、情感互动和交往行为所形成和发展起来的人与人之间的相互关系。人际关系的本质是人与人之间通过交往与相互作用而形成的直接的心理关系,它反映了个人或群体满足其社会需要的心理状态,它的发展变化取决于双方社会需要满足的程度。

人际关系作为一个专有名词,由美国人事管理协会在 20 世纪初最先提出,不同学科对其有不同的解释。社会学家认为,人际关系是在社会生活中人们直接交往而形成的社会关系;社会心理学家认为,人际关系是人与人之间心理上的关系,表示心理距离的远近;行为科学家认为,人际关系是人与人之间的行为关系,体现人们社会交往及联系的状况。

　　人际关系是人与人之间的相互关系,它存在于人际认知、人际情感和人际行为之中;也就是说,相互认知是建立人际关系的前提,情感互动是人际关系的重要特征,而交往行为则是人际关系的沟通手段。人际关系既是一种物质关系,也是一种精神关系,它表现出的就是一种人与人之间的心理关系与距离。

（二）人际关系的特征

　　人际关系表现为人们之间思想及行为的互动过程,其特征主要体现为:

　　1. 人际关系的社会性　是指通过人的社会关系表现出来的属性,它是人际关系的本质属性,它把人的群体关系与动物的群体关系区别开来,把社会与自然界区别开来,没有无社会性的人际关系。人际关系的社会性首先体现在人们是在生存的劳动过程中结成了相互依存的关系,社会发展进步过程看人际关系的社会性,随着人们生活活动的社会化程度提高,人际关系的社会性也大大增强。

　　2. 人际关系的明确性　是指人们在社会活动中确立的人际关系,具有现实性和真实性。人际关系是客观存在的社会现象,每一个社会成员必须承认并接受人际关系的明确性。人的生命过程中要结成许多不同的人际关系。从纵向来看,人一出生就会自然构成亲子等血缘关系;上学后形成同学、师生关系;工作后会形成上下级、同事等关系;到婚嫁年龄会形成恋爱、夫妻等关系。从横向看,每个人在同一时期,还可能同时扮演着多种角色,同时处于多种人际关系中。虽然人际关系多种多样,但每一种人际关系相互之间的关系都是客观的、明确的。

　　3. 人际关系的渐进性　是指人际关系的发展所具有的循序渐进的特征。社会心理学家研究证明,人际关系的发展需要经过一系列有规律的阶段或顺序。如果人们之间的关系没有按照预料的顺序发展,就会引起其中一个或多个当事人的恐慌不安,阻碍人际关系的发展。例如,如果护士在工作中初次与服务对象接触,就询问服务对象的许多个人问题,可能会引起服务对象的不安甚至反感。因此,在人际交往中必须遵循循序渐进的原则。

　　4. 人际关系的情感性　是指人际交往具有明显的倾向性,而这种倾向性往往受交往者情感的影响和支配。在人类社会中,情感是人际交往的动力,没有情感就不会有人际交往。在人际交往中,人的情感大致分为两类,一类是结合性情感,具有积极性特点,它使人们互相接近、吸引、接纳、沟通、理解等;另一类是分离性情感,具有消极性特点,它使人们互相疏远、脱离、回避、紧张、不和谐等。

　　5. 人际关系的多变性　是指人际关系具有多变的特征。人际关系同人的生命发展过程相似,一个人从出生起,要经过婴幼儿、少年、青年、中年、老年等生命阶段的发展过程。在此期间,无论是人还是人际关系都不可能停滞不前。相反,由于人在发生变化,人际关系也会随之发生变化。人际关系的变化可能会表现为性质、形态、交往模式等的变化。

　　6. 人际关系的多面性　是指人际关系所涉及的个体层次及社会层面的多样性。它包括个人的多面性及社会人际关系的多面性。由于每个人的社会生活受多方面因素的影响,其文化背景、生活经历、知识结构、人物性格、社会需要等多方面的因素具有一定的差异,必然会表现为人际关系中个人的思维、情感、需要及行为的多面性及多层次性。同时,人际关系所涉及的绝不纯粹是交往者两个人的因素,可能会涉及第三者、第四者或者更多的因素。

7.人际关系的复杂性　人际关系的多面性及变化性,导致了人际关系的复杂性。同时,人际关系的复杂性也体现在其社会性上,人是自然及社会的统一体,在现实生活中,每个社会个体都会有不同的人际角色,并且根据不同的交往对象随时变换着角色身份。复杂的生理、心理及社会因素导致了个体的复杂性,而由两个以上的人所组成的人际关系将更加复杂,其交往层次错综复杂,交往内容丰富多彩,交往形式多种多样,致使人际关系呈现出复杂性特征。

二、建立良好人际关系的策略

(一)建立良好人际关系的原则

1.尊重原则　尊重包括两个方面:自尊和尊重他人。自尊就是在各种场合都要尊重自己,维护自己的尊严,不要自暴自弃。尊重他人就是要尊重别人的生活习惯、兴趣爱好、人格和价值。只有尊重别人才能得到别人的尊重。由于主、客观因素影响,人与人在气质、性格、能力、知识等方面存在差异,但在人格上是平等的。只有尊重自己和尊重他人,才能保持人际交往各方的平等地位。真正的尊重不仅是处理好人际关系的重要条件,也是一个人修养的体现。

2.宽容原则　宽容表现在对非原则性问题不斤斤计较,能够宽以待人,求同存异,以德报怨。人际交往中经常会发生矛盾,有的是因为认识水平不同,有的是因为性格脾气不同,也有的是因为习惯爱好不同等等,相互之间会造成一定的误会。双方如果能以宽容的态度对待别人,就可以避免很多冲突。宽容有助于扩大交往空间,滋润人际关系,消除人际间的紧张和矛盾。

3.互惠原则　互惠主要表现为相互依存,通过对物质、能量、精神、感情的交换而使各自的需要得到满足。双方在满足对方需要的同时,又能得到对方的报答。古人云:"投之以桃,报之以李。互惠原则要求我们在人际交往中,了解对方的价值观倾向,多关心、帮助他,并保持对方的得大于失,从而维持和发展与他人的良好关系。人际交往永远是双向选择,双向互动。你来我往交往才能长久。在交往的过程中,双方应互相关心、互相爱护,既要考虑双方的共同利益,又要深化感情。

4.平等原则　平等待人就是要学会将心比心,学会换位思考,只有平等待人,才能得到别人的平等对待。交往双方的社会角色和地位、影响力、对信息的掌握等方面往往是不对等的,这会影响双方形成实质性的情感联系。但如果平等待人,让对方感到安全、放松与尊严,我们也能和一些与自己在社会地位方面相差较大的人建立良好的人际关系。

5.诚信原则　诚信指一个人诚实、不相欺、守诺言,从而取得他人的信任。以诚待人,讲求信义是人际交往得以延续和深化的保证。在交往中,只有彼此抱着心诚意善的动机和态度,才能相互理解、接纳、信任,感情上引起共鸣,使交往关系巩固和发展。孔子曾有言:"民无信不立,与朋友交,言而有信。"强调的正是诚实守信的原则。要取信于人:第一,要诚实,答应别人的事要尽量做到,做不到的要讲清楚,以赢得对方的理解。第二,要信任,不仅要信任别人,而且要争取赢得别人的信任。第三,要自信,给别人以信赖感和安全感。第四,不轻易许诺。第五,要守信,言行一致,说到做到。

6.适度原则　交往的时间要适度。要防止因过于强调交往的重要性而投入太多的时间和精力。交往的距离要适度。朋友之间保持一定的距离是很必要的,只是不同程度的朋友其距离的大小可以有区别。交往的频率要适度。有些人交往,关系好时,形影不离。一朝不和,即互相攻击,老死不相往来,这对双方的心理健康和人际关系发展都不利。人际交往,应该疏密有度。

（二）建立良好人际关系的策略

1. 主动交往　在人际交往中以主动热情的态度和行为影响交往对象,更容易获得交往的成功。心理学家研究发现,在人际交往上,许多人不是主动发起交往活动,主动去接纳别人,而是被动地等待别人接纳,甚至处处试图去吸引别人的注意。他们只能做交往的响应者,而不能做始动者。然而我们知道,根据人际关系的交互原则,别人是不会无缘无故地对我们感兴趣的。因此,要想赢得别人好感,要想自己摆脱孤独,同别人建立良好的人际关系,就必须做交往的始动者,处于主动地位。

2. 重视印象整饰　印象整饰又称"印象管理"（impression management）,是指行为者透过语言与非语言信息的表达,从而管理、控制认知者对他形成印象的过程。即通过有意识地修饰,主动而适度地展现自己的形象,使之在别人的印象中形成良好的第一印象。在与交往对象首次接触时,要根据对方的特征、交往的目的和情境,选择合适的装束、得体的行为,甚至事先对所交往的活动在知识、言辞、表情和动作等方面做一番必要的准备,以保证交往活动顺利进行,给对方留下一个美好的印象。

3. 经常互致问候　人际关系是以情感联系为纽带的,双方的交往是维持和增进情感联系的手段。人们常说"远亲不如近邻",这是由于远亲之间虽然有血缘等亲情关系,但因为相隔距离较远,为彼此交往带来一定困难,造成双方之间的熟悉、密切程度甚至不如交往频率较高的邻居。可见彼此之间的经常交往对维持密切人际关系是至关重要的。

4. 主动提供帮助　人际关系交换理论说明,任何人际关系的建立,只有当双方感觉对自己有益时才会建立及维持。而通常来说,只有当一种人际关系对人们有帮助时,才是值得建立和维持的。因此,我们要想同人建立良好的人际关系,对别人帮助是十分重要的。帮助并不单纯是指物质上的支持,帮助应是广泛的,既包括情感上的支持,也包括解决困难上的协助和物质上的支持。以帮助或相互帮助开端的人际关系,不仅容易确立良好的第一印象,而且人与人之间的心理距离可以迅速缩短。当他人遇到困难或危机时,如果能够及时给予他人帮助,则很快就可以赢得他人的信任,良好的人际关系会迅速建立起来。

5. 肯定对方价值　每个人都有强烈的自我价值保护倾向,只有在自尊心高度满足的情况下,才会产生愉悦的情绪,才会接受对方的态度、观点。当人们的自我价值面临威胁时,机体会处于强烈的自我防卫状态,这是一种焦虑状态,与人们的不愉快情绪直接关联。因此,人们对否定自我价值的人,有着强烈的排斥情绪。选择恰当的时机和适当的方式表达对对方的赞许是增进彼此情感的催化剂。赞许别人的实质是对别人的尊重,也是送给别人的最好礼物,是搞好人际关系的一笔暂时看不到利润的投资,它传递的是你的信任和情感,能化解有意无意间与人形成的隔阂与摩擦。

6. 掌握批评艺术　在人际交往中,难免会有错误发生,尤其是出现关系裂痕时,要保持人与人之间的协调,为别人的错误提供必要的反馈十分重要。批评是负性刺激,通常只有当用意善良、符合事实、方法得当时,才会产生效果,才能促进对方的进步。批评可以从称赞和诚挚感谢入手,可以间接提醒他人注意自己的错误;而且批评时要注意场合和环境,让对方保住面子,还应对事不对人,语言不要太刻薄,否则会挫伤对方的积极性与自尊心;批评时可以恰当选择幽默,幽默可以使人们的关系变得亲切、自然、和谐,幽默是调节人际关系的润滑剂。

7. 学会感激报恩　古人有"施人慎勿念,受施慎勿忘"之说,这是前人给我们留下的受施勿忘的古训。不知感恩就不会付出,没有付出,就无法懂得有付出才会有回报的道理。感恩,是一种人生哲学,是一种生活智慧,更是学会做人,构建和谐人际关系的支点。感恩,是一条人生基本的准则,是一种人生质量的体现,是一切生命美好的基础。只有学会感恩,才能得到别人的尊重与爱戴,才能营造和谐的人际氛围。

三、护理人际关系概念及特征

（一）护理人际关系的概念

护理人际关系(interpersonal relationship in nursing)是以护理人员这个特殊的社会群体为中心,围绕临床护理、卫生保健实践展开的。护理人际关系是指护理人员与患者和患者家属、医生以及其他护理人员等医院和社会人群因服务或工作关系而建立起来的相互关系。随着医学模式的转变,护理工作领域日益扩大,护理人际关系网也随之不断扩大。如社区护理人员除了与患者、家属、医生、同行及其他医技人员进行交往和沟通,她们还需要面对各种社区机构的其他工作人员。

（二）护理人际关系的特征

护理人员在各种健康服务机构中处于众多关系的枢纽地位,护理人际关系除具有一般人际关系所共有的特征外,还具有一定的专业特征。

1. 专业性　护理人际关系与一般亲友间的社交性人际关系不同,它具有明确的专业性,这是由于护理人员的专业职能所决定的。建立护理人际关系的目的就是为了解决特定的专业问题,完成特定的专业任务。在护理人际关系中,不论是与患者的关系,还是与医生、其他护理人员或医务工作者的关系,都属于专业关系。它们为共同的专业目的而相互联系、相互协作,共同努力完成专业任务。

2. 时限性　这是由于护理专业任务的特定时间跨度性质所决定的。时限性在护患关系上表现得最为突出。患者入院,关系开始建立,患者康复出院,关系便宣告终止。护理人员与医生及其他医务人员的专业关系持续时间很长,这是由于其专业任务连续不断的缘故。但就某一专业任务而言,仍然具有时限性。护理人员与其他专业人员在工作过程中所建立的这种相互尊重、平等合作的专业人际关系,加深了彼此间的情感,增进了彼此间的友谊。因此,护理人员与其他医务人员之间的专业性人际关系与一般社交性的人际关系融合在一起,使其既具有专业性,也具有一定的情感色彩。

3. 多面性　这是由护理人员的角色及功能所决定的,护理人员在健康服务群体中具有多方面的角色功能。护理人员在护理过程中既承担执行医嘱、观察患者身心状态,同时,护理人员还具有承担预防保健、宣传防病治病知识、进行康复指导、提供卫生咨询等义务。护理人员在行使这些专业职能中需要与各种各样的人接触交往,面对多方面的人际关系。这些关系相互交织,相互影响,形成特有的护理人际关系网络体系。

4. 复杂性　这是由护理服务对象的特殊性与流动性所决定的。护理的服务对象是有生命有情感的人,他们在进入护理人际关系时带有自己的社会文化背景及生活经历,有自己特殊的生理、社会文化、精神心理需求,再加上患者的经常流动性,这些都会增加护理人际关系的复杂性及处理难度。因此,都需要护理人员在与患者交往过程中了解其社会文化背景,并采取与患者个人特点相适应的方式,由此处理好复杂的护理人际关系,建立及保持良好的护患及其他人际关系。

5. 协作性 这是由健康服务工作的整体性及系统性所决定的。健康服务是许多不同的专业人员及后勤保障等其他人员所组成的服务群体,只有共同努力,相互协调配合才能完成任务。因此,护理人员在处理专业人际关系时,必须遵守所在组织所规定的原则和纪律,与合作伙伴协作努力共同完成工作任务,以得到患者及家属的配合,护理小组其他成员及健康保健系统中的其他成员的配合与支持。

6. 公众性 这是由护理工作的社会性所决定的。护理对象涉及社会的所有成员。护理人员是代表医疗机构,甚至代表国家的社会保障体系来为公众服务的,护理人员与服务对象之间的关系便体现了公共关系的性质。护患关系的状态会直接影响医疗组织机构的形象及信誉。因此,护理人际关系的处理,必须遵守公共关系处理的基本原则,维护服务对象的基本权益,达到维护所在组织形象及社会整体效益的目的。

四、建立良好护理人际关系的意义

护理人际关系是护理人员在工作过程中所形成的多种网络人际关系的总和。科学而恰当地处理人际关系,不仅有利于解决服务对象的各种问题,促进护理学科的整体发展,而且有利于护理人员个人的身心健康及事业发展。良好人际关系的意义具体体现在以下几个方面:

1. 有利于提高群体工作效率 良好的护理人际关系是做好各项护理工作的重要保证及基础,它有利于促进护理人员与患者、家属、医生、其他护理人员、其他医务人员之间的相互协调与信任,使护理人员能发挥在医疗服务体系中人际枢纽的作用,协调好各种关系,相互配合,共同为解决患者的护理问题而发挥作用,使所在健康服务组织的各项活动得以顺利进行,提高了护理质量及效率。

2. 有利于构建和谐的人际氛围 在各种健康服务机构中,护理人员与服务对象及其他人之间所形成的相互理解、相互信任、相互关怀的人际关系,会使这些场所形成良好和谐的社会心理氛围。这种和谐的社会心理氛围,使处于其中的医护人员合理的心理需求能够得到满足,在工作中心情舒畅、情绪愉快,能以饱满的工作热情投入工作,使处于其中的患者能够心悦诚服地接受医疗和护理服务并积极主动地配合医务人员的工作,从而加快身心的康复。

3. 有利于陶冶护理人员的情操 人际交往不仅满足了人的精神或物质需要,同时也包含人与人之间认识上的相互沟通、情感上的相互交流、性格上的相互影响,行为上的相互作用等人格互动过程。在护理服务过程中,护理人员建立各种人际关系的过程,实质上也是一种人格净化、陶冶情操的过程。良好的人际交往,可以发展护理人员良好的个性品质,促进能力的发展,知识的更新,并能使护理人员不断学习,按照理想的专业要求完善自己。

4. 有利于贯彻以人为本的护理理念 人本主义主张每个人都有自己的独特性及完整性,强调人的主观能动性,选择权及自主权,关心人的存在、价值、本质、理想、自由、个性、尊严、创造性及生活质量。人本主义的护理理念是满足患者作为一个人的整体需要,护理活动更注重人的整体性及自主性。在护理中主动与患者沟通,了解患者的身体、社会心理及精神等各方面的需要,尊重患者的权益,不仅会促进良好的护患关系,而且更能体现以人为本的护理理念。

5. 有利于促进护理学科的发展 护理作为一门专业,具有其独特性及自主性,其从业人员不仅仅只是机械地执行医嘱,而应该在对患者的护理中用自己独特的专业知识及技能,选择对服务对象最有利的护理措施。通过与服务对象建立良好的护患关系,可以帮助护士更好地明确服务对象的需要,并用独特的护理手段促进患者的康复。同时通过与医疗及相关专业人员的交流,可以使护理人员从中吸取有益的专业知识,反思护理专业的发展现状,为护理专业的发展贡献力量。

第二节　人际交往的社会心理基础
——己所不欲,勿施于人

一、人际交往的动机与需求

人类的交往活动是一个复杂的过程,只有从各方面对交往过程进行分析,才能全面、深入地认识其规律性。对人际交往的分析,应从其起点——即交往动机开始。

(一)人际交往的动机

动机是激发、维持、调节人们从事某种活动,并引导活动朝向某一目标的内部心理过程或内在动力。动机作为行为过程中的一个变量,在行为产生前就已存在,并以隐蔽内在的方式支配人们行为的取向和强度。常被人们引用的人际交往动机理论有如下几种。

1. 社会交换理论(social exchange theory)　体现人际交往利益动机,是所有解释人际交往动机的理论中最有影响的理论。人为什么需要与人交往?尽管每个人具体交往动机各不相同,但最基本的动机是为了从交往对象那里得到满足自己某些需求。

美国社会学家霍曼斯受经济交易理论的启发,于1961年采用经济学的概念来解释人的社会行为,提出社会交换理论。他认为人类一切行为都受到某种或明或暗的,能够带来奖励和报酬的交换活动的支配。当每个个体做出某种行为时,必会引起交往对象相应的反应行为,而人和动物都有寻求奖励、快乐并尽量少付出代价的倾向。如果某一特定行为获得的奖励越多,他就越会表现这种行为;反之,则不会继续从事这种行为。在社会互动过程中,人的社会行为实际上就是一种商品交换。社会交换不仅是物质交换,还包括赞许、荣誉、地位、声望等非物质的交换,及心理财富的交换。

社会交换理论认为,人们对一个人喜欢与否,是基于成本与利益所做的评价。人们认识到从人际交往中得到的报酬超过成本时,便会喜欢与对方交往。社会交往理论过于强调在交往中的利益、报偿,忽视了人际交往中的心理估价问题,个人在交往时常表现出的无私和付出远大于报酬的代价等,但这一理论毕竟注意到了人们在交往中有时会产生功利因素。

2. 自我呈现理论(theory of self-presentation)　体现人际交往赞许动机,社会学家戈夫曼在自己和他人广泛研究的基础上,于1959年提出自我呈现理论。它属于社会相互作用理论中的一种。其理论观点表现在:一是人际交往是交往者借助于自己的言语行动向对方叙述有关自己的事情,向他人表现自己;二是认为人在交往中可能有不同的动机和目的;三是强调自我呈现是社会影响的一种手段。

戈夫曼对自我呈现理论做了较系统的阐述,他认为人际交往是交往者借助自己的言语行动向对方叙述有关自己的事情,即向他人表现自己,希望给他人一个可接受的角色形象,同时还希望对方提出相应的报答行为;每个人都试图在社会情境中保持适当的印象,以求得到肯定的评价。同时,社会生活也要求每个社会成员都通过合适的自我呈现,给他人一个可接受的角色形象。因而,每个人都可能通过多种方式——包括有意和无意的呈现来控制别人对自己的印象。每个人都有自我呈现的范围和策略,并期望在社会活动中通过适当调节来保持良好印象。

自我呈现理论过于强调在交往中树立自我形象,以达到对他人行为的控制,而没有看到在交往中存在许多并不关心自己的形象,也不企图对他人进行控制的现象,但自我呈现理论说明了个人在交往中所起的主导作用以及对他人产生的影响。

3. 社会实在理论(social reality theory) 体现人际交往成就动机,美国社会心理学家费斯汀格用社会实在理论来解释人际交往的动机。他认为个体的能力评价、体验,直到人格特征的形成均是通过与他人的能力的比较而实现的,是一个"社会比较过程"。社会实在论是指为了维护和发展某一群体,其个体通过人际交往参照他人标准,使自己的态度、行动与他人保持一致,避免认知失调。

当人们对自己的态度和意见正确与否的判断无确定标准时,往往将周围人的态度、意见、行动作为暂时性的判断标准,以使自己的认识与周围人保持一致。费斯汀格认为,当社会团体内的态度和意见出现不一致时,除了容易导致团体活动产生盲目性外,团体内还会产生要求保持一致的压力。因此,为了维护和发展有效的团体活动,必须在团体内开展人际交往,使团体活动协调而有序。

虽然社会实在理论过于强调由个体的认知平衡受到威胁,担心团体活动将处于无秩序状态而产生交往,但它说明了人们在交往中趋向于保持个体与团体认知的和谐,使团体活动能够保持协调一致。

从以上分析可以看出,人类的交往动机确实是错综复杂的,以上三种理论从不同的侧面说明了交往动机中的部分问题。人类交往动机不能用单一的因素来解释,必须通过具体的交往情境来综合分析。

(二)人际交往的需求

美国心理学家马斯洛曾指出,如果一个人被别人抛弃或拒绝于团体之外,便会产生孤独感,精神会受到压抑,严重的还会产生无助、绝望的情绪,甚至走上自杀的道路。而他的学生舒茨则在《人际行为三维理论》一书中,提出人们对人际关系的需求有三个维度,即包容的需求、控制的需求、感情上的需求;同时呈现两种行为方式,即主动型人格特质的行为表现,被动型人格特质的行为表现。舒茨还根据人们的三种需求和两种行为方式把人分成六种基本的交际关系类型。

1. 包容的需求 包容需求指希望和别人交往,建立和谐关系。它表现出的行为特点是积极交往、参与、融合、相属。如果个人缺乏这种需求和动机则表现为在人际交往中退缩、孤立、排斥和忽视。舒茨把人际包容的心理需求倾向的行为表现,按人格特质分为主动型包容与被动型包容。

(1)主动包容型:具有主动包容行为类型的人能主动与他人交往,能坦然共处于群体之中,热情参与人与人之间的交往或合作性的工作,在交往中能主动定位于某一角色,灵活地随群体的动态变迁而不断变换不同的角色,能容纳不同层次、不同性格的人,交往态度是合群附众,求同存异。

(2)被动包容型:具有被动包容行为类型的人期待别人接纳自己,常常表现为少言寡语。这种人格特质的形成应归咎于以自我为中心的成长经历,归咎于其成长环境中人际关系过于单一。他们若被迫参加某一组织或活动时,也不能主动地选定自己适当的角色,在独来独往中被动地期待和感受群体的包容。

2. 控制的需求 控制需求指希望在权力上与别人建立和维持良好的人际关系。它的行为特征是运用权力和权威去积极影响、支配和超越他人。如果得不到满足,就表现出抗拒权力,忽视秩序。缺乏这种需求或动机的人表现为顺从,受人支配、追随别人。

(1)主动控制型:其行为特征是主动支配别人、大胆、爱发号施令,运用权力、权威来领导、控制、影响和支配他人。

(2)被动控制型:被动控制型的人期待他人领导,常常根据情境的要求使内在标准向外在标准妥协。其行为特征是等待、模仿、追随他人、受人支配、服从、愿意与他人携手合作。

3. 感情上的需求 感情上的需求指希望在感情上与别人建立良好的关系。行为表现是对他人亲密、友好、热心、照顾等。缺乏这种需求和动机的个人则表现为对他人冷淡、厌恶和憎恨。

(1)主动感情型:这种类型的人希望与他人建立并维持良好的关系,主动对别人表示亲密,是以友情或爱情为基础的。其行为特征是热情、主动、大胆、与人表示亲密、友情、同情和照顾等。

(2)被动感情型:这种类型的人也希望以友情和爱情为纽带维护良好的人际关系,但其行为特征是期待他人对自己表示亲密,不能主动大胆地表达自己的感情,期待他人对自己表示亲密。

二、人际认知理论

人际交往是主体同他人的交互行为,成功的交往必须是建立在相互认知基础上的,即交往主体既知己,又知彼。人际认知就是研究人际交往中对人的认知及其规律的部分,它是人际关系学的一个重要领域。

(一)人际认知的概念

人际认知是个体对他人的心理状态、行为动机和意向做出的理论分析与判断的过程。包括主体根据以往的经验和最新获得的印象所进行的信息加工、归纳、分析、判断、推理的一系列的心理活动过程。只有认知判断正确,交往的态度、方法才能得体、适宜。人际认知是个体社会行为的基础,是决定人际关系的重要环节。

(二)人际认知的特征

1. 认知的选择性 在人际交往过程中,人们往往根据自己交往的需要、兴趣及价值标准从人群中选择少数人作为认知对象。然后,有意识地对认知对象进行观察、了解,从而做出自己是否与其交往的决定。认知的选择性受认知者的主观状态即需要、兴趣、知识、经验、情绪等的影响,也受认知对象的刺激强度和新颖度的影响。心理学家研究表明,认知对象与众人的差别越大,就会越清晰地呈现出来。当然,认知的选择性是相互的,是认知双方的互动,是能动的主体相互间的选择。

2. 认知行为的互动性 人际认知是认知者和被认知者之间的互动过程。认知者在获得对方的知觉信息时,被认知者不是被动地等待被感知,而是通过对自己的修饰、言谈、举止的选择,来改变认知者对自己的印象。这种有意控制他人对自己形成各种印象的过程,即为印象整饰。成功的印象装饰能赢得他人的好感,调节及润滑人际关系。

3. 印象形成的片面性 人对他人的总体印象是在有限的信息资料基础上形成的。在人际交往过程中,双方的认知会受许多复杂因素的影响,如主观感受、环境、文化背景、当时的心理状态等,人们一般从某一个方面来看待或评价这个人,这就会造成印象形成的片面性。这些因素可能会对他人的认知发生偏差,而这些偏差一般具有一定的社会心理规律,即所谓认知形成的心理效应。

(三)人际认知的内容

从结构上说,人际认知的内容包括三个方面:对自我的认知,对他人的认知和对人际环境的认知。

1. 自我认知(self-consciousness)　是人在社会实践中,对自己的生理、心理、社会活动以及对自己与周围事物的关系进行认知。自我认知的过程是对自身的感知、理解及评价过程。自我认知包含两个方面:①对自己的言谈、举止、表情、语调等行为状态的认知;②对自己的理想、需要、动机、态度、情感等心理状态、人格特征及自我内部意识的认识。

人们在社会中进行人际交往时,首先要客观地认识自己,对自己做出恰当的评价,才能确定自己在交往中的恰当位置。古人所谓"人贵有自知之明"的说法就是告诉人们要学会自我认知。自我认知是人际认知的基础和前提。

当然,自我认知离不开他人,离不开与他人的交往。一方面,认知自我要以他人为参照系,在与别人的对比中认识自己;另一方面,人又是通过他人对自己的态度与评价及对自己行为的反应中找到真实的自我,并且,自我认知的结果还要经受与他人交往的检验。因此,真正深刻的自我认知是在交往过程中逐渐实现的。

2. 他人认知(others' consciousness)　社会交往中,认知主体和客体在认识互动中凭借认知素质来认识对方,为了使自己在人际交往中做出正确的判断,必须对交往对象做出全面正确的认识,即对他人的认知。

对他人的认知包括五个方面内容:一是对他人情感的认知,即通过面部表情、姿势动作和语调表情直接获得交往信息;二是对他人情绪的认知,即通过对他人心境、激情和应激等三种心理行为进行认知,通常主要是对他人心境进行认知;三是对他人能力的认知,即对他人的思维、学习、工作、组织、生活、交际、创造、应变等能力的认知;四是对个人倾向的认知,即对他人的需要、动机、兴趣、理想、信念与世界观的认知;五是对他人个性特征的认知,即对他人的气质、性格、智力等方面的认知。然而在实际交往中,人们经常表现出双重性格,内心情感与外表和行动的差异性往往增加了认知的难度。常言所说的"知人知面不知心"就从一定程度上说明了对他人认知的困难。

3. 人际环境认知(interpersonal environment consciousness)　指对自身交往的小环境、小空间进行有目的的观察,包括自己与他人的关系以及他人与他人之间的人际关系的认知。它是人际认知的关键所在,是对双方已有交往活动的总结和概括,是进一步发展关系、深入交往的基础。

人际认知是个相互感知的过程,人们按照自己的动机、价值系统去感知他人,同时观察他人对自己的看法和态度,判断相互之间的关系,并以此来修饰自己的行为,决定如何发展关系等。对人际环境的正确认知,是处理复杂的人际关系必不可少的内容。孙子兵法中"知己知彼,百战不殆"也同样告诉我们,有良好的人际环境认知,才能获得人际交往的成功。在一个团体中,一个人要得心应手地处理好这种复杂的人际关系,就要首先对团体内外的各种复杂关系有一个正确的认识和了解,这是协调人际关系的依据。

三、认知形成的心理效应

心理效应是指由于社会心理现象、心理规律的作用，使人们在社会认识过程中，形成的对人或事所特有的反应。人们认知过程中的典型错误多数是由心理效应造成的。

（一）首因效应（primacy effect）

首因，即最初的印象，首因效应是指人们在对他人总体印象的形成过程中，最初获得的信息比后来获得的信息影响更大的现象。这种认知效应在日常生活中比较常见，如一见钟情、先入为主等。

人们对他人第一印象的认知线索主要是外貌、表情、姿态、服饰、语言等外部的属性特征，而这些最先输入的信息，往往会成为人们日后认知和评价的重要依据。

首因效应产生的重要影响因素是信息输入的先后顺序。美国社会心理学家阿希和卢钦斯通过各自实验发现，影响印象形成是所有人格要素综合作用的结果，其中最早出现的中心词决定第一印象。首因效应在对人以后的认知中发挥着很重要的作用，它往往会成为以后双方是否交往的依据。因为最初印象有着高度的稳定性，后继信息甚至不能使其发生根本性的改变。

由于首因效应，个体给人的第一印象往往对人的认知产生深刻的影响，而这种印象易形成却不易改变，以此来评价他人往往会产生很大的偏差，而且很容易被一些表面的现象所蒙蔽，出现诸如以貌取人、以言取人的现象。

知识链接

首 因 效 应

1957年，美国心理学家卢钦斯做了这样一个实验。他虚构了一个叫做吉姆的男孩，并以吉姆的口吻写了两段日记。在第一段日记里，他将吉姆描写成热情、外向的人，人们通过这段文字可以看到"吉姆与朋友一起去上学，他走在洒满阳光的马路上，与店铺里的熟人说话，与新结识的女孩子打招呼"等内容；另一段日记则相反，他把吉姆描写成冷淡而内向的人，人们看到的是"吉姆放学后一个人步行回家，他走在马路的背阴一侧，没有与新近结识的女孩子打招呼"等内容。

实验开始时，卢钦斯把这两段文字分成两种组合：在第一组中，他把描写吉姆热情的文字放在前面，把描写吉姆冷淡内向的文字置后，然后将文字拿给一些被试者看，尽管两段文字中的吉姆判若两人，但依然有78%的被试认为吉姆是友好的。在第二组中，他把描写吉姆冷淡内向的文字放在前面，而把描写吉姆热情外向的文字置后，拿给另一组被试看。结果，这一组只有18%的人觉得吉姆是友好的。

第一组和第二组被试者在相同条件下，读相同的内容，只因顺序不同，对吉姆的印象差别竟然如此之大！这说明，信息呈现的顺序影响了对人的整体看法，先呈现的信息比后呈现的信息有更大的影响作用。

（二）近因效应（recency effect）

也称新因效应，近因效应是指在对客体的印象形成上，最新获得的信息比以前获得的信息影响更大的现象。最后留下的印象往往是最深刻的印象，这是心理学对后摄作用的阐释。这种效应往往在足以引起他人注意的新信息刺激下才会出现，这是心理学家卢钦斯通过实验得出的结论。

首因效应及近因效应在人们的人际认知过程中都起着非常重要的作用，但它们在不同的条件下具有不同的作用。卢钦斯认为：当两种信息连续被感知时，人们一般倾向于相信前一种信息，并对其印象较深，即首因效应具有重要作用；而当两种信息断断续续地被感知时，近因效应发挥作用。也有研究者认为，首因效应在感知陌生人时起重要的作用，而近因效应在感知所熟悉的人时具有重要作用；首因效应及近因效应的作用主要取决于认知主体的价值选择及评价。

（三）光环效应（the halo effect）

又称晕轮效应，主要指人际交往中对一个人的某种人格特征形成印象后，依此来推测此人其他方面的特征。晕轮效应实际上是人际交往过程中个人主观判断的泛化、扩张及定型的结果，是一种极为盲目的心理倾向，一旦形成光环效应，所有的不足都会被光环遮盖而变得视而不见。如"情人眼里出西施"就是一种光环效应。

在人际认知过程中，如果一个人的优点或缺点一旦被正负晕轮所扩大，就会导致人际认知的偏差。光环效应从局部信息形成一个完整的印象，即根据最少量的情况对他人做出全面的结论，容易出现以偏概全，如人们常常由外表特征推及其他特征，对外表姣好的人赋予较多理想的人格品质。这也提醒我们，要注意观察事物的客观性和全面性，以免受到光环效应的影响而偏听偏信。

（四）社会刻板效应（social stereotype effect）

是指社会上的一部分成员对于某一类事物或人物持一种固定不变、概括笼统、简单评价的现象。社会刻板现象不是一个个体现象，而是一种群体现象，它反映的是群体的共识；作为心理现象，"刻板"是它的根本特点。如社会的固定印象为商人精明，教师严谨认真等。

社会刻板效应对人们的人际认知有积极的一面，也有消极的一面。它的积极面在于将群体的主要特征典型化，反映了群体的共性，有利于帮助人们对各群体差异的认识，降低社会认知的复杂性，简化人们认知过程，有助于人们迅速把握并适应社会生活环境。其消极作用，则表现在对一个群体的社会刻板印象形成后，会直接影响并左右人们对该群体中的个别成员进行个性化的精细而正确地认知，抹杀了人的个性，严重时会导致较大的认知偏差；此外，社会刻板印象对客体的僵化性认知，也会妨碍人们对社会发展新事物属性的及时正确认知。

（五）投射效应（the projection effect）

投射效应指个体在知觉他人时，将自己的特点归属到他人身上的倾向。所谓"以小人之心，度君子之腹"，反映的就是投射效应的一个侧面。生活中，投射效应主要发生在两种情况下：一是当他人的年龄、职业、性别、社会地位、身份特性与自己相同时，投射效应比较容易产生。另一种情形是，当一个人意识到自己的某些不称心的特性时，就会把自己所不喜欢，或不能接受的自己的性格、态度或欲望，转加到别人身上，说是别人有这种恶习或恶念。

四、人际吸引理论

（一）人际吸引的含义

人际吸引（interpersonal attraction）也称为人际魅力，指人际关系中双方在情感方面相互亲近的现象。它是建立人际关系的第一步,也贯穿人际互动的全过程,是由人与人之间的吸引力大小决定的。

理解人际吸引,要从两方面入手:一方面,人际吸引以情感为主导,情感投入的多寡是人际吸引程度的重要标志;另一方面,人际吸引具有对他人做肯定性评价的倾向。肯定性评价是人际吸引的前提和基础,喜欢、友谊、尊重等都是在肯定评价的基础上发展起来的。人际吸引力越大,人与人之间的心理距离就越小,就越容易建立密切的关系,反之,人际双方的关系就疏远甚至相互排斥。

(二)人际吸引的过程

1. 注意(notice)　是指对某一交往对象进行人际感知后,注意到对方的存在,对其产生了一定的兴趣并加以关注的过程。首先从物理方面缩短双方的距离,在此阶段前彼此陌生,互不认识,甚至彼此均未注意到对方存在。注意阶段包含着对交往对象的注意、抉择和准备初步沟通等多方面的心理活动。在通常情况下,只有那些具有某种会激起别人兴趣的特征的人,才会引起别人的特别注意。

2. 认同(approve)　是指对选择出来的对象更进一步深入的交往,接纳和内化交往对象的行为及表现,并对其给予积极和正面的评价。认同使交往双方心理上的距离缩短。这一阶段的目的是探索与对方在哪些方面可以建立真实的情感联系,而不是仅仅停留在一般的交往模式中。在这一阶段里,随着双方共同情感领域的发现,双方的沟通会越来越广泛,接近的欲望会越来越强,对与其有关的信息也会倍加关心,自我暴露的深度与广度也会逐渐增加。

3. 接纳(accept)　是指情感上与对方相容,常以喜欢、同情、关心、好感等形式表达与对方的情感联系。在这一阶段,双方关系的性质开始出现实质性变化,人际关系安全感已经得到确立,因而谈话也开始广泛涉及自我的许多方面,并有较深的情感卷入。如果关系在这一阶段破裂,会给人带来相当大的心理压力。此时,人们会相互提供真实的评价性的反馈信息,提供建议,彼此进行真诚的赞赏和批评。

4. 交往(association)　交往互动是在人际吸引后的必然行动。它不仅反映了人际吸引已经形成,而且使人际吸引进一步发展。交往的初期,双方尽力约束自己,并努力通过行动显示自己的诚意。随着交往水平的提高,双方的关系便发展到心理上相互依赖的高级阶段,即形成了良好的关系,相互的吸引力进一步增强。此后,双方在心理上有一个重要的改变,开始将对方视为知己,愿意与对方分享信息、意见和感情。

(三)人际吸引的规律

📖 **知识链接**

沙子与珍珠

有一个年轻人,毕业以后屡次碰壁,一直找不到理想的工作。他觉得自己怀才不遇,对社会充满愤怒,可又无可奈何,感到非常失望。他觉得没有伯乐来赏识他这匹"千里马"。终于,他再也无法忍受这样的煎熬,于是就来到大海边,打算就此结束自己的生命。在他正要自杀的时候,一位老人从附近路过,老人看见了他,救了他。老人问他为什么要走绝路,他说自己得不到社会的承认,没有人欣赏并且重用他。老人从脚下的沙滩上拾起一粒沙子,让年轻人看了看,然后就随便地扔在地上,对年轻人说:"请你把我刚才扔在地上的那粒沙子拾起来。"年轻人说:"这根本不可能!"老人没有说话,从自己的口袋里掏出一颗晶莹剔透的珍珠,同样随便扔在了地上,然后对年轻人说:"你能不能把这颗珍珠拾起来呢?""当然可以!"年轻人说道。老人意味深长地说:"你应该明白,现在你还不是一颗珍珠,所以你不能苛求别人承认你。如果想要得到别人的承认,那么你就要想办法使自己成为一颗珍珠。"

根据心理学家的研究和经验,可将人际吸引的规律概括如下:

1. 接近吸引律 是指交往双方存在着诸多的接近点,这些接近点能够缩小相互之间的时空距离和心理距离,因此彼此之间容易相互吸引。人际吸引的接近点很多,主要包括以下几个方面。

(1) 时间、空间接近:一般说来,生活中经常接近的人们比较容易相互吸引。人们总是能够比较方便地与同学、同事或邻居经常接近,与邻近的人交往可以很快满足自己多方愿望。另外,与空间接近相同,时间上的接近,如同龄、同期毕业、同时入伍、同年进厂等,也容易在感情上相互接近,相互吸引。

(2) 观点、兴趣接近:在人际交往中,如果双方志趣相投、价值取向相同、态度观点一致,就容易相互吸引,结成"知己"。我们平时说的"酒逢知己千杯少""惺惺相惜""情投意合"等都说明相似的人易结交成友。

(3) 职业、背景接近:专业、国籍、民族、经历接近的人,容易找到共同的话语以缩短相互间的距离,进而相互吸引。古诗中的"同是天涯沦落人,相逢何必曾相识"表达的就是这层意思。如我们在谈公务时偶尔得知双方曾在同一个单位工作过,或认识同一位朋友或参加过同一活动时,双方便会立刻产生亲近感,再谈起公事来,就会顺利。这就给我们一个启示:与他人初次交往时,应多谈双方感兴趣的话题,努力寻找双方的接近点和共鸣点,以深化关系,促进交往。

2. 互惠吸引律 如果交往的双方,能够给对方带来收益、酬偿,就能增加相互间的吸引。一般来说,估计得到报偿的概率越大,吸引力就越大;收益与付出的比值越大,吸引力就越大;越接近预期的报偿,吸引力就越大。互惠互酬吸引力表现在人的一切交往活动中,主要的表现形式有:

(1) 感情互慰:是指交往的双方,都以自己的表情、言语动作给他人带来愉快的感情体验,从而增加相互吸引。在交往中,如果一方真情实意,而另一方却怀有戒心,城府很深,则会使对方产生失信之感,形成心理隔阂。

(2) 人格互尊:每个正常的人都有得到他人尊重、信任、认可的需要。因此,真诚地尊重他人,是获得他人尊重的最佳方法。你尊重他人,关心他人,你在他人生活中的重要性就愈大,他人就会以同样的态度回报你。

(3) 目标互促:人们之间的交往如果有助于双方有关目标的实现,则双方的吸引力就能增强。如通过行为接触和思想交流,彼此感到受益匪浅,达到"听君一席话,胜读十年书"的感觉,那么双方的交往水平就会提高。

(4) 困境互助:当人遇到坎坷,碰到困难,遭到失败时,往往对人情世态最为敏感,最需要友谊和帮助。如果对朋友的困难冷漠麻木,束手旁观,小气吝啬,或者怕引起非议、麻烦,就可能使对方产生失望或怨恨,由此中断交往。

(5) 过失互谅:人非圣贤,孰能无过,因此,当他人偶有过失时,应以宽宏大度的态度去谅解。即使是他人做了对不起自己的事,说了伤害自己的话时,也应以宽宏大度的态度谅解对方。只有你不恤小耻,不拘小谅,才能赢得他人的尊敬,才能在你有过错的时候,得到他人的容忍和谅解。

互惠吸引律启示我们,要增强自己的人际吸引力,必须在同他人来往时,尽力使自己的付出大于收益,使自己的言行给他人带来愉快和好处。

3. 对等吸引律 指人们都喜欢那些同样喜欢自己的人。这就是古人所说的"敬人者,人恒敬之""爱人者,人恒爱之"的心理机制。因为,人们都愿意被人肯定、接纳和认可,他人的喜欢是满足这一需要的最好奖赏。

一般来说,人们都喜欢同样喜欢自己的人。但是,对于不同的人来说,由他人的喜欢激发的回报并不会完全相同。自尊心、自信心强的人,他人的喜欢和排斥对他的自我评价影响不大,即所谓"宠辱不惊"。自信心低特别是受过挫折的人,对他人的喜欢与厌恶反应强烈而敏感。因为他们无法从自己那里获得尊重的满足,便非常需要他人报以尊重,同时也会因为这种心理满足与否而十分强烈的喜欢或厌恶对方。如当受到严重挫折时,会因痛苦或绝望往往把他人的每一句安慰和体贴之言,都当成莫大的幸福,并报以更强烈的感情共鸣与回报。

另外,心理学家还发现,喜欢对等律是按照得失原则变化发展的。得失原则,用一句话概括,就是我们最喜欢那些对自己喜欢显得不断增加的人,最讨厌对自己喜欢显得不断减少的人,也就是说,同一个始终对自己报以肯定态度的人相比,人们更喜欢那些开始对自己予以否定性评价,以后转变为肯定性评价的人;同一个始终对自己抱以否定态度的人相比,人们更讨厌那些开始对自己予以肯定评价,以后转变为否定性评价的人。前者由否定性评价向肯定性评价转变,谓之"得";后者由肯定性评价向否定性评价转变,谓之"失",故称得失原则。这是因为,没有渐进过程地喜欢一个人,往往使人感到轻率、唐突;喜欢逐渐增加,使人感到成熟、可靠。

根据这个规律,我们在人际交往中,一要注意对方的心理承受力,使关系建立在充分了解、认识的基础上;二是良好关系一旦建立,就要用热情去浇灌、真诚去培育、谅解去护理;三是人与人之间的关系,要留有渐进发展的余地。

4. 互补吸引律 当双方的个性或需要及满足需要的途径正好成为互补关系时,就会产生强烈的吸引力。社会心理学家西保和凯利认为:两人相处,对双方都有助益(互补),或彼此都有友好的意愿(相悦),或彼此发现有类似的态度(相似)时,两人的交互关系就有继续维持的可能。

需求互补可分为:利益需要、能力特长、性格和作风上的互补。一般来说,具有下列一些互相对应的个性和风格的人较容易结成互补关系的伙伴:外向型与内向型,阳刚型与阴柔型,倔强型与柔顺型,支配型与依赖型,独立型与顺从型,自信自强型与优柔寡断型。如在生活中我们常会发现,性格急躁的人与耐心随和的人容易成为好朋友;活泼健谈与沉默寡言的人容易结成亲密伙伴,这些都是因为双方的个性倾向和行为特征正好都满足了对方需要的结果。

互补吸引力的主要原因是:人们都有追求自我完善的倾向,当这种追求无法通过个人实现时,就会设法从他人身上获得补偿,以达到个人需要的满足。但是,当交往双方的地位完全平等或角色作用相同时,人际吸引一般服从相似律。虽然从表面上看,互补与接近相似是矛盾的,但事实上两者有时也起协同作用。在许多情况下,互补是建立在态度与价值观一致的基础上的,此时相似与互补就获得了协同。

5. 诱发吸引律 是由自然的或人为的某一因素而引发的吸引力。在人际交往的过程中,如人们受到某种诱因的刺激,而这种刺激正是投其所好,就会引起对方的注意和交往兴趣,从而相互吸引。诱发的因素和形式大致有自然诱发、蓄意诱发、情感诱发等。

(1) 自然诱发:是指由人的外貌、气质、风度等自然因素而诱发的吸引力。这种第一印象产生的吸引力能够促使人们进一步接触,从而结成良好关系。外貌美产生吸引力的原因是因为爱美是人的天性,美的外貌、风度能使人感到轻松愉快,并构成一种美的酬偿。

语言美和气质美比外貌美更能使人产生美感。谁都体验过委婉、动听的语言给人带来的美感,也都体验过恶语对人的伤害。气质美则是一种深层次的美,它是建立在内在基础之上的美。一个人纵然有再好的外貌,如果没有内在美,就不会有气质美。气质美在很多时候可以弥补外貌的不足,甚至可以取代外貌而在交往中占有重要地位。

(2) 蓄意诱发:蓄意诱发是指有意识地设置某些刺激因素,以引起对方的注意和兴趣,从而产生吸引力。如出席某种宴会,可以通过得体适宜的打扮、风趣幽默的言语等增强自己的吸引力。

(3) 情感诱发:情感诱发是指通过真诚的关怀、帮助、信任、容忍等因素来激发对方的情感,缩小双方的心理距离,从而相互吸引。如不失时机地帮助困难者、安慰失败者、祝贺成功者,都可以使对方产生强烈的情感体验,从而使双方的心灵更加亲密。

6. 光环吸引律 是指一个人在能力、特长、品质等某些方面比较突出,或者社会知名度较高,这些积极的特征就像光环一样使人产生晕轮效应,感到他一切品质特点都富有魅力,从而愿意与他接近交往。光环效应吸引律最突出体现在能力、成就和品格等方面。

(1) 品质吸引:如果一个人品质高尚,待人真诚、热情,就会让人产生钦佩感、敬重感和亲切感,从而产生人际吸引力。帕里等人曾就友谊问题访问了 4 万多人,结果表明:吸引朋友的良好品质有信任、忠诚、热情、支持、帮助、幽默感、宽容等 11 种,其中忠诚是友谊的灵魂和核心。人们喜欢真心待人的人,不喜欢富有心机、喜欢算计他人的人。想要他人如何对待自己,自己就要如何对待他人。

(2) 能力吸引:人们一般都喜欢聪明能干的人,而讨厌愚蠢无知的人。这是因为人人都有一种寻求补偿、追求自我完善的欲望。与聪明能干的人交往,或许在某些问题上能得到帮助。另外,聪明精干的人说话办事恰到好处,常会给人带来赏心悦目的酬偿。是不是人越聪明越能干,就越招人喜欢呢? 社会心理学家阿伦森等人的研究表明:一个极其聪明能干的人,会使他人产生屈尊感,从而敬而远之,降低吸引力。如果一个英雄或伟人偶尔暴露一些小缺点,或者遭受一些小挫折,往往会更招人喜欢。

(3) 性格吸引:在人际交往中要给人以热情、温暖的感觉。即在对人、事、物等方面有正向的态度,表现出喜欢、欣赏、赞同等。美国社会心理学家阿希等人的实验表明,"热情"是吸引他人的核心特征,对人际印象的形成产生强烈的影响。"热情"可以产生很强的光环效应,从而增强个体的吸引力。这是因为,热情待人的态度是对他人的喜欢、接纳、尊重的表示,能使他人感到温暖和愉快,因而易受他人喜欢。

(4) 名望吸引:社会生活中存在这样一种交际现象,即有些人因具有某种专长或知名度而引起众人的倾慕与追求。这种因能力、特长、社会地位等方面较为突出而产生的声望使人产生崇敬心理,并进而乐于与其接近和建立关系。

了解人际吸引的主要规律,可以帮助护士在生活工作中选择合适的交往对象,调整人际交往的方式,充分利用自身的优势,扬长避短,表现自己的特长,增强自己的人格魅力,同时可以提高自身的人际吸引力,获得人际交往的主动权。

第三节 人际沟通概述
——沟通从心开始

一、沟通的含义与构成要素

沟通,是人们与他人建立联系、交流信息的一种能力,是一种需要后天培养、努力学习的交际方式。在人类社会生活中,一个人离开了他人,离开了社会、群体,是不可能独立存在的。

(一)沟通的含义

沟通(communication)是指信息发出者遵循一系列共同规则,凭借一定媒介将信息发给既定对象,并寻求反馈达到理解的过程。沟通的目的是加强了解,建立信任,达成共识,促进合作。沟通可以是人与人之间的信息交流,也可以是人与机器之间的信息交流,还可以是通信工具之间的信息交流。

关于沟通的定义有很多种,沟通在《辞海》中的解释为:"原指开沟而使两水相通,后泛指使彼此相通"。学者们根据各自研究的基点、角度、特性和成果各抒己见,其主要观点包括:①强调沟通是信息的共享;②强调沟通是有意图地施加影响;③强调沟通是信息交流的互动过程;④强调沟通是社会信息系统的运行;⑤强调沟通是社会关系的体现。但无论从哪个角度对沟通下定义,基本意思都是"与他人建立共同的意识"。

(二)沟通的构成要素

根据1973年海因(Hein)提出的理论,沟通的基本结构包括信息背景、信息发出者、信息本身、信息传递途径、信息接受者及反馈等六个要素。

1. 信息背景(information background) 信息背景是指互动发生的场所环境及事物,是引发沟通的"理由",是每个互动过程的重要因素。这些环境、现象、事物等反映在沟通者的头脑中,便刺激他产生沟通的需要和愿望。这种需要和愿望,可能是清晰的,也可能是模糊的。客观存在的刺激是产生沟通的前提和依据。海因(Hein)认为,一个信息的产生,常受信息发出者过去的经验、对目前环境的领会以及对未来的预期等影响,这些就称为信息的背景因素。因此,要了解一个信息所代表的意思,不能只接受信息表面的意义,还必须考虑背景因素,注意其中可能的含义。

2. 信息发出者(message sender) 信息发出者是指发出信息的人,也称作信息的来源。信息转换的基本操作是编码和译码。所谓编码,就是发送信息者将要传送的意义信息符号化,编成一定的语言文字符号或表情、动作。在编码之前,发送信息者先将自己的想法进行整理,在此基础上找到恰当的表达形式。信息编码的方式受信息发出者个人的教育程度、价值观念、生活背景、抽象推理能力等因素影响。

3. 信息(message) 信息是指信息发出者希望传达的思想、感情、意见、观点等。信息必有一定的内容意义,可能还带有背景因素的色彩及信息形成者的风格,可以说是上述两者的具体化。信息是通过一定的信号(如语言、微笑等)来显示的,这些信号又是按一定规则(如语法规则)组织起来的,这种有组织并能表达一定内容意义的信号便称为代码。信号和代码都是信息的载体。

4. 信道(route of message transmission) 又称媒介或传递途径,是指发送者传递信息的工具或手段。我们的各种感觉器官都可以接受信息,但最大量的信息是通过视听途径获得的。通常来说,沟通方式多种多样,不仅包括面对面的沟通,还有以不同媒体(如电视、广播、报纸、电话、网络等)为中介的沟通。如沟通渠道选择不当,或沟通渠道超载,以及沟通手段本身出现问题,都可能导致信息传递中断或失真。有效的沟通离不开可靠的信息传递渠道。一般说来,在沟通交流中,信息发出者在传递信息时使用的途径越多,对方越能更好更多更快地理解这些信息。

5. 信息接受者(message receiver) 是接收信息以及将信息解码的人。从沟通渠道传来的信息,需要经过信息接收者接收并接受之后,才能达成共同的理解。信息的收受实际上包括了接收、解码和理解三个步骤。首先,信息收受者必须处于接收状态,其次是将收到的信息符号解码,就是把符号的信息还原为意义信息,译为可理解的内容,然后用自己的思维方式去理解这一思想。只有当信息接收者对信息的理解与信息发送者传递出的信息的含义相同或近似时,才可能产生有效沟通。当信息接收者错误地解释了信息发出者所发出的信息将会产生无效的沟通。

6. 反馈(feedback) 反馈是指信息接收者对信息发出者发出的信息做出反应。信息发出者根据反应检验传播的效果,并据此调节后继的信息(包括信息内容、信息的符号形式和排除信息传递途中的干扰等)。信息发出后必然会引起接收者的某种变化(反应),包括生理、心理、思想或行为的改变等。不管这种改变多么微小,有时甚至从表面上看不出来(如某些心理反应等),但反应和改变是客观存在的,这些反应和改变又会成为新的信息返回给信息的发出者,此时发出反馈的沟通者便从信息接收者的角色转变为信息发出者。在人际沟通中,只有通过反馈,信息发送者才能最终确认和判断信息传递是否有效;只有当发出的信息与接收的信息相同时,沟通才是有效的。

二、人际沟通的含义与类型

(一)人际沟通的含义

人际沟通(interpersonal communication)是指人们运用语言或非语言符号系统进行信息(含思想、观念、动作等)交流沟通的过程。其过程就是人们借助于语言、表情、书信、通信等沟通方式在事实、思想、意见、情感等信息方面进行的交流,以达到人与人之间对信息的共同理解和认识,取得相互之间的了解和信任,形成良好的人际关系,从而实现对行为的调节。以下要点有助于对人际沟通的理解:①人际沟通是在一段时间内,沟通双方进行的一系列行为;②人际沟通是一种有意义、有目的的交流历程;③人际沟通是一种双向、互动的信息传递和反馈过程。

(二)人际沟通的类型

1. 按沟通的不同符号系统,可将沟通分为语言沟通与非语言沟通。

(1)语言沟通:指以语词符号实现的沟通。语言沟通是最准确、最有效、运用最广泛的沟通信息形式。语言沟通过程可以超越时间空间限制,人可以通过文字记载,来研究古人的思想,也可以将当代人的成就传给后人,借助于传播媒介,一个人的思想、知识可以供很多人分享。

笔记栏

　　（2）非语词沟通：指借助于非语词符号（如姿势、动作、表情、呻吟、接触等）实现的沟通。"此时无声胜有声"绝不是简单的主观感受，而是科学事实。（详见本书第八章）。

　　2. 按照语言载体的不同，语言沟通又分为口语沟通和书面沟通两种。

　　（1）口语沟通：最常用的信息传递方式是口头沟通。在生活中可以通过面谈、小组讨论、演讲、电话等方式与人进行口头沟通。口头沟通的优点在于快速传递和快速反馈。在这种方式下，信息可以在最短的时间中进行传送，并在最短的时间内得到对方的回复。如果接收者对信息不确定，迅速的反馈可以使发送者及时检查其中不够明确的地方，从而及早地发现错误，使信息准确传递。尽管有"及时"的优势，但口头沟通失真的潜在可能性很大。当信息经过多人传送时，卷入的人越多，信息失真的潜在可能性就越大。

　　（2）书面沟通：书面沟通包括信函、各种出版物、传真、平面广告、浏览网页、电子邮件、即时通信、备忘录、报告和报表等任何传递书面文字或符号的手段。选择书面沟通是因为它有形而且可以核实。如果书面沟通比较容易保存，使沟通的双方都拥有沟通记录，沟通的信息就可以无限期地保存下去。如果对信息的内容有疑问，可以查询记录。对于复杂或长期的沟通来说，这一点尤为重要。书面沟通还可使人更周密地思考。书面的形式往往会更为严谨、逻辑性强，而且条理清楚。书面沟通虽然更为精确，但是它耗费时间，同时信息接受者对信息的接受与反馈也比较慢。

　　3. 按沟通渠道有无组织系统，可将沟通分为正式沟通和非正式沟通。

　　（1）正式沟通：是指按照组织结构所规定的路线和程序进行的信息传递和交流，如组织间的信函往来、组织内部的文件传达、汇报制度等。一般将官方、有组织或书面的沟通视为正式沟通，它具有精确、内敛、技术性和逻辑性强、内容集中、有条理、信息量大、概括性强、果断、着重于行动、重点突出、力度大等特点。沟通越正式，对内容的精准性和对听众定位的准确性要求就越高。但是正式沟通往往比较刻板，沟通速度很慢，层层传递之后存在着信息失真或扭曲的可能。

　　（2）非正式沟通：是指运用组织结构以外的渠道所进行的信息传递与交流，如员工私下交谈，朋友聚会时的议论以及小道消息等。一般地，随意、口头或即兴的沟通被视为非正式沟通。非正式沟通具有迅速、交互性强、反馈直接、有创造力、开放、流动性强、较灵活等特点。其缺点是沟通难以控制，传递信息不确切，容易失真，而且还有可能导致小集团、小圈子的滋生，影响组织的凝聚力和向心力。现实生活中，这两种沟通渠道是相辅相成而不是对立的。

　　4. 按沟通的信息传递有无反馈系统，可将沟通分为单向沟通与双向沟通。

　　（1）单向沟通：指一方是信息传递者，另一方是接收者，信息只由一方向另一方传递，如做报告、讲课、演讲等。其特点是接收者面广，信息传递速度快，但不能及时获得反馈。在工作任务紧迫、领导部门下达命令或传达上级指示时，多用此种形式。

　　（2）双向沟通：是沟通双方同时互为传递者和接收者，如谈心、讨论、病史采集、健康指导等。由于双方间的信息可以相互反馈矫正，故而较为准确可靠，且有利于联络感情，增强信息接收者的信心。其缺点是信息传递速度较慢。

　　5. 按信息流动的方向，可将沟通分为上行沟通、下行沟通与平行沟通。

　　（1）上行沟通：是自下而上的沟通。指下级向上级反映情况的沟通，即"下情上达"，具有非命令性、民主性、主动性和积极性等特点。在上行沟通中，"下"应是主体。积极的向上沟通可以提供员工参与管理的机会，减少员工因不能理解下达的信息而造成的失误，营造开放式氛围,提高工作的创新能力,缓解工作压力。

（2）下行沟通:是一种自上而下的沟通,即指上级把政策、目标、制度、计划等向下传达的沟通,即"上情下达",具有指令性、法定性、权威性和强迫性等特点。在下行沟通中,"上"应是主体。要想沟通顺畅,上司要降低自己的姿态,不要一副高高在上的样子,使下属畏惧,产生不愿意沟通的反感。

（3）平行沟通:又称桥式沟通,是指组织或群体中的同级机构和成员间的横向沟通。平行沟通的目的是交换意见,以求心意相通。这种沟通的功能在于可以调整组织成员之间的关系,增进相互间的合作和友谊。

6. 按照沟通的意识性是否明确,可将沟通分为有意沟通与无意沟通。

（1）有意沟通:在大多数情况下,沟通都具有一定的目的,这种沟通是有意沟通。有意沟通容易理解。每一个沟通者,对自己沟通的目的都会有所意识。通常的谈话、心理护理、了解病情、打电话、写信、讲课,甚至闲聊,都是有意沟通。表面上看,闲聊好像没有目的,实际上,闲聊本身就是目的,通过闲聊排解孤独,消磨时光。

（2）无意沟通:在与别人进行信息交流时,并没有意识到沟通的发生,在这种情况下,是无意沟通。事实上,出现在我们感觉范围中的任何一个人,都会与我们有某种信息交流,如护士白天去巡视病房,发现患者睡了,护士会不自觉地放轻脚步,压低说话声音。由此可见,无意沟通不仅是经常发生的,其广泛程度也远远超过我们的想象。

三、人际沟通的特点与功能

（一）人际沟通的特点

1. 社会性　生活在社会中的人们以信息沟通为主要方式,通过运用复杂的符号系统来交换信息、交流思想、融洽感情、建立联系、增强信任、调整行为、提高效率,不断推动社会的进步。沟通是社会得以形成的工具。没有沟通,就不会有社会;同样,没有社会,也不会有沟通。

2. 互动性　互动是指人们通过接近、接触或手势、语言等信息的沟通而发生的心理交往和行为交往过程,又称为社会互动。沟通过程是一个交互作用的过程,是以改变对方思想、行为为目的的一种沟通行为,对参与的双方产生影响,达到预期的沟通目的。

3. 实用性　通过沟通,可以建立各种各样的人际关系,在广泛的交往过程中,彼此可以获得工作、学习、生活、娱乐相关的信息,直接为工作、生活提供服务;还可能产生情感,相互吸引,形成亲密关系。也就是说,人们可以通过沟通行动追求自我利益、他人利益和群体利益。

4. 动态性　沟通是一种动态系统,沟通的双方都处于不断的相互作用中,刺激与反应互为因果,如乙的言语是对甲的言语的反应,同时也是对甲的刺激。

5. 关系性　指在任何的沟通中,人们不只是分享内容意义,也显示彼此间的关系。在互动的行为中涉及关系中的两个层面,一种是呈现于关系中的情感层面,另一种呈现于关系中的控制层面。

6. 习得性　有人认为沟通能力与生俱来,是天生的"口才",甚至把一些沟通上或态度上的错误都想成"这是天生的性格问题,无法改变的",所以不太注意沟通方法与技巧。其实沟通能力是学习得来的,只能在学习和实践中提高。

7. 不可逆性　是指沟通时发送信息方一旦将信息发出就无法收回,即形成泼水难收结果,为此特别提醒沟通者在沟通过程中要积极慎重,三思而行,以免产生不良影响。

(二)人际沟通的功能

人际沟通是人际交往的起点,是建立人际关系的基础,是改善和发展人际关系的重要手段,其功能主要有:生理功能、心理功能、社会功能和决策功能。

1. 生理功能　作为信息加工和能量转化系统的人类有机体,必须与外界环境保持相互作用,必须接受外界的各种刺激,并对各种刺激做出反应,才能维持正常的生命活动。心理学家赫伦(W. Heron)1954年曾经做过"感觉剥夺"试验,他将自愿被试者关在一个杜绝光线、声音的实验室里,身体的各个部位也被包裹起来,以尽可能减少触觉体验。实验期间,除给被试者以必要的食物外,不允许其获得其他任何刺激。结果,仅仅三天,人的整个身心就出现严重障碍,甚至连大动作的准确性也受到严重损害。研究结果提示:缺乏满意的沟通甚至会危及生命。

2. 心理功能　人是一种社会的动物,人与他人相处就像需要食物、水、住所等同样重要。如果人与其他人失去了相处的机会,大都会产生一些症状,如产生幻觉,丧失运动功能,且变得心理失调。同时通过沟通,人们可以满足识别与肯定自我概念的需求。自己是聪明还是拙笨、娴熟还是无能、是否把工作做得满意等都无法用镜子照出来,而只能从与他人的沟通中得到答案。一旦失去与他人接触、沟通的机会,人们将丧失自我识别感。

3. 社会功能　人际关系提供了社会功能,且借着沟通的社会功能我们可以发展与维持与他人的关系。以个体作为生活与生存单位的人,通过沟通的纽带连接成为社会群体,形成不同的社会关系。因此,人际沟通是整体社会运动的一种机制。凭借沟通,人们的社会关系得以发展、改变或者维系;凭借沟通,个体可以接受社会信息,学习社会知识,并联合起来进行社会活动;凭借沟通,人们可以树立社会意识,增强岗位能力,优化综合素质,强化协作精神,逐步成为社会所需的合格人才。

4. 决策功能　人类除了是一种社会的动物之外,也是一种决策者。生活和工作中人们随时都可能进行各种决策。各种决策一方面依靠自己的判断能力,另一方面,决策水平的高低往往取决于相关信息的掌握程度。而沟通满足了决策过程中两个功能:促进信息交换、影响他人。因此,通过各种渠道收集信息,在与人交往中获得启发与帮助,是决策的正确途径。

四、非暴力沟通

(一)非暴力沟通的含义

非暴力沟通(nonviolent communication,NVC),又称"爱的语言""长颈鹿语言"等,是由美国著名沟通专家、心理学博士马歇尔·卢森堡于1963年提出的一种沟通方式,依照它来谈话和聆听,能使人们情意相通,和谐相处,这就是"非暴力沟通",借用甘地曾用过的"非暴力"一词,来指暴力消退后,自然流露的爱。

非暴力沟通最早为美国联邦政府资助的学校项目应用于纠纷调解和人际交流技巧培训。2003年联合国教科文组织将非暴力沟通列为全球正式教育和非正式教育领域非暴力解决冲突的最佳实践之一,目前,全球有超过65个国家和地区加以应用推广。

(二)非暴力沟通的要素

非暴力沟通以观察、感受、需要和请求为沟通的四要素,鼓励真实表达自己和努力倾听他人,从而避免指责、嘲讽、说教、臆断等沟通不当带来的伤害、对立与隔膜。

非暴力沟通的万能公式=观察+感受+需要+请求。

- 我的观察是什么。
- 我的感受如何。
- 哪些需要（或价值、愿望等）导致那样的感受。
- 我的请求是什么。

首先留意发生的事情，我们此刻观察到什么，不管是否喜欢，只是说出人们所做的事情，要点是清楚地表达观察结果，而不判断或评价；接着表达感受，例如受伤、害怕、喜悦、开心、气愤等；然后说出哪些需要导致那样的感受；一旦用非暴力沟通诚实地表达自己，前三个要素就会得到体现。

举例来说，一位母亲可能对她处于青春期的儿子说："费利克斯，看到咖啡桌下的两只脏袜子和电视机旁的三只，我不太高兴，因为我看重整洁。"

接着，她立即提出非暴力沟通的第四个要素——具体的请求："你是否愿意将袜子拿到房间或放进洗衣机？"这一要素明确告知他人，我们期待他采取何种行动，来满足我们。

这样，这位母亲就清楚地说出非暴力沟通的四个要素。借助这四个要素诚实地表达自己，是非暴力沟通的一个方面。非暴力沟通的另一方面是借助它们关切地倾听。我们首先通过体会他人此刻的观察、感受和需要，与他们建立联系，然后聆听他们的请求，来发现做什么可以帮助他们。

保持对这两方面的关注，并帮助他人也这么做，双方便可持续互动，直至情意相通：我此刻的观察、感受和需要是什么；为了改善生活，我的请求是什么；你此刻的观察、感受和需要是什么；为了改善生活，你的请求是什么……

使用非暴力沟通时，表达自己或倾听他人，都是好的开端。但需要牢记的是，非暴力沟通不是固定的公式，它可以适应不同的情况，并根据个人风格及文化环境做出调整。

（三）非暴力沟通的模式

1. 诚实地表达自己，而不批评、指责

（1）观察——我所观察（看、听、回忆、想）到的有助于（或无助于）我的福祉的具体行为："当我（看、听、想到我看到/听到的）……"

（2）感受——对于这些行为，我有什么样的感受（情感而非思想）："我感到……"

（3）需要——什么样的需要或价值（而非偏好或某种具体的行为）导致我那样的感受："因为我需要/看重……"

（4）请求——清楚地请求（而非命令）那些能丰富我生命的具体行为："你是否愿意……"

比如，你看到丈夫最近总是和朋友聚餐不回家吃饭，运用非暴力沟通可以这样来表达：你这一周有四次十二点以后才回来（描述事实），而且还有酒气（不要说"浑身酒气"），这让我很担心（说出感受），所以我希望你以后每天能在晚上十点之前回来（说出明确的需求和请求）。

2. 关切地倾听他人，而不解读为批评或指责

（1）观察——你所观察（看、听、回忆、想）到的有助于（或无助于）你的福祉的具体行为："当你（看、听、想到你看到/听到的）……"

（2）感受——对于这些行为，你有什么样的感受（是情感而非思想）："你感到……吗？"

（3）需要——什么样的需要或价值（而非偏好或某种具体的行为）导致你那样的感受："因为你需要/看重……"

（4）请求——关切地倾听那些能丰富你生命的具体请求，而不解读为命令："所以，你想……"

比如，护士听到患者抱怨："郁闷死了，这家医院怎么这么差劲！医生一天见不了几次，护士倒是随时可见，但总是让我这样不要那样，烦死了，我又不是小孩子，床睡得不舒服，连个凳子表皮都脱漆了！"面对负面评论，护士可能将其解读为指责，而患者可能认为是在表达需求，不能达到有效沟通。护士可以先感知自己内心感受，再去试着体会患者，引导患者感受并表达自己的需求。护士可以这样引导："您好，我能体会到你的愤怒，住院确实不是愉快的体验，您需要我为您做些什么吗？"

第四节　人际沟通的层次与影响因素
——思想产生于交往

一、人际沟通的层次

随着相互信任程度的增加，层次逐渐升高，沟通的信息逐渐增加。美国心理学家鲍威尔认为沟通分为下述五个层次：

（一）一般性沟通

一般性沟通是指一般性社交应酬开始语，也是最低层次的沟通。一般性沟通是当沟通双方的关系比较陌生、关系不密切时所采用的沟通方式，在短时间内使用，会有助于打开局面和建立友好关系。如果人们不想使相互间的交往向纵深发展，沟通可以只停留在此层次；但要进行一次有目的的交谈，则沟通内容不宜只局限于问候，而应进入深一层次的交流。

（二）事务性沟通

事务性沟通是指报告客观的事实，不参与个人意见，或牵涉人与人之间关系的沟通。在交谈双方无信任感时，一般只陈述事实，不发表意见，否则有时会引起麻烦。在这一层次沟通时，护理人员要使用开放式的交谈技巧，要鼓励患者叙述，尽量不要用语言或非语言行为影响患者。在此层次沟通中，要注意语言表达清晰，非语言信息通俗自然，力求信息发出和接收的准确性。

（三）分享性沟通

分享性沟通是指双方已建立了一定的信任，可以互相谈自己的看法，交流意见的沟通。在此层次上，双方各自对问题或治疗提出意见，并希望与对方分享，能引起共鸣或得到对方的认可。作为帮助者的护理人员应注意不能流露反对或嘲笑的意思，以免影响患者的信任和继续谈出自己的看法，而又退回第二层次做一些表面性的沟通。

（四）情感性沟通

情感性沟通是指双方在互相信任度较大的基础上，彼此无戒心，有了安全感时进行的沟通。人们会愿意说出自己的想法和对各种事件的反应，彼此交流感情和分享感觉。当一个人开始向你表达情感时，实际上是在向你展示他信任你而且他与你所建立起来的关系已经达到了一定深度。为了给患者创造一个适合的感情环境，护理人员应做到坦率、热情和正确地理解患者，帮助其建立信任感和安全感。

（五）共鸣性沟通

共鸣性沟通是一种短暂的,互动双方达到完全一致、高度和谐的感觉。达到这种沟通层次,有时沟通双方不需要任何语言就能够完全理解对方的体验和感觉,也能理解对方希望表达的含义。这是沟通双方分享感觉程度最高的层次,也是沟通交流所达到的最理想的境界。

由上可看出,这五种沟通层次的主要差别在于一个人希望把他真实感觉与别人分享的程度,而这又取决于彼此的信任程度。

在护患交往中,沟通的各种层次都可能出现,在不同情况下,达到不同层次的沟通。在与患者沟通的过程中,应让对方自如地选择他所希望采取的交流方式,不要强求进入更高层次的沟通,但要善于运用沟通技巧将沟通推向高层次。护理人员本人要经常评估自己与患者或周围人的沟通层次,是否与所有人都只能进行一般性交谈,有无因为自己的语言行为不妥而使患者不愿意与自己进行高层次交流的情况。

二、人际沟通的影响因素

影响沟通效能的因素主要有以下几个方面:

（一）环境因素

1. 安静度　安静环境是保证口语沟通信息有效传递的必备条件,若环境中有许多噪声,如机器的轰鸣声、邻街的汽车声、电话铃声、门窗开关的碰击声、邻室的音响声、各种喧哗声,以及与沟通无关的谈笑声等都会影响沟通的有效进行。当沟通一方发出信息后,可能会因噪声干扰而失真,造成另一方无法接受信息或误解信息含义,出现沟通困难。因此,护理人员在与患者进行沟通交流前,一定要排除噪声源,创造一个安静的环境以增强沟通的效果。

2. 舒适度　如果房间光线昏暗,沟通者看不见对方的表情,室温过高或过低或有难闻的气味等,都会使沟通者精神涣散,注意力不集中。简单庄重的环境布置和氛围,有利于集中精神,进行正式而严肃的会谈,但也容易使沟通者感到紧张压抑。色彩亮丽活泼的环境布置,可使沟通者放松愉快,有利于随意交谈。

3. 相距度　适宜人际距离有利于护患沟通。心理学家研究发现,随着沟通过程中所保持的距离不同,沟通也会有不同的气氛背景。在较近距离内进行沟通,容易造成融洽合作的气氛。而当沟通者的距离较大时,则容易造成敌对或相互攻击的气氛。

4. 隐秘性　凡沟通内容涉及个人隐私时,若有其他无关人员在场(如同室病友、其他患者家属),缺乏隐私条件,便会干扰沟通。因此,护理人员在与患者沟通时,要考虑环境的隐秘性是否良好。条件允许时,最好选择无人打扰的房间。如果在大病房,就要注意说话声音不可太大,避免让其他人听到。

（二）个人因素

1. 心理因素　人的个性心理特征和个性心理过程有很大的不同,在日常生活中,沟通活动也常常受到人的认知、性格、情感、情绪等多种心理因素的影响,甚至会引起沟通障碍。如情绪,轻松愉快的正性情绪能增强一个人的沟通兴趣和能力;而生气、焦虑、烦躁等负性情绪可干扰一个人传递或接收信息的本能。如当沟通者处于愤怒、激动的状态时,对某些信息会出现过度反应(超过应有限度),甚至误解的现象;当沟通者处于悲痛、伤感的状态时,对某些信息出现淡漠、迟钝的反应(达不到应有的限度),同样也会影响沟通。因此,作为一名护理人员应有敏锐的观察力,及时发现隐藏在患者心灵深处的情感;同时也要学会控制自己的情绪,以确保自己的情绪不妨碍有效沟通。

2. 身体因素 是指由于沟通者的身体原因造成的影响,如永久性的生理缺陷、暂时性的生理不适、年龄、性别等都会影响沟通。当患者存在疼痛、饥饿、疲劳、气急等生理不适因素时,患者最想得到的是生理上的需要,如果这些需要不能得到解决,护患很难进行有效沟通。

3. 文化因素 文化包括知识、信仰、习俗、价值观、个人习惯和能力等,它规定和调节着人们的行为。不同种族、民族、文化、职业和社会阶层的人由于文化背景的不同,对沟通行为所赋予的意义可能会千差万别,很容易使沟通双方产生误解,为此,护理人员必须尊重并接受患者的不同文化。

4. 语言因素 语言是极其复杂的沟通工具,同一种事物、同一件事情可能有很多的表达方式,同一种表达方式可能有多重意义,所以运用语言应该准确、恰当,注意语言沟通技巧。护理人员应重视自己的语言表达技巧,因为护理人员的语言,既可以减轻或消除患者的病痛,也可以引起或加重患者的疾病。

5. 信息因素 信息的内容影响沟通效果。对个人利害相关的事比无关痛痒的事要容易沟通;有前因后果的事比孤立事件要容易沟通。传递的信息和个人隶属团体的价值观相一致,沟通效果高。一般人的特点是对人的问题有兴趣,其次是事,再其次是理论。信息的真实性对沟通亦十分重要。

(三)其他因素

1. 媒介因素 适当选择沟通媒介有利于人际沟通,如一位科护士长为了表述对下属的不满,可将同样的内容以不同的沟通媒介表达——使用会上公开批评或私人晤谈的方式,将会对接受者产生不同的意义,并产生不同的沟通效果。

2. 组织因素 组织因素可分以下两种因素:

(1)传递层次因素:信息传递的层次越多,其失真的可能性就越大。组织庞大,层次繁多,必然增加人们的距离,逐级传递信息由于中间环节多,造成信息的流失和失真,传递的速度和反馈也慢。组织内中间层次越多,越容易出现最高决策层的指令贯彻下来信息走样或力度不足的现象,这种现象称为"深井现象"。减少组织层次,减少信息传递环节,是保证沟通内容准确无误的根本措施。

(2)传递途径因素:在传统的组织结构中,信息传递基本上是单向的,机构安排很少考虑由下往上反映情况、提建议、商讨问题等沟通途径,常常出现信息不全面、不准确,上级决策下级不理解或不感兴趣。因此,应从多方面增加沟通途径,使沟通渠道畅通无阻。

第五节 护理工作中的人际沟通
——善人者,人亦善之

一、人际沟通在护理工作中的作用

(一)适应新的医学模式的需要

生物-心理-社会医学模式要求护理人员以患者为中心,全方位了解患者,从整体角度满足患者的综合要求。有效的护理人际沟通有助于建立良好的护理人际关系,体现现代整体护理的模式,符合患者的心理需求,满足患者日益增长的自我保健、安全医疗的需要。

（二）构建良好的工作氛围

在医院这个特殊的环境中,医生、护理人员、患者以及家属等相依共存,密不可分。良好的护患沟通和平等信任的护患关系是愉快工作环境的缔造者,它不但能直接影响着患者的心理变化,使其以良好的心理状态面对疾病,也能在较大程度上提高医护人员的工作热情,有助于护患双方的愉快合作。

（三）提供有效的健康服务

有效的护理人际沟通是与患者及其家属建立良好人际关系的基础,而良好的护患关系是一切护理工作的基础。良好的护患沟通一方面能充分发挥患者的主观能动性,取得患者的密切配合,另一方面有利于护理人员进行健康教育,确保医疗护理工作的顺利进行,提高护理质量。

（四）减少法律纠纷

人际沟通可以提供信息、调节情绪、增进团结,有利于协调人们之间的行为。有研究表明80%的医疗纠纷与不良的医患沟通或护患沟通有关,只有不到20%的案例与医疗护理技术有关。因此,通过护理人际沟通,充分尊重患者的权利,建立良好的护理人际关系可以减少医疗纠纷。

课堂互动

主题:作为护士,这些话应不应该说?

讨论内容:

"既然你不合作就请你办出院好了。"

"你不相信我就不要来找我。"

"我已经讲得很清楚了,输不输氧(输不输液)你自己决定。"

"老婆得肺癌了,你还吸烟。"

"不要紧,死不了。"

"不满意,找领导去或上别的医院去。你告到哪里也不怕。"

"别啰唆,快点讲。"

"你们这样犹豫不决,会延误了治疗的时机。"

"开完刀伤口当然会痛,生病就得忍耐。"

"止痛针不能随便打,你刚刚才打过,要三个半小时才可以再打。"

"怎么那么晚才来呢,现在已经太迟了。"

"不知道,问别人去。"

讨论方式:可自由发言,也可小组讨论后代表发言。

二、护理人员人际沟通能力的培养

从职业教育的角度可将能力分为一般能力、群集职业能力和岗位专项能力,护患沟通能力属岗位专项能力,需要护理职业情感、专业知识及技术的支持。护士上岗前必须通过沟通能力的培养和训练。

（一）护理人员人际沟通能力培养的标准

明确、可测量的培养标准可为能力培养提供科学依据,使素质教育真正付诸实践。美国高等护理教育学会（American Association of Colleges of Nursing）于 1998 年 1 月修订完成了《护理专业高等教育标准》,目的是定义护理本科生毕业时应具备的基本知识、价值观和专业行为,其中将沟通能力定义为护理专业教育中的核心能力之一。《护理专业高等教育标准》指出:沟通是复杂、持续的互动过程,是建立人际关系的基础,课程和临床实践应使学生获得相关知识和技能,并做到:

1. 在各种场合用各种媒介有效表达自己。

2. 在评估、实施、评价、健康教育中表现出沟通的技能。

3. 帮助患者获得和解释健康知识的意义和效果。

4. 与其他专业人员建立和保持有效的工作关系。

5. 对有特殊需求的患者运用不同的沟通方法,如感觉或心理障碍者。

6. 具有清晰、准确、逻辑的书写能力。

7. 在护患关系中运用治疗性沟通。

8. 能运用多种沟通技巧与不同人群恰当、准确、有效地沟通。

9. 能从广泛的资源中获取和运用数据及信息。

10. 为患者提供咨询和相关的、敏感的健康教育信息。

11. 彻底、准确地将护理措施和结果存档。

12. 引导患者澄清喜好和价值观。

由此不难看出,其沟通能力培养的核心和焦点是护患沟通能力,亦包括工作关系的沟通能力和现代信息资源的运用能力等。

（二）护理人员人际沟通能力的培养

1. 培养高尚的职业道德　职业道德是从事一定专门职业活动的人们,在特定的职业活动中应该遵守的行为准则和规范。每个行业都有本行业的职业道德要求,护理职业道德是护理社会价值和护士理想价值的具体体现,它与护士的职业劳动紧密结合。形成高尚的护理职业风范,对指导护理专业的道德发展方向,调节护患关系,造福于人民的健康事业具有深远的意义。有了高尚的职业道德,就能做到:关心患者,热情负责;尊重人格,平等待人;诚实谦让,文明礼貌;恪守信誉,保守秘密。护理人员的职业道德,是护理人员进行人际交往的行为准则,遵循这些准则,就能协调彼此间的关系,解决护患交往中出现的各种问题。

2. 养成良好的个性品质　个性品质是影响护患关系的重要因素,良好的个性品质对人际交往具有巨大的吸引力。护理人员与患者沟通,一方面对患者起着潜移默化的作用,另一方面可以向患者展示自己良好的个性品质、传播丰富的专业知识。在护理工作中,护理人员应以高度的责任心,真诚对待患者,尊重患者,才能真正达到为患者提供满意服务的目的。

3. 摄取广博的相关知识　一个人的沟通能力是在正确的理念指导下,在长期的社会实践中发展和形成的。培养护士的沟通能力,就必须加强沟通知识的传授和沟通能力的训练。在生活中注重不断增加相关知识,为培养和提高护患沟通能力奠定人文底蕴。创设实践机会,在健康教育中,在见习、实习中,在解决实际问题中注重锻炼人际沟通能力。

4. 掌握娴熟的沟通技巧　儒家说:"善人者亦善之。"即善者,友好也,人际交往中要想成为受欢迎者,首先要对他人友好,而对他人友好,又要先学会善言。善言就是善于说话,说好话,说得体话。作为一名合格的护理人员,应熟练掌握临床护理工作中的常用沟通技巧,遵循沟通原则,注重"第一印象",善于倾听患者谈话,注意语言的科学性和艺术性,善于运用非语言行为等。娴熟的沟通技巧,对建立良好的护患关系起着事半功倍的效果。

案例分析

实例1

护士:"早上好,李小姐!昨天晚上睡得好不好啊?"患者:"护士,我昨天整个晚上都没合眼,心里总想着我的病。"护士:"噢,李小姐,其实,你的病没有什么大问题,用不了几天,你就会平安出院的。"请问护士沟通有什么不合适的地方?

实例2

患者:"高护士,今天早上医生对我说,为了明确我的诊断,要为我做骨髓穿刺,我真的有些担心。"护士:"噢,原来如此!好吧,马先生,你准备一下,我马上帮你输液。"请问护士沟通有什么不合适的地方?

实例3

下午巡房时,护士发现上午刚刚做完骨髓穿刺检查的235房间1号床的患者金小姐蜷曲着身体躺在床上,身体由于哭泣而微微地颤动。于是,护士问:"金小姐,您为什么不开心啊?(没等患者回答,又接着说)噢,我知道了,你一定是担心今早医生为您做的骨髓检查。您是不是认为这说明您的病很重?您现在需要做的事情就是尽快忘掉那件事,这样您的心情就会好些了。"请问护士沟通有什么不合适的地方?

分析:

1. 护士在听到患者说担心自己的病情时,不应该说"噢""其实"这类的词,会给患者一种医院好像早就知道自己很快就出院了,而自己却好像是被骗了一样的感觉。护士应针对患者的担忧处进行回答,首先应该安慰患者,然后应给患者做一些开导:"你的病没有什么大问题,配合治疗,用不了几天,你就会平安出院的。"让患者能安下心好好调整身心,从而加快病情的康复。

2. 护士在听到患者为自己的手术担心时,没有及时安慰患者,而是急着帮他输液,"哦,原来如此"这句话表现出护士的冷漠感,会使患者的内心压力极大,从而加重病情。患者告诉护士自己的担心,是想从她那里得到一些心理上的安慰,因此护士应当尽量安慰患者,正面回答患者,解除患者的担心。

3. 当护士发现患者做完治疗后有异样,应该先问:"金小姐,您哪里不舒服吗?"或者是直接叫医生过来进行查看,而不是仅仅猜测患者蜷缩在床上的原因。如果因此耽误了患者的最佳抢救时间,护士的责任将是重大的。

附:沟通能力测试

按照下列要求,对沟通水平进行自我测试,判定自己是否善于沟通。下面20个问题,你能迅速判定并做出反应吗?请按照你的实际情况,在5个等级中选择相应的分值:"总是"1分,"经常"2分,"不确定"3分,"偶尔"4分,"从不"5分,填入括号内。

（1）能自如地用语言表达情感。 …………………………………………… （　）

（2）能自如地用非语言表达情感。 ………………………………………… （　）

（3）在表达情感时,能选择准确恰当的词汇。 …………………………… （　）

（4）他人能准确地理解自己使用语言和非语言所要表达的意思。 …… （　）

（5）能很好地识别他人的情感。 …………………………………………… （　）

（6）能在一位封闭的朋友面前轻松自如地谈论自己的情况。 ………… （　）

（7）对他人寄予深厚的情感。 ……………………………………………… （　）

（8）他人对自己寄予深厚的情感。 ………………………………………… （　）

（9）不会盲目地暴露自己的秘密。 ………………………………………… （　）

（10）能与自己观念不同的人沟通情感。 ………………………………… （　）

（11）持有不同观念的人愿意与自己沟通情感。 ………………………… （　）

（12）他人乐于对自己诉说不幸。 ………………………………………… （　）

（13）轻易评价他人。 ……………………………………………………… （　）

（14）明白自己在沟通中的不良习惯。 …………………………………… （　）

（15）与人讨论,善于倾听他人的意见,且不强加于人。 ………………… （　）

（16）与人争执,但能克制自己。 ………………………………………… （　）

（17）能通过工作来排遣自己的心烦意乱。 ……………………………… （　）

（18）面对他人请教问题,能告诉他该做什么。 ………………………… （　）

（19）对某件事持异议,能说出这件事的后果。 ………………………… （　）

（20）乐于公开自己的新观念、新技术。 ………………………………… （　）

说明:得分越低,说明沟通能力越强;得分越高,沟通能力则越弱。如果总得分在 25 分以下,说明沟通能力水平高。

学习小结

1. 学习内容

```
                                              ┌─────────────────────────┐
                        ┌──────────────┐      │人际关系的概念及特征;建立良│
                        │  人际关系概述  │──────│好的人际关系的策略;护理人际│
                        └──────────────┘      │关系的概念及特征;建立良好护│
                                              │理人际关系的意义           │
                                              └─────────────────────────┘

                        ┌──────────────┐      ┌─────────────────────────┐
                        │人际交往的社会心理│      │人际交往的动机与需求;人际认│
                        │     基础       │──────│知理论;认知形成的心理效应;人│
                        └──────────────┘      │际吸引理论                 │
                                              └─────────────────────────┘

        ┌──────────┐                          ┌─────────────────────────┐
        │护理人际关系│    ┌──────────────┐      │沟通的含义与构成要素;人际沟│
        │和沟通理论  │────│  人际沟通概述  │──────│通的含义与类型;人际沟通的特│
        └──────────┘    └──────────────┘      │点与功能;非暴力沟通的含义及│
                                              │其要素                     │
                                              └─────────────────────────┘

                        ┌──────────────┐      ┌─────────────────────────┐
                        │人际沟通的层次与影│      │人际沟通的层次;人际沟通的影│
                        │    响因素       │──────│响因素                     │
                        └──────────────┘      └─────────────────────────┘

                        ┌──────────────┐      ┌─────────────────────────┐
                        │护理工作中的人际│      │人际沟通在护理工作中的作用;│
                        │     沟通       │──────│护理人员人际沟通能力的培养  │
                        └──────────────┘      └─────────────────────────┘
```

2. 学习方法

本章学习,主要采用课堂讲授法,通过讲授使学生掌握护理人际关系和沟通的理论和知识;通过小组讨论、角色扮演、模拟训练等方法,能初步建立人际沟通中的策略和方法。

（王文姮　田丽霞）

复习思考题

1. 简述建立良好人际关系的策略。

2. 人际沟通分为哪几个层次?

3. 案例分析

在某医科大学附属医院神经科,一位新入院的患者问护士:"小姐,神经科治的都是些什么病?"护士随口答道:"多啦,都是些难治的病。"患者又问:"像我这样的病多久能治好?"护士不耐烦了,回答:"你只管好好养病,问这么多干啥。没听说么,神经科、神经科,活得少死的多,剩下一个傻呵呵。"这几句话对患者无疑是晴天霹雳,使他感到求生无望,当晚就跳楼自杀了。

结合本章学习内容,你能说说造成悲剧的原因吗?

4. 研究性学习思考题

护理工作中的人际沟通在医院工作中具有桥梁作用,通过角色扮演、课堂互动等形式,结合所学知识并查阅相关文献、网络资料或医院见习实习等方式分析"护理人际关系和沟通"在护理临床工作中的表现与应用。并将小组研究性学习的成果在课堂上进行汇报,形式不限。

08章PPT

PPT 课件

第八章

护理工作中常用的沟通方式和技巧
——和谐护患关系,彰显仁爱风采

📐 **学习目标**

1. 熟悉护患沟通变量及运用。
2. 熟悉语言沟通、非语言沟通的内涵。
3. 掌握护患交谈中的沟通技巧。
4. 掌握非语言沟通特点,能运用非语言进行护患沟通。
5. 了解演讲、书面沟通等多种沟通形式。
6. 掌握治疗性沟通技巧,并能在护理工作中熟练运用;在沟通中体现人文护理精神。

护理工作中,有效沟通能增进护患之间相互理解、提高患者对护理人员的信任度以及对护理工作的满意度、增强患者配合护理工作的自觉性和对护理人员合理的依从性、减少护患矛盾冲突,由此可见,有效沟通是建立良好护患关系的重要手段,也是影响护理工作质量的重要因素,作为护理人员应掌握常用沟通方式与技巧并能在护理实践中合理运用。

第一节　护患沟通变量
——和谐关系之本

护理学的本质是"人学"。如何处理护理人际关系,提供更好的护理,有赖于护士对护理人际沟通知识和能力的掌握。护患沟通是护士与患者之间的信息交流以及相互作用的过程。与患者进行有效沟通是做好护理工作的前提条件,而掌握有效沟通技术首先要了解沟通变量。所谓沟通变量,系指影响人际沟通的因素。

一、共情

1. "共情"含义　共情就是用别人的眼光来观察世界,或者称"移情""感同身受""换位思考"。尽管"共情"与"同情"这两个词经常被互用,但它们的含义完全不同。"同情"是对他人的关心、担忧和怜悯,是个人对他人困境产生的自我情感反应;而"共情"是从他人的角度去感受、理解他人的感情,是分享他人感情而不是表达自我情感。

2. 共情过程　包括:①感受对方的情感;②运用语言和非语言方式表达出对对方的情感和状况的理解;③让对方感受到被理解。

3. 共情的表达方式　包括：①运用言语鼓励对方；②重复关键字词或语句；③概括性地重复谈话内容；④运用非语言表达。

"共情"是所有变量中最基本和最复杂的变量，它在有效的人际沟通中发挥着重要作用。例如当患者被送入手术室后，作为手术室护士可以亲切地握住患者的手，并投予鼓励的眼神，对她说"放心吧，我会一直在您身边"。当护士共情于患者时，患者感到自己被理解，同时感到自身存在的价值，使之产生较强的自我接受感，有助于在困境中自我调整。

二、自我暴露

1. "自我暴露"的含义　自我暴露是一种人们自愿有意地把自己的真实情况告诉他人的行为。自我暴露与个人的调节水平有关。自我调节水平较高，自我暴露适中；相反，自我调节水平较低，则自我暴露过多或过少。患者适度的自我暴露有利于医疗护理的开展，不仅促进医护人员对患者的移情性理解，还促进护患之间的情感交流，增进合作、理解，提高护理质量。

2. 护理工作中影响自我暴露的因素　尽管自我暴露对患者可产生许多积极的效果，许多患者也希望医护人员能倾听他们的心声，但在护理工作中存在着若干影响患者进行自我暴露的因素，如：①患者可能担心自我暴露会破坏已建立的护患关系；②环境、场合不利于自我暴露；③医护人员与患者之间的关系尚未达到患者愿意自我暴露的程度。因此，护士要注意这些环境、精神因素对患者自我暴露的影响，尽量选择合适的沟通环境，在相互信任的前提下，让患者敞开心扉；患者自我暴露时护士还应有适当的回应，如"您告诉我的这些事，我会替您保密，放心吧"。

三、信任

1. "信任"的含义　信任是指相信而敢于托付之意，包括不加评论地接受他人，是护士与患者交流过程中最重要的变量。医疗护理中的许多情况需要患者与医护人员建立信任关系，患者依赖于医护人员的高超技术，对医护人员的信任能减少他们的恐惧和不安；医护人员的治疗护理也离不开患者的信任。

2. 信任的作用　当人际关系中建立"信任"可以发挥两个积极的作用：第一，"信任"有助于患者产生安全感；第二，"信任"可以在人际关系中制造支持性气氛，这种气氛可减少防卫性。交流行为气氛可划为两种：①防卫性气氛表现：主观评论，控制别人，暗有图谋，麻木不仁，自以为是，武断，僵硬；②支持性气氛表现：客观描述，解决问题，坦率，自然，移情，理解，平等待人，商量，灵活。护士与患者沟通时应尽量避免制造防卫性气氛，以免患者已产生的信任感受到消极影响。

四、控制

1. "控制"的含义　控制即利用自己的行为、思维去改变、操纵他人。控制是交流过程中相互作用的一个内在因素。

2. 控制的类型　①行为控制：认为个人能利用自己的行动去改变某一事件发生的可能性、强度及持续时间，如护士通过"良肢位"防止患者肢体痉挛及其他并发症发生；②认识控制：认为个人能运用心理上的策略改变影响生活的环境，如术前感到焦虑的患者，可通过分散注意力减轻焦虑；③信息控制：认为个人能从影响其情况的外部事件中获得知识，如对患者进行术前教育以取得患者围术期的良好配合；④回顾性控制：认为个人能从过去的事件中

笔记栏

接受教训以应对以后可能发生的类似情况，如吸烟的中风患者，了解到吸烟是中风的高危因素后就开始戒烟，防止再次中风。通过以上控制，鼓励患者学习有关知识和技能，参与更多护理。

五、确认

1. "确认"的含义　当一个人被他人认可和理解时，就产生了确认。确认是指沟通中一方对另一方所做出的特殊反应。

2. "确认反应"的特征　①直接承认：对他人传递的信息给予直接反应，如"您说得非常正确"；②同意有关内容，加强或支持他人所谈的内容，如"我想的和您一样"；③支持性反应：表达理解，肯定或努力使他人感到更好，如"您的难处我可以理解"；④澄清问题：努力理解他人传递的信息内容或过去的情感，如"您刚才说的是……吗"；⑤表达积极的情感：对他人做肯定、非批评的情感交流，如"我相信您一定可以"。

3. "非确认反应"的特征　①不重视：对他人的交流不理不睬，对交流的内容不给予语言或非语言的确认；②打断谈话：在他人议论或阐述其观点时打断别人的谈话；③所答非所问：对他人的反应和交流的内容不相干；④突然离题：承认他人说的话，但突然改变谈话的方向；⑤不适当：采取的行动与他人所说的内容完全不同，传递的语言和非语言信息不一致。

知识链接

护患沟通变量

（某院神经内科责任护士小方巡视病房，发现患者张阿姨情绪低落，双眼盯着天花板，表情悲伤，护士小方主动询问）

护士：张阿姨，您好！有什么不舒服吗？

患者：没什么。（摇了摇头）

护士：那您是有什么心事吗？

（患者不说话，也不理护士）

护士：有什么心事您可以和我说一说，看看我能不能帮到您！

（俯身扶着患者肩膀，轻声地问）

患者：唉！（长叹一声，欲言又止）

（护士小方递上茶水给患者，并与她促膝而坐，真诚地看着患者）

护士：现在就我们两个人，您有什么心事可以告诉我，我会帮您保密的。

——【自我暴露】

患者：我以前有高血压，半年前刚刚离婚，药也不吃了，现在又得了中风，手也抬不起来了，成了一个废人，以后的日子都不知道怎么过。（边说边擦眼泪）

护士：谢谢您告诉我这些，您想哭就哭吧。（紧握患者的手，给患者递上纸巾）——【共情】，等待患者情绪有所平复）

护士：张阿姨，只要配合治疗，您的手会慢慢好起来的，我们科室有一整套中西医综合治疗技术，疗效很好。我们已经为您安排了专科护士，指导您进行康复练习，这对您手的恢复颇有好处。——【控制】

患者：哪有那么神奇，还不是耽误时间和钱嘛？

护士:张阿姨,您这个情况和前段时间出院的一位老伯差不多,他就是完全按照我们的治疗方案康复的,现在手已经能够简单活动了。您要对自己有信心!

　　患者:真的吗?(疑惑地看着护士)

　　护士:是啊,过段时间老伯还会来复查,有机会,我可以介绍你们认识,交流康复经验。(微笑地看着患者)

　　患者:好的好的,只要手能好转,那我一定好好配合治疗。(频频点头)

　　——【信任】

　　护士:张阿姨,您这次中风和降压药没有规律服用有很大关系,接下来可不能随意停药哦。(加强语调地说)——【控制】

　　患者:好的,我知道降压药的重要了,以后不会随意停了。等出院了,我再买个血压计自己时常测一测。

　　护士:你这个想法非常正确。——【确认】

　　患者:谢谢你,我现在感觉心里舒服多了。

　　上述确认反应和非确认反应会影响护士与患者的交流,护士应避免采取非确认方式与患者进行沟通,通过练习"确认"沟通形式,学会恰当及时的反馈,并与患者想获得的反馈保持一致。只有这样,护士才能与患者进行有效的沟通。

第二节　护士的语言沟通
——发乎心,言之宜

　　语言是传递信息的载体,是维系人际关系的桥梁和纽带。语言沟通是人们运用语言来表达情意的活动,是一种以交流信息为基本功能的沟通行为,分表达(说话和写作)和领会(听话和阅读)两个方面。俄国著名的诗人马雅可夫斯基说:"语言是人类力量的统帅。"孔子说:"言不顺,则事不成。"可见,恰当的语言沟通方能充分表达丰富美好的思想情感,调和人际关系,获得信息情报,参与社会活动,提高职业素质,促进人与人之间的相互理解。

一、概述

　　语言是人类社会的产物,语言沟通分为无声语言沟通和有声语言沟通,前者即书面语言沟通,包括书信、记录、图像、数据等;后者即口语沟通,包括交谈、演讲等。医护人员与患者的语言沟通在患者康复过程中起着重要作用。护理人员不仅要有丰富的专业知识和熟练的技能,还要学会与患者沟通的基本知识、技巧,这样才能顺利开展护理工作。

　　语言素养是一个人的基本素养之一。护理人员语言沟通的主要对象是患者,具备良好的语言修养,能够有效地增进不同年龄、性别、地位等患者对护士的信赖感,通过良好的沟通,更好地实现护理目标。遵循目的性、情感性、规范性、尊重性、治疗性、艺术性的语言沟通原则,有利于促进护患关系的发展。

　　1. 目的性　语言是交流信息的手段,人与人之间进行语言沟通,具有目的性。或告诉别人一件事,或请求别人帮忙配合,或命令对方行动,或打听消息,或改善双方关系等。所以沟通一定要做到目的明确、有的放矢。护患语言沟通亦如此,是一种有目的、有意识的活动。例如静脉输液时对患者说"为了穿刺准确请您握拳"。

2. 情感性　真挚的情感有利于语言沟通的顺利进行。在与患者的交流中,想患者所想,急患者所急,真心诚意的关爱患者,以患者为中心,态度谦和、言语亲切,切实解决患者的实际问题,方能增强患者的信赖感,促进护理工作的顺利开展。例如为患者插鼻饲管时说"您别担心,插管时我会动作轻柔,尽量注意的"。

3. 规范性　正确性指导语言必须符合语言规范,才能正确无误的传达信息,避免沟通障碍。护理人员与患者沟通,应尽量使用口语化的语言,吐字清晰,语法规范,避免使用患者难以理解的医学术语,引起患者误解。例如为患者做灌肠时,应先解释操作,避免患者对术语"灌肠"的误解。

4. 尊重性　尊重沟通对象是沟通的首要原则。在护患沟通中,要平等待人,尊重患者,关爱患者,不可伤害患者尊严,更不可侮辱其人格,称呼患者应用敬称,不得使用绰号、床号等。

5. 治疗性　西方医学之父希波克拉底说过,医生有三件法宝——语言、药物、手术刀。良好的语言有助于平复患者情绪,促进治疗。因此在与患者沟通过程中,注意使用亲切、和蔼、体贴、积极的话语,为患者提供一个温馨、平和的治疗环境,有利于促进患者康复。例如:对情绪紧张的新入院患者可以说"您不要过于担心,积极配合治疗,您的病一定会有所好转,前段时间住院的李大爷和您情况差不多,现在已经康复出院了"。

6. 艺术性　沟通是一门艺术,艺术性的语言体现护理人员良好的文化修养,能拉近护患关系,使患者感到亲切。例如:新型冠状病毒肺炎疫情期间病区实施门禁管理(原则上一位家属陪护),一位产妇喜得千金,产妇妈妈远道而来却无法陪护女儿,你可以对她说:"保持距离是您对女儿最大的保护,更是为了小宝贝的健康成长,产妇有丈夫陪伴,我们也会善待如亲的"。这要比强制离开的语言效用百倍。

二、护士语言沟通的主要类型——交谈

交谈是谈话双方(或多方)以对话方式,进行思想、情感、观点、信息交流的活动过程。交谈是人际间最直接、最广泛、最简便的言语交往方式。交谈贯穿于护理工作的始终,是护理工作中重要的语言沟通方式。

(一)护理人员交谈的基本类型

护理人员与患者的交谈具有特定的内容和一定的专业特征,护患沟通以解决患者健康问题为目的。可将交谈划分为评估性交谈和治疗性交谈。

1. 评估性交谈　护理人员通过评估性交谈,倾听患者主诉、收集患者相关信息资料,评估患者现存的和潜在的健康问题,交谈内容大多数涉及与患者病情相关的问题,如遗传史、生活习惯、目前健康状况等。护理人员应通过交谈找出患者健康问题的根源,了解并评估患者病情,促进患者健康问题的解决。

2. 治疗性交谈　为达到解决健康问题、预防疾病、减轻痛苦、调适患者身心等目的,护患之间所进行的交谈称为治疗性交谈。治疗性交谈以患者为中心,目标明确,通过听、说、读、写的方式收集健康问题,确立护理问题,对患者进行健康指导。

(二)护理人员交谈的方式

1. 个别交谈　指特定环境中所进行的一对一的信息交流。如护患交谈、师生交谈等。

笔记栏

个别交谈内容丰富,形式多样,目的多样。在解决问题过程中,个别交谈显得尤为重要,个别交谈的内容以双方感兴趣的话题为主,双方充分地交换意见,达到"心""意"契合,最终得到满意的结果。如新型冠状病毒肺炎疫情期间患者被隔离独处时会有孤独感,护士通过倾听、读取病史资料,了解患者的具体情况,采用共情方式与患者交谈,了解心声,解决苦恼,并给予鼓励帮助患者度过危险期。

2. 小组交谈　指三人或三人以上的群体间交谈。小组交谈的人数一般应控制在 3~7 人之间,同时需要一名工作能力强、知识丰富,具有很强凝聚力的主持人,以保证交谈效果,要让每一位组员在有限的时间里,充分表达自己的思想和观点,达到交谈的目的,并进行及时的总结。小组交谈分为正式交谈和非正式交谈。正式交谈一般是有意识形成的小组交谈,具有一定的目标,有明确的主题,如科室内的病例讨论、病区集体健康教育等。非正式交谈多是无意识形成的小组交谈,交谈的话题随意性强,交谈内容多与当时的场景有关,如手术室外等候的患者家属围绕手术状况进行的交谈、好友间的聚会等。

3. 电话交谈　指借助电信设备进行的交谈。电话交谈双方不受地域与空间的限制,避免双方见面交谈时可能产生的尴尬,使双方的交谈更加自由,护理人员可以通过电话交谈对患者进行随访和健康指导,患者也可以通过电话交谈进行健康和心理咨询。所以,护理人员应掌握电话交谈艺术,打电话时言语准确精练、语气自然亲切、态度礼貌热情、意思清晰完整,以利于服务质量的提高。

🔍 知识链接

集体健康教育

护士在为患者进行集体健康教育时,组织同室病友小组内交谈,共同讨论某种疾病相关预防和康复知识,大家互相交流、讨论,可以减轻个别访谈的一些窘境,并能充分表达自己想法和困惑,加深记忆。

护士:大家好! 我是责任护士小王,我给大家讲一讲日常预防跌倒的注意事项,等一下请每个人都积极发言,谈谈自己的想法和观点,好吗?(读取资料、鼓励交谈)

患者 A:老年人跌倒很危险的,视频里说的起床三部曲,躺 30 秒,坐 30 秒,再站 30 秒,挺好的,我经常头晕,这样做的话应该会大大降低跌倒风险。

患者 B:是的,我平常总是习惯猛地一下从床上起来,然后就感觉头晕乎乎的,站都站不稳,好像要倒下去一样。原来还有这种讲究,学到了。

护士身体前倾,面带微笑,频频点头,并投以真诚的目光,示意讲的正确,并对他们竖起大拇指。(倾听、鼓励)

患者 C:为什么跌倒了要在原地不动? 不能在家人搀扶下回床上休息吗?

护士:因为怕有骨折、出血等伤害,随意搬动后有加重受伤的危险,如果在医院里,跌倒后应第一时间呼叫医护人员,待医护人员充分评估并确认无碍的情况下方可缓慢回到病床上休息。

……

患者 A、B、C 均纷纷表达自己的观点和建议,小王护士做好总结和记录,同时进行了改进护理计划的制定。(书写交班)

笔记栏

（三）交谈的过程与特点

1. **准备和计划阶段** 与患者沟通前，要设立目标和计划，明确沟通目的，如希望通过这次沟通达成的效果，先说什么，后说什么，都要明确。开始前应该确立一个谈话"基调"，即以什么身份用什么方式来与对方谈话。此外，准备适宜的沟通环境，如安全、安静、整洁的物理环境，沟通双方应有充分的沟通时间，保持良好的精神状态和仪容仪表。

2. **引导交谈阶段** 在"引导交谈"阶段，所说的一般都是"问候"话语，例如："好久不见，你好吗？""还好，谢谢。""这儿的天气比您那里冷多了吧？""稍冷一些，不过屋里很暖和。""我们这里病区条件不太好，请多包涵。""很好，这次来给你们添麻烦了。""哪里，不客气。""谢谢"。

听起来这都是一些关于"问候"的平常话，没什么大用，但却是必不可少的。谈话双方，就是用这类话"开始"交谈，而后转入主题。这类话可以不拘泥于形式，多说几句或少说几句没有严格要求。当然也不能随便说什么都行，更不能这样一直闲扯下去。一般来说，"引导交谈"的主要目的是：第一，通过初步交谈，给对方留下一个良好的印象。第二，在初步交谈中，调动起对方说话的热情，使双方交谈得以进行。第三，通过初步交谈，了解对方的一些相关基本情况，以便在下一步谈话中不触犯对方的忌讳，使谈话更加愉快和顺利。第四，通过开头的交谈，将话题导入谈话的主题。如果我们在与他人开始交谈时，能够注意这些问题，会使谈话有一个良好的开端。一个成功交谈的开始，不像宣讲词那样，或是发人深省的提问，或是名人的警句，或是抑扬顿挫的声调，而是以温和的态度，关切的方式，来取得对方的喜欢和信任，建立一种融洽的关系，这是成功谈话的良好开端。

在引导交谈阶段，大多是以一般对话开始的，属于一种较肤浅的社交应酬。如："您好！""谢谢！""身体舒服吗？"这类对话大家都很熟悉，无需多虑，也不会因说话而引起意外，这是一种较安全、轻松的护患交谈的"启动"。

3. **开始交谈阶段** 在谈话过程中，人们往往不知道怎样将谈话转入正题。几种方法介绍如下：①因势利导：谈话开始，大家常常是先谈论一些生活中的小事，互相问候，在适当时候将谈话转入正题。在谈话转入正题时，为了防止他人感到内容来得突然，可以从谈论生活小事入手，最好谈论一些与主题直接有关的生活小事，然后因势利导，逐渐把谈话转入正题，但此类话不能说的太多，说得太多会使人乏味。例如，护士在护理评估时，可以先从自我介绍开始，这样可以使患者感到自然、轻松。②暗示：在谈话时，常常出现这种现象。对方谈话离题太远，而你想尽快得到主要信息，你可以用暗示的方法启发他回到正题。例如，通过一些简短的插话或展示一下与谈话正题有关的物品等。③提示、提问题：提问可以把对方的思路引导到某个话题上来，同时还能打破冷场，避免僵局。但是，发问要首先有所准备，不要问对方难以应付的问题，如超出对方知识水平的学问、技术问题等；也不要询问对方的隐私，如夫妻感情、对方爱人的相貌，以及大家忌讳的问题。其次，要注意发问的方式。不要像发炮弹似的连续发问，让对方难以应付。也不要问一些对方用"是"或"不是"就能简单回答的问题，如："你是中学生吧？""今天很冷吧？"等。这样的提问无法使对方畅谈，笨拙的发问会导致刻板的回答。相反，如果问："学校生活怎么样""天这么冷，你怎么穿那么点衣服"等，这样，对方不但可以向你介绍一些你所不了解的事，还会由于对方能充分叙述自己的感受而使谈话气氛自然融洽，也可使谈话很自然转入主题。

4. **结束交谈阶段** 在人际交往中，如何开始谈话是一种交往艺术，怎样结束谈话也是一种艺术。现实表明，在交谈中，一个笨拙的结尾给人留下的往往是失望、不快，而一个巧妙

笔记栏

适宜的结尾给人留下的将是留恋和美好的回忆。为了使我们的谈话有一个巧妙适宜的结尾,我们应讲究结束谈话的艺术。介绍几种方法:

(1) 见好就收:每次谈话,都有一个很自然的终止点,恰到好处地结束谈话,这是谈话中不可忽视的最后一步。当双方的谈话转入正题之后,谈话者应抓住时机,尽量使谈话的主题全面展开。当谈话的主题进行到一多半时,谈话者就应该考虑适时结束谈话,也就是把握双方交谈情绪,见好就收,否则无休止地谈下去,尤其是谈论一些与主题无关的问题,会使双方感到疲乏和厌倦。当双方都无话可说时再结束谈话,还显得十分尴尬。

(2) 善于把握时机:当双方谈话的中心内容已谈完之后,谈话者要善于把握时机,结束谈话。例如,在他人家里谈话时,如果他家又来了新的客人,此时,应抓住这个时机结束谈话。否则,你仍口若悬河地讲个没完,会使主人感到很为难,因为新来的客人需要招待,而招待新来的客人又怕冷落了你。因此,抓住这个时机,说一声"我该走了,你们谈吧……",以此来结束谈话是明智的,适宜的。

(3) 必要的重复和客气:在谈话结束时,有时为了强调谈话的内容,怕对方没记住或没听清楚,可以把主要内容简单重复一下。例如,可以跟患者说:"一定记得按时服药。"在谈话结束时也最忌"不辞而别",当谈话主要内容都已讲完,谈话者可乘机说一些建立友谊方面的话语,讲一些必要的客气话,如"多谢您的帮助""给您添麻烦了""让您费心了"等,会获得一个良好的谈话结尾。

(4) 勿忘询问:在护理工作中,谈话结束时不要忘记询问对方还有什么事要做。例如,可以问:"还有别的什么事吗?"这样既可以防止谈话内容遗漏,又显得友好、亲切和体贴对方。

5. 交谈中的特点 谈话是人与人之间面对面的互动,很多情境都参与进了谈话之中,直接或间接地影响着谈话的效果。所以,在交谈过程中,要注意把握谈话的情境和内容,以使双方心情愉快,交谈更易获得成功。为此,在谈话过程中,体现以下特点:①言而有礼:交谈时讲究礼节礼貌,讲话者态度谦逊语气友好,内容适宜语言文明;听话者正视对方认真倾听,不做其他事情,以示尊重。例如,患者到护士站咨询问题,护士不要看书、看报或东张西望,也不要做一些习惯性的小动作,如剪指甲、弄衣服、手指敲打桌面等,更不可呵欠连天,这些动作显得腻烦,也不礼貌。应与谈话对方交流目光,谈吐有礼,并适当地点头或做一些手势,或配以"哦""嗯"回应等,表示自己在注意倾听。②言而有序:交谈时,说话者层次有序思路清晰;听话者听完再说,不要轻易打断别人或抢接他人的话题。在护理工作中实在需要插话时,可以委婉地问一声:"请允许我打断一下"或"对不起,我可以插一句吗",这样可避免产生轻视对方等不必要的误解。③言而有度:交谈时避免"一言堂",不要自己滔滔不绝地说个没完,要给对方讲话的机会,否则会显得傲慢自大,蔑视他人;谈话内容不要触及他人的短处,以免尴尬。俗话说:打人怕打脸,说话怕揭短;同时,谈话中不要过于好奇他人的秘密,如果谈话中对方极力掩蔽,不想让人知道,就不要一味打听,要尊重他人的隐私。④兼顾全局:交谈时,如果是许多朋友在一起交谈,讲话人不要把注意力只集中在其中一两位熟人的身上,要照顾到在场的每一个人。倾听的人除了特别注意谈话的人之外,目光也偶尔环顾一下其他人。对于比较沉默的人也应设法使他开口,比如问他:"你对这件事怎么看"等。⑤以情相伴:倾听时应随谈话人情绪的变化而伴之以喜怒哀乐的表情。否则对方会感到你过于冷漠,没有情绪说下去。另外谈话时态度要温和,最忌傲慢。不管你的地位和水平有多高,也不管是对什么人说话,哪怕是对一个儿童,也不能摆出一种高人一等的姿态。抱有这种态度会遭到对方心理上的抗拒。⑥称呼得当:谈话时,恰当的称呼很重要。"老头"和"老大爷","老太太"和"老大娘","小不点"和"小朋友"等不同的称呼,能够表现出对他人的尊重与否。同时,友好地称呼他人,是谈话的良好开端。⑦言不过满:说话要留有余地,俗话说"逢人只说三分话",有一定道理。在谈话过程中,谈话时对象有所不同,有初次见面者,有熟人,有朋友,应根据不同的谈话对象来把握谈话时的分寸。一般来说,对朋友可以推心置腹,但并不意味着说话不留余地;对待熟人,虽然相互认识,但对对方的内心并不十分了解,说话应留有余地;对于陌生人,对其一无了解,说话更应留有余地。事实上,说话留有一定的余地,不是不诚实,而是要讲究艺术,不必说和不该说的话,尽量不说。

三、护士应具备的语言修养和技巧

护理过程离不开交谈,交谈是护士与患者进行交流的一种治疗性护理技术,护士只有具备良好的语言修养和技巧,才能取得患者的信任,获取更多的信息,为患者制定出合理的护理计划。

（一）护士应具备的语言修养

护理人员的语言修养分为一般性语言修养和专业性语言修养。一般性语言修养包括礼貌性、真诚性、规范性、逻辑性、间接性。专业性语言修养包括科学性、委婉性、保密性、严肃性等。

1. 礼貌性 在交谈中使用礼貌性语言,是博得他人好感与体谅的简单而有效的方法。在护理工作中使用礼貌性语言,有助于改善护患关系,例如"请您……""打扰了""谢谢您的配合"等。

2. 真诚性 英国著名哲学家弗兰西斯·培根曾说过:"人与人之间最大的信任就是关于进言的信任。"谦虚礼让是与人交往必要的,真诚也是不可缺少的。真诚地与患者沟通,方能扫除患者心理障碍,使其对护士敞开心扉。

3. 简洁性 古人云"言不在多,达意则灵"。妙语并不在言多,简洁而重点突出的语言,更能使者理解护士的话,积极配合护士工作。

4. 规范性 护士在沟通过程中一定要注意语言的规范性,要做到语义准确、语音清晰、语法规范、语调适宜、语速适当、音强适中。

5. 逻辑性 护士与患者沟通,语言应具有逻辑性、中心明确、层次分明,清晰的思维,优美的语言更能表达深刻的思想。

6. 科学性 护士在交谈中要坚持实事求是,确保交谈内容准确、积极、客观,不可随意编造或夸大事实,更不可危言耸听,人云亦云。但要注意口语表达,避免因术语而引起的沟通障碍。

7. 委婉性 用委婉的方式与患者或其家属进行交谈,交谈对象更容易接受护士的建议,减少护患纠纷的发生。一些否定句的巧妙应用,用语气词来缓和生硬的语言,如不说"别哭了"而说"别哭了吧",避开家属或患者的忌讳,如不说"临死前",而说"临终前"等。

8. 保密性 注意保护患者隐私,保守医疗秘密,保护工作人员隐私,这些都是护士在工作中必须做到的。

9. 严肃性 护士与人交谈时应端庄、大方、高雅,温柔中要带有几分肃穆,才能体现"工作式"的交谈,使患者产生信赖感。

笔记栏

（二）护士交谈中的沟通技巧

良好的护患交谈,有助于缩短护患间的心理差距,是护理工作顺利进展的基础。护患沟通的成功与否,与交谈技巧密切相关,常用的交谈技巧包括倾听、提问、沉默、鼓励、共情、阐释、核实、申辩等。

1. 倾听　倾听是有效沟通的必要部分,是接收口头及非语言信息、确定其含义并对此做出反应的过程。一位音乐家曾说过:"上天赐予人类两只眼睛,两只耳朵,一张嘴,欲使其多见多闻少言语。"调查研究显示,倾听在人际沟通中占的比例很大,如果把听、说、读、写按百分比计算的话,听占的比例约53%。而且倾听伴随着交谈过程。莎士比亚曾说:"最完美的交谈艺术不仅是一味地说,还要善于倾听他人内在的声音。"学会倾听,注重倾听,对护理工作有着重要意义。用心倾听会使患者感到备受关注和尊重,从而对护士敞开心扉,畅所欲言。

倾听包括倾听的神态、核对倾听内容和对倾听的反应。

倾听的神态包括四方面内容:①距离:一般认为 0.5~1m 为佳,太近会影响对方讲话心绪,太远会使对方感到未受注意。②姿势:宜采用一种放松的、舒适的姿势坐着,并稍向对方倾斜,目光注视对方。③举止应大方、沉着、稳重。例如,在护患交谈中,有的护士翻书看报,东张西望,时而看表,时而扭动,这些都会使患者感到不被护士重视,在双方关系中可能埋下阴影。④语言行为:一般他人在讲述时,不要随便打断,即使他的话题需要中断,也应注意方式,讲究技巧,体现礼貌性和委婉性。

核对倾听内容:倾听的目的是收集情况,掌握信息。因此,倾听不仅包括单纯地听,还包括核对内容和倾听的反应。当他人陈述完,你认为有些情况仍不清楚,则需要核对。如对某些细节、程度、范围的核对,核对时采用提问法,但要注意语气,不能有质问、责问的做法,不能使人感到倾听者对他产生怀疑,一般可采用"你当时感觉怎样""能不能给我讲得详细一些"。提问在许多情况下就是核对。

倾听的反应:在交谈中,倾听的反应是把从他人那里听到的信息经过转换再反馈给他人。若对方讲了许多,而你没反应,对方会比较失望甚至终止讲话。在护患沟通过程中,不恰当的医护反应有如下几种:一是过于抽象或一般。如"你讲的我都仔细听了,我们与医生再研究研究",或"你放心,你的病不要紧,很快就能好转出院"。二是过于直率和不适当的坦诚。如"你的病看来很重,不一定能治好,你要有思想准备","你的病我们这里没办法,你再到别处治吧"。三是内容过于具体,未留余地。例如,"你的病不超过半个月就能治好"。类似这些反应,都是患者难以接受的,都不利于护患关系的进一步建立。比较理想的反应是:使患者感到安慰,有希望,有信心,被护士尊重和重视。护士既不要乱许愿,乱吹牛,也不要打击患者。例如说:"今天听了您的情况,使我对您的病情有了初步的了解,如有需要还会和您继续了解。您不要着急,我们一定尽最大的努力,帮助您恢复健康。"还可以说:"根据您现在的情况,要注意调节饮食,晚上要睡好觉,既然来到医院,您就尽可放心。"一般地说,这样的反应,可以使患者情绪稳定下来。

2. 提问　提问是使交谈能够围绕主题持续进行的基本方法,是收集信息和核对信息的重要手段。包括开放式提问和封闭式提问两种。开放式提问是一种不限定应答者回答的提问方式。开放式提问可获得较多真实的资料,但是需要的时间长,而且需要护士在提问前做好准备,引导患者的话题,保证提出的问题围绕主题展开。开放式提问常以"能否""为什么"等提问词语引导。封闭式提问将问题限定在特定范围,应答者只能回答"是""否""能"

"不能"。封闭式提问在一定程度上限制了患者的回答,但有时候护士可运用该种方式在很短的时间内得到重要信息,体现了沟通的简洁性和规范性。

在交谈中提问除了达到核对的目的外,还可使交谈向纵深发展。提问时要遵循以下原则:①温暖性原则:提问也可以说是询问,不应是冰冷的,突如其来的。如在护患交谈中询问"还有哪些地方不舒服""您感觉怎么样",这些就让人感到温暖。相反,"你是不是很冷,那也没办法",这种态度,患者就感觉不好。②开放式原则:即提问题目是敞开的,可由他人根据实际情况自由回答。有些问题只适合以开放式的方式提问,避免诱导式回答,否则很难听到真实情况。如当患者入院就诊时,应该问"请问您哪里不舒服"。如果以"您是肚子不舒服吗"提问患者,很有可能诱导回答导致诊断错误。③中心性原则:提问应围绕主要环节和主导线索进行。询问的太多,杂乱无章,东一下,西一下,使他人难于应对。所以不宜张口就问,应从要了解的情况中选出最主要的问题问起。如对一位胃病患者,护士应围绕着饮食量的多少及疼痛特点等情况进行有效询问。

3. 沉默　沉默是指交谈时倾听者对讲话者的沟通在一定时间内不做语言回应的一种交谈技巧。心理学教授格瑞德·古德罗曾在《谈话的艺术》中说:"沉默可以调节说话和听讲的节奏。沉默在谈话中的作用就相当于零在数学中的作用,尽管是'零',却很关键,没有沉默,一切交流都无法进行。"在护患交谈过程中,恰当的沉默,有助于患者平复情绪,鼓励患者倾诉,促进护患进一步交谈。但护士也要适时关注沉默结束的时机,可采用开放式提问打破沉默,引导开始交谈。

知识链接

沉默是一种艺术

美国大发明家爱迪生发明了自动发报机之后,他想卖掉这项发明以及制造技术然后建造一个实验室。因为不熟悉市场行情,不知道能卖多少钱,爱迪生便与夫人米娜商量。米娜也不知道这项技术究竟能值多少钱,她一咬牙,发狠心地说:"要 2 万美元吧,你想想看,一个实验室建造下来,至少要 2 万美元。"爱迪生笑着说:"2 万美元,太多了吧?"米娜见爱迪生一副犹豫不决的样子,说:"我看能行,要不然,你卖时先套套商人的口气,让他先开价再说。"

当时,爱迪生已经是一位小有名气的发明家了。美国一位商人,听说这件事情后愿意买爱迪生的自动发报机发明制造技术。在商谈时,这位商人问到价钱。因为爱迪生一直认为要 2 万美元太高了,不好意思开口,于是只好沉默不语。

这位商人几次追问,爱迪生始终不好意思说出口,正好他的夫人米娜上班没有回来,爱迪生甚至想等到米娜回来再说吧。最后商人终于耐不住了,说:"那我先开个价吧,10 万美元,怎么样?"

这个价格非常出乎爱迪生的意料,爱迪生大喜过望,当场不假思索地和商人拍板成交。

4. 鼓励　在护患交谈的过程中,给予患者鼓励,能让患者感到被信赖和被肯定,增强其说话的信心,提高其战胜疾病的信念。如"您今天的气色好多了,继续好好配合大夫治疗,病

笔记栏

情很快就可以控制了"。

5. 共情　护士从患者角度理解和感受患者，分享患者的情感，即为共情。如手术前，患者对护士说："我很害怕，从来没有开过刀。"如果护士说："我能理解您现在的心情，如果是我，我也会害怕。可是总是要面对这一刻的，而且有这么多医护人员密切配合，我们会很谨慎的，您尽量放松就行了。"这种感情上的共鸣，会使患者觉得护士平易近人，更容易说出自己心中的担忧，请护士为其分忧。

6. 阐释　在交谈中，阐明观点是必要的。如护士在进行护理操作时，应不断地向患者阐述该项护理的目的、注意事项，患者也不断地向护士说明自己此时的感受。其实，这种阐明也是一种开诚布公，更是一种直截了当的沟通过程。

7. 核实　核实指倾听过程中，为验证自己听到或理解的内容是否正确而采用的沟通策略。核实应保持客观的态度，主要包括：重述、改述、澄清及归纳总结等四种方式。如："您刚才说自己这个地方（配合动作）疼，是吗？""您的意思是想到病房外活动一下，是吗？""您说昨天晚上您大便了4次，是吗？""您的意思我明白了，您是想早点出院，回家休养，是吗？"

8. 申辩　必要的申辩可使他人明白自己的态度和观点，但注意交谈中不要申辩过度。否则会使他人觉得你的"固执"。申辩要注意方式、方法、态度，要礼貌和谦虚，在护患沟通中更要注意。有时，不适当地与患者争辩，会进一步激化患者的情绪，使其短时间难于冷静下来。所以，与患者交流时，即便是有应该说明、解释、申辩的问题，也要视患者的情绪而选择恰当时机。

（三）护理工作中常见的交谈失误及对策

在护患沟通过程中，不当的沟通方式会导致信息传递受阻，甚至产生信息被完全扭曲或沟通无效等现象，从而影响或破坏护患关系。因此，护士应尽量避免以下不良的沟通方法：

1. 突然改变话题　在沟通过程中，如果直接或间接地利用无关问题突然改变话题或转移谈话的重点，会影响到对方讲有意义的信息。如患者正在叙述自己入院前的发病症状，护士由症状突然想到补充说"记得一会儿去找大夫开个镇痛药"，这样容易搅乱患者的思路和关注点，以至于患者不能完整正确地叙述发病经过。

2. 提供错误的、不恰当的保证　当患者表示对病情、治疗或护理的害怕或焦虑时，护士为了使患者放松，而说一些肤浅的宽心话，给患者以虚假的保证。如患者担心自己的手术能否成功时，护士不是了解患者担心的问题是什么，而是用一种轻松的口气对患者说"当然会成功"，这样的回答使患者不愿意或无法将自己真实的感觉表达出来，患者感觉护士并不理解他的感受或对他的感受漠不关心。

3. 主观判断或说教　在沟通过程中使用一些说教式的语言，并过早地表达自己的判断，使患者觉得自己像学生一样在接受老师的教育，容易产生厌烦情绪甚至觉得自己被敷衍、不受重视，容易阻断患者想要表达的感情及信息，影响护患进一步沟通。如护士对患者说"如果是我，我会……"，使患者感觉自己的感受对护士毫无意义，会停止与护士的进一步沟通。

4. 信息发出的量及速度超载　患病时，由于身心的不适，患者对沟通过程中的信息接受能力下降，而护士有时在工作繁忙的情况下，会急于求成，特别是在进行健康教育时，速度太快，信息量太大，会影响健康教育的效果。

5. 言行不一　护士的语言及非语言信息表达不一致，会使患者产生误解，或从护士的表现来猜测情况，这样容易影响患者对护士的信任，不利于护患沟通。

6. 过度发问或调查式提问　指对患者持续提问，对其不愿讨论的话题也要寻求答案，这会使患者感到厌烦和不被尊重，对护士产生抵触情绪。因此，护士在提问时应该注意患者的反应，在患者感到不适时及时停止互动，避免对患者采用调查式的提问，如"告诉我，你妈妈去世以后，你是如何看待她的"等。

在临床护理工作中，运用良好的沟通技巧，避免错误的沟通方式方法，真诚地对待患者，尊重患者的想法与做法，保守患者的秘密，重视人性化原则，给患者以温暖和关怀，才能进行良好的护患沟通，使护患关系更加融洽。

第三节　护士的非语言沟通
——始于心，止于行

一、概述

人与人之间除了运用语言进行交流之外，还可以运用大量的非语言形式进行沟通。非语言沟通是相对于语言沟通而言的，是指通过身体动作、体态、语气语调、空间距离等方式交流信息、进行沟通的过程。中医看病，讲究"望闻问切"，其中"望""闻""切"就是利用了非语言沟通对患者进行观察；京剧演员强调"唱念做打"，其中的"做""打"则是非语言表演艺术。非语言沟通是人际沟通中不可缺少的一个方面。社会心理学家认为：几乎一切非语言的声音和动作，都可以用作交往的手段。非语言沟通具有与语言沟通所不同的特点，在人际沟通中发挥着重要作用。对于护士来说，掌握正确的非语言沟通方法，在实际工作中运用恰当的非语言沟通，有助于促进护患沟通。

（一）非语言沟通的特点

1. 无意识性　又被称为真实性，当大脑在进行思维活动时，大脑会支配身体各部分发出微信号。非语言行为更多的是一种对外界刺激的直接反应，基本都是无意识的反应。正如弗洛伊德所说："没有人可以隐藏秘密，假如他的嘴唇不说话，则他会用指尖说话。"例如，与自己不喜欢的人站在一起时，保持的距离比与自己喜欢的人要远些；紧张时，会不自主地出汗、脸红、心跳加速、出现习惯性的小动作（抠手指、拽衣角等）。英国心理学家阿盖依尔等人的研究表明，当语言信号与非语言信号所代表的意义不一样时，人们相信的是非语言所代表的意义。由于语言信息受理性意识的控制，容易作假，人体语言则不同，由于大都发自内心深处，极难压抑和掩盖。

2. 情境性　与语言沟通一样，非语言沟通也是建立在特定的语境中，情境左右着非语言符号的含义。相同的非语言符号，在不同的情境中，会有不同的意义。同样是拍桌子，可能是"拍案而起"，表示怒不可遏；也可能是"拍案叫绝"，表示赞赏至极。

3. 独特性　每个人都有自己独特的肢体语言，如手势、表情等。个人的肢体语言与其性格、气质紧密相关，它体现了人的个性特征，从一个人的形体表现可以解读他的个性。

4. 广泛性　非语言沟通的应用是极其广泛的，即使在语言差异很大的情境中，人们仍然可以通过非语言沟通了解彼此的思想和意图，实现有效的沟通。比如"微笑"就是通用的语言。

5. 地方性　虽然非语言沟通具有广泛性，但有些还具有地方性的特点，它随着民族、地

笔记栏

域、历史、文化、风俗等不同而不同。"OK"手势毫无疑问是世界语了，以英语字母 O 与 K 连结而成，表示没问题，准备妥当，一切就绪；也有我很好、没事、谢谢你的关心之意。但是在法国南部地区"OK"手势则表示零，表示某件事不值一提，表示自己的不赞成。

（二）非语言沟通的作用

非语言沟通在人际沟通中的作用就是传递信息、沟通思想、交流感情。主要体现在以下几个方面：

1. 表达情感　非语言沟通的首要功能是感情和情绪的表现，情感表达可以表现个人很多情感，有恼怒或快乐、紧张或放松、软弱或坚强、压抑或振奋等。如老友相逢，紧握双手或拥抱，表示激动、高兴的情感；孩子生病，母亲守候床边，紧锁眉头，表示心情焦急、恐惧等。

2. 替代语言　有时候某一方即使没有说话，也可以从非语言沟通（如面部表情、言行举止）中看出他的意思。这时候，非语言符号起到代替语言符号表达意思的作用，心理学家提出：情感表达＝7%的言辞＋38%的声音＋55%的表情动作。眼波一漾、眉峰一耸等都是抒情的绝妙手段。

3. 语言沟通的辅助工具　非语言沟通使语言表达更准确、有力、生动、具体。同样一句话，附带的非语言符号不同，表达的意思也就大不相同。如，目光真诚的向人道歉，说"对不起"，会让人觉得你是真心表示歉意。恶狠狠的用眼睛瞪着别人，说"对不起"，显然会让人感到毫无诚意。

4. 调整和控制语言　沟通中，存在大量的非语言暗示，如点头、摇头、皱眉、改变声音等，人们可以借助非言语符号来表示交流沟通中不同阶段的意向，传递自己的意向变化的信息。护理工作者可以通过观察和运用这些非语言暗示，控制交流过程。如在交流中，患者左顾右盼，眼睛总是看别处，这提示护士应该及时转换话题或停止交谈，因为患者可能此时对交谈的内容不感兴趣或听不懂。

5. 显示人际关系状态　非语言沟通可以显示双方关系的亲疏远近，若两人手挽手谈笑风生，显示出彼此的亲密无间；两人相距甚远彬彬有礼，显示出彼此互不熟识。在护理工作中，我们要把握恰当的空间距离、得体的言行举止体现对患者的关心和呵护，不要以无声语言拒人以千里之外，让患者倍感冷落失望。

总之，非语言沟通伴随语言沟通发生，是生动的、持续的。在特定环境下的非语言沟通具有特定的意义，它能够稳定对方的情绪，增强对方的信心，使交流的氛围更和谐，使对方得到关爱、体贴，更多一份理解和同情。护理工作中，护士可以通过观察对方的表情、动作、手势等了解患者的心理需求和变化，配合相应的非语言沟通以达到最佳的沟通效果。由此可见，交流双方恰到好处的应用非语言沟通，能弥补某些状态下语言沟通的不足，促进双方进一步交谈，提高交流质量。

二、非语言沟通的分类

目前大多数学者所接受的是非语言沟通的三分法：动态语、静态语、类语言和辅助语言。

（一）动态语

动态语主要包括头语、面部表情、手势语、身体语言等，是一种以身体动作表示意义的沟通形式，即身体语言。

1. 头语　头部动作表达的意义丰富，不同的头部动作，表示的意义不同。常用的头语包括点头、摇头、仰头、低头等。点头的含义有很多，如碰到熟人点头表示问候；遇人询问，点头表示肯定等。摇头，一般表示否定，也可表示暗示，如不行、不可以等。仰头，表示思考。低头，一表示沉思，二表示认错羞愧。

2. 面部表情　是指通过眼部肌肉、颜面肌肉和口部肌肉的变化来表现各种情绪状态。面部表情是动态语中含义最丰富的部分，其他的动态语无法与之相比，面部表情是一种共同的语言，信息的接收者往往是根据对方的面部表情做出判断，面部表情可以表现一个人真正的情绪，但有时候，真正的情绪又往往被掩饰（不动声色）。所以，单凭面部表情有时不能清楚地表达信息，要参考语言的反馈。

面部表情是心情变化的晴雨表，俗话说"人逢喜事精神爽"。如若春风得意，必定面带笑容；如若伤心难过，必定面带愁容。一个人往往会通过面部表情无意识地把情绪流露出来。作为护士，应该意识到自己面部表情的重要性，并且尽可能控制那些容易引起误解的表情，如不喜欢、厌恶、敌意等。当与患者交谈时，患者可能会问到一些难以回答的问题，如"我的病是不是很重，没有希望了吧，还能活多长时间"等，护士要妥善回答，表情得当，即使是一些细微的表情，可能对患者产生很大的影响。

3. 手势语　指用手和手指的动作来传达意图和表情的一种无声语言。《礼记·乐记》曰："说之，故言之；言之不足，故长言之；长言之不足，故嗟叹之；嗟叹之不足，故不知手之舞之、足之蹈之也。"这不仅是对舞蹈起源的描述，也是对手势语起源的说明。手势对表达思想和感情起了一定的辅助作用。

不同的手势传达不同的思想、情感、意图。如双手捧着礼物，传达出喜欢、珍惜、小心翼翼的情感。再如，在中国，把大拇指向下，意味着"向下""下面"或差劲的意思。在英国、美国、菲律宾，大拇指朝下含有"不能接受""不同意""结束"之义，或表示"对方输了"。墨西哥人、法国人则用这一手势来表示"没用""死了"或"运气差"。在欧洲绝大多数国家，人们在日常交往中常常伸出右手的食指和中指，比划作"V"形表示"胜利"。

在人们日常交际中，经常用到一种手势——握手。海伦·凯勒曾说过："我所接触过的手，虽然无声，却极有表现性。有的人握手能拒人千里，有些人的手充满阳光，他们伸出手来与你相握时，你会感到很温暖。"握手的力度、姿势、时间长短，能够表达出握手人的不同态度和思想情感。

4. 身体语言　主要是身体姿势显示出的气质。包括目光与面部表情、身体运动与触摸、姿势与外貌、身体间的空间距离等。我们在与人交流沟通时，即使不说话，可以凭借对方的身体语言来探索他内心的感受，对方也同样可以通过身体语言了解到我们的真实想法。身体离头脑愈远的部分，愈能诚实反映人的心声。人际互动时，从解读身体语言得来的信息，往往比口语还多。这些无声的线索包括表情、眼神、姿态、手势、声音、触摸，甚至衣着、距离等。心理学家认为，这些身体信息和语言表达间关系如下：①重复（repeating）：重复口语内容。例如看病时，同时用口语和手势指出不舒服的部位。②矛盾（contradicting）：非语言与语言讯号不一致。例如交叉双臂、看着地上，木着脸说："我赞成你的看法。"③等同（substituting）：看到有人眼眶泛红，泪光莹莹，不用解释也知道他正伤心难过。④强调（accenting）：以行动加强语意。例如皱眉、掩鼻说："他的位子真是脏死了！"⑤调节（regulating）：例如用眼神暗示下一位可以准备发言，说话速度放慢表示快结束了等。身体就像一个无法关闭的传送器，无时无刻传送着人们的心情和状态。

（二）静态语

静态语指以空间环境、时间控制以及服饰等一些处于相对稳定状态的信息传递。包括空间效应、衣着仪表等。

1. 空间效应　交往双方的人际关系以及所处情境决定着彼此自我空间的范围。美国人类学家爱德华·霍尔博士划分了四种区域或称距离，每种距离分别与双方的关系相称。

（1）亲密距离（intimate distance）：这是人际交往中的最小间隔，即通常所说的"亲密无间"。亲密距离又分为近位亲密距离和远位亲密距离。其中，近位亲密距离指0~15cm，远位亲密距离指15~45cm。此区域属于两人的空间领域，不适合社交场合，同时交往对象有较强的选择性和排他性，如情侣、父母与子女、特别要好的朋友间才适合选择亲密距离。这种距离只有最亲近的人才允许彼此进入，人通常会本能地保护这个区域，以使自己不受侵犯。

（2）个人距离（personal distance）：这在人际间隔上稍有分寸感，表现为较少的直接身体接触，一般在0.45~1m。处于此区域时正好能相互亲切握手，友好交谈，但不容易接触对方身体。这一距离通常为人们在社交场合所接受，它有较大的开放性，任何朋友和熟人都可以自由地进入这个空间。

（3）社交距离（social distance）：已经超出了亲密或熟悉的人际关系，而是体现出一种社交性的或礼节性的较正式关系。社交距离的范围比较灵活，近可1m左右，远可3m左右。这种距离通常用于较为正式的人际交往。例如：在小型招待会上，双方隔几步远打招呼或寒暄几句便又分开。如果双方相互有吸引力，也可以缩短距离，灵活掌握。

（4）公共距离（public distance）：在这个空间中，人际间的直接沟通大大减少了。多属公共场合的空间需求，除了公共汽车、电梯等特定场合外，一般都在3~7m，这是一个几乎能容纳一切人的"门户开放"的空间，如公园散步、路上行走、在剧场前厅等候看演出，还有演讲者与听众、教师讲课与学生之间的距离等。

人际交往的空间距离不是固定不变的，它具有一定的伸缩性，这依赖于具体情境，如交谈双方的关系、社会地位、文化背景、性格特征、心境等。护理人员在工作中，应根据人际距离的特点，选择适宜的距离，以产生最佳的沟通效果。

2. 衣着仪表　指根据个人生理、身体特征，经过别具匠心的包装而形成的一种直观的外在形象。著名的意大利影星索菲亚·罗兰就曾深有感触地说："你的服装往往表明你是哪一类人，它们代表着你的个性，一个与你会面的人会根据你的衣着来判断你的为人。"两个人见面时，一个人的衣着仪表是首先被对方所关注的事情。据报道，84%的人对一个人的第一印象是基于他的外表。第一印象的形成，时间很短，只有30秒~4分钟，反映了一个人的文化背景和修养，而且还会影响沟通的效果。

患者的衣着仪表可以为护士提供一些线索，同样，护士的仪表也会影响患者对护士的感知。护理人员在工作时间应该化淡妆，着干净整洁的护士服，以自然、清新、高雅、和谐形象为宜。良好的形象、仪容仪表能起到积极的作用，使患者有安全感、信赖感、亲切感等。

（三）类语言

指有声而无固定意义的语言以外的声音符号系统，如哭、笑、叹息等，类语言具有胜似语言交际符号的功能，在传递信息、沟通思想、交流情感方面发挥着重要作用。

笑是人面部表情最主要的一种表现形式，微笑应该是人类独特的一种微妙表情。美国密西根大学心理学教授詹姆士对人的微笑注解："面带微笑的人，通常对处理事务，教导学生或销售行为，都显得更有效率，也更能培育快乐的孩子。笑容比皱眉头所传达的信息要多得多。"

微笑是最好的礼物，它价值丰盛，却不费一文钱。它不会使赠送的人变得拮据，却使收受的人变得富有。它发生于分秒之间，却能被永生不忘。没有人因富足而不需要它，也没有人因贫穷而不受它的好处。它为家庭带来欢乐，为事业培育关爱，也在朋友间互通情谊。它使劳累者获得休息，使沮丧者重获光明，使哀伤的人得到抚慰，也使陷入烦恼的人得到解脱。

掌握和熟悉类语言成分，有助于通过声音判断对方的情绪，了解对方需求，及时做出反应，实现有效沟通。

案例分析

沟通的万能钥匙——笑

中华人民共和国成立初期，西方一位国家元首率团访问我国，周总理设宴招待，服务员端上一碗"万福汤"，汤中漂着一个刻成"卍"状的莲藕，这本是我国古代民间特有的装饰字，象征吉祥如意，然而对于曾在第二次世界大战中深受德国法西斯之害的客人来说却像看见德国法西斯党徽，脸色顿变。

周总理马上明白发生了什么，只见他神态自若，先是哈哈一笑，接着拿起筷子，夹起汤中的藕片，对客人们说："来，我们一起消灭法西斯。"总理话音刚落，笑声再起。

分析：在此例中，周总理面对宴会上外宾因民族文化背景不同而产生的误会，感到不便解释且难于解释，他使用了笑声，即巧妙的"哈哈一笑"，犹如一阵轻风，类语言缓和了僵局，消除了紧张气氛。这笑声胜似语言的解释。

（四）辅助语言

指语言的非词语方面，它所关心的是语言如何被说出来，而不是说什么。它是语言表达的一部分，而不是语言本身。辅助语言包括音调、音量、音幅、音质、音色、语速、节奏等。一般来说，人高兴时，音调往往晴朗；悲伤时，低沉。同一句话，用不同的音调，能表示不同的意思，传递不同的喜怒哀乐。例如，用高兴的语调说"你做得很不错嘛"，表示赞扬；用尖酸刻薄的语调说这句话，则是表示讽刺、嘲笑。音量是辅助语言的另一种要素。声音很大可能说话者热情、自信或富有侵略性，而在某些特定的演讲和讲授过程中，演讲者也有可能通过提高声音表示强调。相反，比较柔和的声音则传递出关怀、理解、同情和亲密，当然也有可能是不够自信。

声音犹如感情密码，发声系统不同的表现特点，反映人们不同的心绪情感，使沟通效果更进一步。在护理工作中，我们应根据不同的情景和交流对象采用恰当的类语言、辅助语言，如鼓励的笑容、同情的哀叹、温柔的话语、低声的提醒等，都可以促进我们更好地进行护患沟通。

知识链接

辅助语言的组成

辅助语言按照发声系统的各个要素，可以分为音调、音量、音幅、音质、音色、语速、节奏等。

1. 音调　指声音的高低。音调可以决定一种声音听起来是否悦耳。如果以低音调贯穿演说始末，会给人以压抑的感觉，甚至被认为没有把握、害羞，如果音调高一些，并能适当的时候抑扬顿挫更容易引起听众的兴趣和注意。

2. 音量　信息的含义可以受到音量的影响,即声音的响亮程度。如果合乎讲话者的目的,且场合得当,声音响亮会带来好的收听效果,如果此时音量过小可能给倾听者带来困扰。柔和的声音也有适用的场合,例如想要保持病房安静时,有经验的护士会适时地通过声音减弱来提醒对方保持安静。

3. 音质　声音的总体质量是由所有其他声音特点共同构成的,即速度、回音、节奏和发音等。

4. 音速　人们说话的速率能对接受信息的方式产生影响。研究人员研究了人们说话的速率大概为 $120\sim261$ 字/min。

5. 声音补白　声音补白是在搜寻要用的词时,用于填充句子或做掩饰的声音。像"嗯、啊、呀"以及"你知道"这样的短语,但使用过于频繁时容易分散倾听者的注意力而影响整体收听效果。

6. 节奏　讲话者通过把握说话的节奏可以传达出不同的讲话效果。轻快型的节奏是最常见的,听起来不着力,多扬少抑。日常性的对话,一般性的讨论都可以使用这类型的节奏。紧张型的节奏,往往显示迫切、紧急的心情。声音不一定很高,但语速较快,语句不延长停顿。用于重要情况的汇报,必须立即加以澄清的事实申辩等。舒缓型节奏,是一种稳重、舒展的表达方式。声音不高也不低,语流从容,既不急促,也不大起大伏。说明性、解释性的叙述,学术探讨等宜用这种节奏。

三、非语言沟通的应用

护理实践中的非语言沟通无处不在。在人际交往中,我们要善于运用非语言沟通。

(一)患者对非语言沟通的关注

患者在医院这个相对陌生的环境,会非常关注护士的非语言行为,并通过护士的非语言行为,判断或推测自己的病情及预后。如做检查时,观察检查者的面部表情来推断自己的检查结果;根据护士的语气,来了解护士对自己疾病的真实看法等。所以护士应高度重视自己的非言语行为,以免产生负面影响。

(二)护士对非言语沟通的关注

1. 关注患者非语言行为　护士的非言语沟通能力展示了现代护士的综合素质。在护理实践中,护士可以通过观察患者的非言语行为,了解患者的病情和心理状态,增进与患者的交流和沟通。尤其是对婴幼儿、语言表达困难或意识不清的患者,护士可通过加强对其非语言行为的观察,了解病情。所以说,良好的非语言沟通能力对于护理质量的提高意义重大。

2. 关注护士自身非语言行为　在医护人员的交流中,非语言沟通也起着积极作用。它可以弥补语言沟通的不足,如在一些紧急情况下,医护人员眼神的交换,点头示意等动作,都可以起到传达信息的作用。因此,非语言沟通也是建立良好护际关系的途径。

(三)有利于建立良好的护患关系

非语言沟通对护患关系的促进有重要意义。患者第一次与护理人员相遇,双方往往会通过观察彼此的非语言行为,认识和了解对方。护士的微笑和真诚的问候会让患者感到温暖和信任,是良好护患关系的开始。在一些特定场合,护士的非语言行为可以帮助患者树立信心,战胜疾病。如抚摸、体触等行为对婴幼儿、孕妇来说就非常重要。恰当的非语言沟通,能促进良好护患关系的建立。

（四）非语言沟通的禁忌

非语言沟通犹如一把双刃剑,运用得当会事半功倍;运用不当则事倍功半。因此,在护患沟通中,我们要尽量避免不恰当的非语言沟通。如摇头晃脑、挤眉弄眼、直盯对方、打哈欠、擤鼻涕、手舞足蹈、当众剔牙、腿脚乱蹬、空间距离过远或过近、不符合场景的喜怒哀乐、不顾对方反馈的自我表现等。

第四节　其他类型的沟通
——与时俱进

一、演讲沟通

（一）演讲的概念

演讲又叫讲演或演说,是指在公众场所,以有声语言为主要手段,以体态语言为辅助手段,针对某个具体问题,鲜明、完整地发表自己的见解和主张,阐明事理或抒发情感,进行宣传鼓动的一种语言交际活动。

（二）演讲的特点

1. 社会性　演讲活动发生在社会成员之间,它是一个社会成员对其他社会成员进行宣传鼓动活动的口语表达形式。因此,演讲不只是个体行为,还具有很强的社会性。

2. 现实性　所谓现实性,是指符合客观事物的真实情况的性质。

3. 艺术性　演讲是优于一切现实的口语表现形式,它要求演讲者去除一般讲话中的杂乱、松散、平板因素,以一种集中、凝练、富有创造色彩的面貌出现。

4. 综合性　演讲只是发生在一定时间内的活动,而为这一活动,演讲者要有各方面的充分准备,同时,还需要大量的组织工作与之配合。

5. 逻辑性　演讲者思维要缜密,语言应有条理,层次分明,结构清楚。

6. 针对性　演讲是一种社会活动,必须具有现实的针对性。演讲主题应是众所周知的问题,要注意听众的年龄、身份、文化程度等。

7. 感染性　演讲者要有鲜明的观点、自己独到的见解和看法以及深刻的思想等,要善于用流畅生动、深刻风趣的语言和恰当的修辞打动听众,这就是演讲的感染性。

8. 鼓动性　即以情感人,“动人心者莫先乎于情也”,唯有炙热真实的感情,才能使“快者掀髯,愤者扼腕,悲者掩泣,羡者色飞”。鼓动性是演讲成功与否的一个标志。没有鼓动性,就不成为演讲。政治演讲也好,学术演讲也好,都必须具备强烈的鼓动性。

（三）演讲的准备阶段

1. 确立演讲主题　演讲的主题是由演讲的目的来决定的,即演讲中要明确问题,要表明主张和态度。演讲者在明确主题过程中应注意以下问题:

（1）主题要正确:演讲中,听众应能听明白演说者表达的主题含义是什么。正题的导向性应该是积极的,符合党的路线、方针、政策,顺应民心的。主题不正确,将会对听众形成误导作用。

（2）主题要新颖:主题要在正确的基础上有创新,有新意,如果演讲的主题太陈旧,也就失去了演讲的意义。

（3）主题要集中:"宾客多,主无二,文之道也"。演讲只能有一个主题,并紧紧围绕主题来讲授,如果一次演讲出现了多个主题,重点自然不会突出。

（4）主题要深刻:主题要抓住问题的实质,只有深刻的主题,才能起到鼓舞的作用,只在表面上做文章,演讲的价值则会大大降低。

2. 拟定演讲题目　"题好一半文",题目的选定,对演讲效果起着画龙点睛的作用。

（1）题目要贴切:贴切的含义有三:一是演讲的标题要与演讲内容和谐统一,标题含义的大小、宽窄要与演讲的内容一致。二是拟定演讲标题时,要使用准确、恰当的语词和语句,不能使用含糊笼统、艰深晦涩、令人费解的语词和语句。标题晦涩,令人费解,就引不起听众的兴趣,从而影响听众认真听演讲的情绪。三是标题要符合演讲者的身份,不能太高、太大,不能夸夸其谈、随心所欲地选择那些与自己身份根本不相称的题目。

（2）题目要简洁:演讲的标题要有概括性,用最简洁的语言,表达最丰富的内涵,即所谓"意唯其多,字唯其少"。一般地讲,演讲的标题要概括演讲的基本内容,或者反映演讲的中心论题。从语言表达角度要求,精心拟定出的演讲标题,要尽可能做到简短、有力,字少意多,言简意赅。如果过长,就会显得散漫无力,分散听众的注意力。简洁的题目,让人留下深刻的印象。鲁迅先生的五本集子(《彷徨》《呐喊》等),共69篇文章,标题字数总共只有214个,平均每个标题只有3.1个字,真可谓字字珠玑,言简意赅。

（3）题目要新奇:题,指人的额头;目,指人的眼睛,是一个人最显眼、最具特征的地方。演讲稿的题目,就是演讲稿的"前额"和"眼睛"。因此,演讲题目一定要新要奇,新而奇才能醒目。由于演讲稿语言有声性的要求,故演讲稿标题不仅要醒目,而且要上口,更要悦耳,使演讲稿题目念出来有音乐般的韵律美感。

（4）题目要有启发性:一个好的演讲题目,还要具有一定的启发性。只有这样,才能引起听众认真听讲的兴趣,才能激发听众迫切要求了解演讲内容的心情。

3. 收集选择材料　收集选择材料是演讲非常重要的一个步骤,它是充实演讲主题,充分证明论点的有利条件。收集材料不能盲目进行,要遵循定向、充分、真实、新鲜、典型、具体和感人的原则。

（1）选择真实的材料:所谓真实,就是指材料的客观性,即所选材料是客观世界真实存在、符合历史实际的。只有真实的材料才最有说服力,才最有利于人们形成坚定的信念。任意臆造和虚构材料,势必与事实发生冲突,势必被揭穿。为了保证材料的准确性和可靠性,必须交代材料的出处。这样可增强真实感,提高信息的可信度和影响力。同时要知人论事,既不夸大事件的意义和拔高人物思想,也不低估事件的价值和贬损人物品德。对于选作论据的书面材料,要严格检查、核对,要善于鉴别,去伪存真,切忌张冠李戴,引起笑话。

（2）选择典型的材料:选取的材料,既要求真实、新鲜,还要求典型。真实具有可信度,新鲜具有吸引力,而典型则由于其深刻揭示事物本质,具有代表性,有较强的说服力。演讲的目的在于说服人、鼓动人。因而,要认真审慎地收集那些最能说明主旨、最具代表性的事实材料和事理材料,防止和避免材料的平淡化。

（3）选择充足的材料:材料要充足。演讲要求大量、详尽地收集和占有材料,材料越充分,思路就越开阔,论据就越充分,就越能正确有力地阐明观点,产生令人信服的雄辩力量。

特别是学术演讲和法庭演讲,更要求论据充足,旁征博引。材料不足,往往难以言之成理,很难实现预定的目标。

(4)选择具体的材料:具体,是相对抽象笼统而言的。有些材料虽然真实、新鲜、典型,但由于详略处理不当,即使讲清楚了来龙去脉,也还是使人感到"不够味""不解渴"。比如"他带病坚持工作,最后累倒在车床旁",给人的印象就较笼统。如果进一步把他为什么带病工作,如何做的,怎样累倒的,累倒后又怎样,当时的现场怎么样等做必要的交代和渲染,给人的印象就具体得多。

4. 演讲稿结构设计　演讲稿的结构分开头、主体、结尾三个部分,其结构原则与一般文章的结构原则大致一样。

演讲的开头,也叫开场白。它在演讲稿的结构中处于显要的地位,具有特殊的作用。演讲稿的开头,通常有以下几种:

(1)开门见山,揭示主题:一般政治性的或者学术性的演讲稿都是开门见山,直接揭示演讲的中心。比如宋庆龄《在接受加拿大维多利亚大学荣誉法学博士学位仪式上的讲话》的开头:"我为接受加拿大维多利亚大学荣誉法学博士学位感到荣幸。"运用这种方法,必须先明确把握演讲的中心,把要向听众揭示的论点摆出来,使听众一听就知道讲的中心是什么,注意力马上集中起来。但这种方法容易显得过于平淡、冷静,很难吸引人。

(2)说明情况,介绍背景:比如恩格斯《在马克思墓前的讲话》的开头:三月十四日两点三刻,当代最伟大的思想家停止了思想……他已经永远地睡着了。这个开头对事情发生的时间、地点、人物作出了必要的说明,为进一步向听众揭示论题做准备。运用这种方法开头,一定要从演讲的中心论点出发,不能信口开河,离题万里,更要防止套话、空话,破坏听众的胃口。

(3)提出问题,引起关注:写演讲稿的开头,可根据听众的特点和演讲的内容,提出一些激发听众思考的问题,以引起听众的兴趣。这种问题应该新颖、独特,确实能促使听众去思考。

演讲稿在开头后要迅速转入主体,这是演讲的正文和核心部分,也是演讲稿的高潮所在,能否写好,直接关系到演讲的质量和效果。内容的安排,应注意以下几个问题:①确定结构形式:演讲稿的形式比较活泼,或旁征博引、剖析事理,或引经据典、挥洒自如,或层层深入,或就事论事。结构形式不管怎么样变化,都要求内容突出、问题说透、推理严密、层次清晰、情理交融。②认真组织好材料:演讲稿的理论依据和事实论据的组织安排要适当。首先必须保证例证的真实性、典型性。演讲稿不能太长,一般30分钟左右最好。内容要求言简意赅、起到画龙点睛的作用。③构筑演讲高潮:一个成功的演讲,不可能没有高潮。构筑演讲高潮要体现三个特点:一是思想深刻、态度明确,最集中体现演讲者的思想观点。二是感情强烈,演讲者的爱憎、喜怒在这里得到尽情宣泄。三是语句精练。构筑演讲高潮;首先要注重思想感情的升华。必须对某个问题有较为深刻全面的分析、论证,演讲者的思想倾向要逐渐明朗,听众也能逐渐领会演讲者的思想观点,并有可能与演讲者的思想感情产生共鸣,从而构筑高潮。其次要注意语言的锤炼,使用排比、反问等句式增加气势,也可借助名言警句把思想揭示得更深刻。

结尾是演讲内容的自然结束,是演讲稿的有机组成部分。结尾给听众的印象,往往将代表整个演讲给听众的印象。言简意赅、余音绕梁,能够使听众精神振奋,并促使听众不断思考和回味。

5. 演讲稿的写作 演讲，首先要了解听众，注意听众的组成，有一个集中、鲜明的主题，且只能有一个中心，全篇内容都必须紧紧围绕着这个中心去铺陈。好的演讲稿，应该既有热情的鼓动，又有冷静的分析，要把抒情和说理有机地结合起来，做到动之以情，晓之以理。演讲稿的语言要求做到准确、精练、生动形象、通俗易懂，多用比喻，多用口语化的语言，深入浅出，把抽象的道理具体化，把概念的东西形象化，让听众听得入耳、听得明白。

6. 演讲的表达技巧 演讲是一门语言艺术，它的主要形式是"讲"，即运用有声语言并追求言辞的表现力和声音的感染力；同时还要辅之以"演"，即运用面部表情、手势动作、身体姿态乃至一切可以理解的态势语言，使讲话"艺术化"起来，从而产生一种特殊的艺术魅力。

演讲表达的主要特点是"讲"，对演讲者来说，写好了演讲词，不一定就讲得好，正如作曲家不一定是演唱家一样。有文才、善于写出好的演讲词的人，不一定有口才，不一定能讲得娓娓动听。真正的演讲家，既要善写，还要会讲，既要有文才又要有口才。从某种意义上说，口才比文才更为重要。如果演讲者讲话哼哼哈哈，拖泥带水，"这个""那个"的一大串，那么，即使有超凡脱俗的智慧、有深刻广博的思想内容，也无济于事。

（1）演讲时的姿势：演讲时的姿势也会带给听众某种印象，例如堂堂正正的印象或者畏畏缩缩的印象。虽然个人的性格与平日的习惯对此影响颇大，不过一般而言仍有方便演讲的姿势，即所谓"轻松的姿势"。要让身体放松，反过来说就是不要过度紧张。过度的紧张不但会表现出笨拙僵硬的姿势，而且还会影响口才的发挥。诀窍之一是挺稳整个身躯，男士可以张开双腿与肩同宽。另一个诀窍是想办法分散施加在身体上的紧张情绪。例如手触桌边或者手握麦克风等。

（2）演讲时的视线：在大众面前说话，亦表示必须忍受众目睽睽的注视。当然，并非每位听众都会对你报以善意的目光。尽管如此，你还是要接受听众的目光，不可避开听众的视线来说话。尤其当你走到麦克风旁边站立在大众面前的那一瞬间，来自听众的视线有时甚至会让你觉得紧张到窒息。

克服这股视线压力的秘诀，就是一面进行演讲；一面从听众当中找寻对于自己投以善意而温柔眼光的人。此外，把自己的视线投向来自不同方位的强烈"点头"以示首肯的人，对巩固信心也具有效果。

（3）演讲时的面部表情：演讲时的脸部表情无论好坏都会带给听众极其深刻的印象。紧张、疲劳、喜悦、焦虑等情绪无不清楚地表露在脸上，这些很容易无意识地流露出来。因此，演讲者要尽可能恰当地控制面部表情。演讲的内容即使再精彩，如果表情总觉缺乏自信，老是畏畏缩缩，演讲就很容易变得欠缺说服力。

控制表情的方法，首先"不可垂头"。人一旦"垂头"就会予人"丧气"之感，而且若视线不能与听众接触，就难以吸引听众的注意。另一个方法是"缓慢说话"。说话速度一旦缓慢，情绪即可稳定，脸部表情也得以放松，全身上下也能够为之泰然自若起来。

（4）演讲时的服饰和发型：服装也会带给观众各种印象。尤其是东方男性总是喜欢穿着灰色或者蓝色系列的服装，难免给人过于刻板无趣印象。轻松的场合不妨穿着稍微花哨一点的服装来参加。不过如果是正式的场合，一般来说仍以深色西服为宜。其次，发型也可塑造出各种形象来。长发和短发各自蕴含其强烈的形象，而鬓角的长短也被认为是个人喜好的表征。演讲者应根据具体的情境选择得体的服饰和发型，以达到锦上添花的效果。

（5）演讲时的声音和腔调：演讲的语言从口语表述角度看，必须做到发音正确、清晰、优美,词句流利、准确、易懂,语调贴切、自然、动情。

（6）说话的速度:说话的速度也是演讲的要素。为了营造沉着的气氛,说话稍微慢些是很重要的。语速的标准大致为 5 分钟讲完 3 张左右的 A4 原稿。不过要注意的是,倘若从头至尾一直以相同的速度来演讲,听众会听觉疲劳,注意力分散。

（7）发音的方法:科学的发音取决于科学的运气,有些演讲者时间稍长点就底气不足,出现口干舌燥、声音嘶哑的现象,此时,只得把气量集中到喉头,使声带受压,变成喉音。"气乃音之帅",气息是声音的原动力,科学地运用运气发音方法可以使声音更加甜美、清亮、持久、有力。要达到这个目的,平时要加强训练,掌握胸腹联合呼吸法。

听众反馈是演讲效果真实而重要的衡量标准。通过观察反馈可以了解听众是感兴趣,还是感到厌倦。作为演讲者在运用以上技巧的同时要时刻观察听众的反馈,灵活应对,并学会控制一些来自于会场、听众以及自身失误等方面的干扰因素。俗话说"台上一分钟,台下十年功"。想要成就一次精彩的演讲,一方面要掌握一定的演讲技巧,另一方面更要注重平日里的锻炼和学习。

二、书面沟通

书面沟通是以文字为媒体的信息传递,形式主要包括文件、报告、信件、书面合同等(口头沟通是以口语为媒体的信息传递,形式主要包括面对面交谈、电话、开会、讲座、讨论等)。书面沟通是一种比较经济的沟通方式,沟通的时间一般不长,沟通成本也比较低。这种沟通方式一般不受场地的限制,因此被广泛采用。书面语言沟通具有超时空性、准确性、间接性、不确定性、永久性的特点。书面沟通本质上讲是间接的,这使得其有许多优点:书面沟通可以有正式的或非正式的,可长可短;可以使写作人能够从容地表达自己的意思;词语可以经过仔细推敲,而且还可以不断修改,直到满意表达出个人风格;书面材料是准确而可信的证据,所谓"白纸黑字";书面文本可以复制,同时发送给许多人,传达相同的信息;书面材料传达信息的准确性高。

在护理工作中,书面语言应用广泛,如交班报告、护理记录、体温单、医嘱单等,并在护理工作中发挥着重要作用。护理工作中的书面语言沟通,要遵循一般写作的方法和规律,又具有护理学科的特点。

1. 科学性　各类护理文书的书写要实事求是,不可凭空想象,能用数字、数据表示者,需反复核实,用准确数字描述。不能随意使用"大概""可能""一般"等程度副词。

2. 实用性　护理书面语言沟通,要确切、简洁,用说明、叙述、议论的手法来写。护理书面语言沟通以实用为目的,护理书面写作中的各种文体,都是为了解决预防、治疗疾病,护理患者和增进人类健康等问题,因此,这些决定了护理书面语言沟通的实用性。

3. 时效性　应分秒不差的记录与患者生命相关的大事,记录抢救过程中的病情变化。抢救过程中,多有口头医嘱,护理人员应该先做初步记录,急救告一段落后,立即复查,核对无误,再做出完整详细的记录。

4. 真实性　记录病情,应认真分析、一丝不苟,只有客观、具体、真实地记录,才能为诊断、治疗、护理提供有价值的参考资料。

5. 规范性　护理工作各种表格文书的设置,大多是通用格式,其项目及书写方法、医学术语、计量单位等有一定规范,这也是护理科学性的体现。

三、现代传播媒介与沟通

凡是能使人与人、人与事物或事物与事物之间产生联系或发生关系的物质都是广义的媒介。

现代传播媒介包括电话、广播、电视、网络等多种形式，具有适用范围广、沟通信息量大、传播速度迅速、同步性与异步性并存，且易于复制、检索方便、交互性强的特点。它的出现使人与人之间的沟通更加便捷、广泛、快速。本书中所提到的现代传播媒介主要指第四传播媒介，即网络媒介。

下面介绍几种医学及相关领域运用较多的网络媒介。

1. 远程会诊（distance medical consultation）　就是利用网站、信件、电子邮件、电话、传真等现代化通信工具，为患者完成病历分析、病情诊断，进一步确定治疗方案的治疗方式。它是极其方便、诊断极其可靠的新型就诊方式，它与邮购的紧密配合，有力地带动了传统治疗方式的改革和进步，为医疗走向区域扩大化、服务国际化提供了有利的条件，也为规范医疗市场、评价医疗质量标准、完善医疗服务体系、交流医疗服务经验提供了解决途径和方法。

2. 网络化远程教育（network distance education）　也称为现代远程教育。是随着现代信息技术的发展而产生的一种新型教育形式，是构筑知识经济时代人们终身学习体系的主要手段。它以现代远程教育手段为主，综合面授、函授和自学等教学形式，采用多种媒体手段联系师生并承载课程内容。现代远程教育可以有效地发挥各种教育资源的优势，为提高各类教育的教育质量提供有力支持，为不同的学习对象提供方便、快捷、广泛的教育服务。

3. 网上办公（office automation）　指办公自动化系统。它是利用技术手段提高办公效率，进而实现办公自动化处理的系统。基于工作流的概念，使企业内部人员方便快捷地共享信息，高效地协同工作；改变过去复杂、低效的手工办公方式，实现迅速、全方位的信息采集、信息处理，为企业的管理和决策提供科学的依据，深受众多企业的青睐。网上办公具有：无纸化、节约成本、零距离办公、科学化管理等特点。

4. 电子商务（electronic commerce）　指在全球各地广泛的商业贸易活动中，在因特网开放的网络环境下，基于浏览器/服务器应用方式，买卖双方不见面地进行各种商贸活动，实现消费者网上购物、商户之间网上交易和在线电子支付，以及各种商务活动、交易活动、金融活动和相关综合服务活动的一种新型商业运营模式。

第五节　护理实践中的治疗性沟通
——事半功倍

一、治疗性沟通的概述

（一）治疗性沟通的概念

治疗性沟通是一般性沟通在护理工作中的具体运用，是护患之间、护士之间、护士与医生及其他医务人员之间，围绕患者的健康问题并能对治疗起积极作用所进行的信息传递和理解，其实质是一种有专业目的的护患沟通。目的是帮助患者应对与适应改变的环境和现

笔记栏

状,克服心理上的障碍,学会如何有效地与人相处,满足患者的需要。治疗性沟通与一般性沟通的区别见表8-1。

表8-1　治疗性沟通与一般性沟通的区别

	治疗性沟通	一般性沟通
内容	与健康有关的医学信息	无限制
目的	明确护理问题,进行健康指导	加深了解,增进友谊
地位	以患者为中心	双方同等
场所	医疗机构及与健康有关的场所	无限制
结果	建立良好护患关系,促进健康	可有可无

（二）治疗性沟通的特征

治疗性沟通具有以患者为中心、有明确的沟通目标和目的、沟通的发生不以人的意志为转移、沟通需要双方不同程度的自我暴露等特点。

（三）治疗性沟通的原则

1. 目的原则　治疗性沟通具有明确的目标和目的,是以收集患者资料、确定和解决患者健康问题、促进康复为主题。

2. 易懂原则　进行治疗性沟通时,护士要结合患者或家属社会文化背景、对疾病的认知等,采用通俗易懂的语言或非语言等沟通方式,与患者及家属进行有效的沟通。

3. 和谐原则　建立良好、和谐的治疗性护患关系,是进行有效的治疗性沟通的基础。因此,护理人员应恰当运用技巧建立良好的护患关系。

4. 尊重原则　为真实全面地了解患者健康状况以及收集相关资料,与患者进行治疗性沟通时,要注意循序渐进,注重保护患者隐私,使患者充分感受到被理解、被接纳,从而建立相互信任、相互尊重的护患关系,确保治疗性沟通的顺畅进行。

（四）影响治疗性沟通的因素

1. 观念差异　由于受到传统生物医学模式观念的影响,有些护士认为医生是了解患者病情的主要角色,自己只需执行医嘱操作,缺乏与患者沟通的主动性和自觉性,甚至怕在沟通中引起护患纠纷而有意不采取任何治疗性沟通。

2. 沟通信息偏差　在治疗性沟通过程中,由于一方使用方言或专业术语,而引起彼此的误解或不理解,从而影响信息的准确度。有时还因为护理工作的强度较大,致使护士的说话语速过快,不够清晰,沟通无法达到真正目的。

3. 沟通时机不恰当　护士与患者进行治疗性沟通一定要选择合适的时机,如帮患者安排好入院的程序后、患者无事可做或无人陪同时、患者有问题要咨询时等。合适的时机选择直接影响到沟通的效果,如果时机不当,不但不能起到了解患者病情的目的,还可能引起患者对自己的反感和排斥。

4. 沟通技巧缺乏　在与患者进行治疗性沟通时,应尽量运用恰当的沟通技巧,特别注意避免出现以下情况:①打断患者的讲述,直接转换话题;②用说教的口气质问患者;③肤浅的安慰患者,不耐心倾听对方讲述;④过早地下一些不具科学性的结论;⑤故意欺瞒患者的病情。

笔记栏

案例分析

小张,主管护士,工作 6 年。

患者,王某,舞蹈演员,大学文化程度,已婚。患者神志清楚,精神尚可,经诊断患乳腺癌,且需尽早行全乳房切除术。

患者王某入院后,得知自己的病情,不愿接受手术,责任护士小张来床旁了解情况,想说服患者接受手术。

护士:王姐您好! 我是您的责任护士——小张,昨天接待您入院的就是我,还有印象吗? (面带微笑)

患者:小张,您好! 我记得你。(患者在床上坐着,表情疲惫)

护士:外面天气不错,您可以出去散散步。

患者:不想去。

护士:您刚才在做什么呢?

患者:没什么,瞎想呗。

护士:嗯,想啥呢? 说来听听。

患者:嗯……(患者疑虑)

护士:也许我能帮上忙呢。

患者:我是在想我这个病要根治是不是非得手术? 不手术会怎么样?

护士:王姐,我能理解您的想法。如果是我,我也很为难,何况您还是搞舞蹈专业的,有这样的顾虑很正常。但是,如果不及时接受有效治疗,进行手术,病情可能会发展得很快。您的孩子还那么小,他需要妈妈陪伴长大。

患者:可是手术后,那个样子的话,还怎么当一个女人,更别说站上舞台了。

护士:看得出您的爱人非常在乎您,如果为了所谓的完整而耽误自己接受治疗的最佳时机,那才是对他的重大打击呢! 而且我觉得您不要想得太悲观,现在可以采用乳房重建手术,而且技术很成熟,您的舞蹈生涯不一定会因此而终止。

患者:话虽是这样,可是我还是很难接受。(患者听话时,不住地点头)

护士:这很正常,我完全理解。我认识一位已经康复的患者,她和您的病情差不多,手术后很成功,生活也依然如故,您要愿意和她交流的话,我可以改天联系她来这里。

患者:是吗? 那真是太好了。(患者终于露出一丝喜悦)

护士:当然。我们现在是很好的朋友,而且她也应该来医院复查了,我会尽快联系她。

患者:谢谢你!

护士:我也谢谢您对我的信任,可以和我敞开心扉! 我这就联系。

分析:在这段护患沟通过程中,首先,护士小张选择了在没有家人陪同时与患者进行交流,这样可以让患者畅所欲言,不必顾虑家属的感受,沟通时机选择得很好。其次,在与患者交流之初,从问询是否散步开始,让患者感到护士对自己关心和关注,如果开始就直奔主题,容易让患者产生排斥心理。再者,护士小张与患者谈及手术问题时,不是简单的说教,而是移情说服,并且从她的爱人、孩子、工作的需要上有理可循的进行开导,更具说服力。最后,护士小张虽然说服患者,但看出患者依然有所顾虑,遂请病友以身说教,正和患者心意。

二、治疗性沟通的实施步骤

（一）建立护患治疗性关系

从患者入院，护士与患者之间在特定的治疗环境中就形成一种治疗性的人际关系。建立良好的护患治疗性关系，是为有效治疗性沟通奠定基础。

具体建立办法可采用以下步骤：

1. 资料准备与计划　首先了解患者基本情况，包括患者基本信息，如姓名、年龄、性别、职业、教育程度、社会地位、诊断、本次住院的原因、目前病情和治疗、主要护理问题等信息；其次明确交谈目的；最后要选择适宜交谈的环境与时间。

2. 做好自身准备　护士应仪容端庄，举止优雅，语言平和，表情自然，眼神正视对方。

3. 有礼貌地称呼患者　如王大姐、李先生、刘老师等，且不可只叫床号。

4. 自我介绍　主动向患者做自我介绍，包括身份和姓名，必要时解释身份含义。

5. 向患者解释　亲切地为患者解释此次交谈的目的和所需时间。

（二）进行有效的治疗性沟通

治疗性沟通主要运用在患者住院期间，沟通过程中应以患者为中心，鼓励患者交谈，与其共同探讨和确定问题，制定治疗目标。在这个过程中引导患者表达自己的感受，鼓励患者学习新的生活方式和行为方式，发展有效的应对机制，促进康复。在与患者沟通时可采用以下步骤及技巧：

1. 提出问题　护士可以提出一些开放性问题启发患者谈话，如"您哪里不舒服""您怎么了"等。为使患者便于理解和回答，提问应注意：①一次只提一个问题；②把问题说得简单、清楚，尽量少问"为什么"的问题，以免患者回答不出，陷入僵局。

2. 注意倾听　倾听在治疗性沟通过程中非常重要，倾听时护士需要注意：①专心致志地听；②不要随意打断对方谈话；③不要急于做出判断，仔细体会"弦外之音"；④及时做出反应，如点头，或是说"是""哦"等辅助语；⑤与患者保持适当距离，身体稍前倾，保持眼神交流。

3. 核实　核实可通过重述、改述、澄清及归纳总结等方式进行。核实后，应注意留一些停顿的时间，以便对方进行纠正、修改。核实技巧的恰当运用有助于信任感的建立。

4. 引导话题延续　护士应适时地使用简单字句参与沟通过程，如"然后呢""继续说下去"，使患者觉得护士对话题感兴趣，愿意继续沟通。对患者不愿谈及内容，切忌追问，避免使谈话陷入僵局。

5. 鼓励患者描述感受　患者描述的异常感受，可以协助护士了解患者对疾病认知、情绪反应等。运用的沟通技巧有适时的沉默、体触。尤其在患者谈及痛苦体验而哭泣时，护士保持适当的沉默是十分必要的，并且还可根据患者性别、年龄、身份特点给予合适的体触语。

6. 与患者分享自己的看法　护士说出自己对患者的观察及看法，既能使患者感到自己被关注，也可以表达护士对患者的关心，有利于缩短护患的心理距离。运用的沟通技巧有共情。

（三）结束治疗性沟通

顺利结束交谈可为今后的治疗性沟通打下良好的基础。结束时护士可以委婉地向患者说明目前的病情、治疗或护理问题，再采用以下步骤和技巧鼓励患者，帮助树立信心，使其更积极地配合治疗和护理：

1. 鼓励患者　鼓励患者将自己近期的状况进行多维度地比较，可以是治疗与不治疗比较或治疗前后比较，包括情绪、症状、睡眠、生活方式、饮食等。这样做既可以提供护士进一步了解患者的机会，也可以使患者更正确地面对自身疾病。

2. 分享经验　鼓励患者正视存在的健康问题，并表示愿意与其一起分析问题、解决问题。在选择方案的过程中，可以鼓励患者参与并为自己做出选择。每一个护理问题解决后，可以与其一起分享经验，进行回顾性控制。

3. 核实总结　最后对本次治疗性沟通做简单总结，再次核实交流的主要内容，并对患者表示感谢。结束交谈时应注意：①根据实际情况和预期计划控制结束时间；②结束时不提新问题；③按需预约下次交流时间和内容。

范例一：患者入院评估

ER-8-1

患者入院
评估

（一）建立护患治疗性关系

护士：您好！请问您叫什么名字？（查对住院号、姓名）

患者：丁一。

护士：您好，丁阿姨！我是您的责任护士小王，我现在要为您做一些检查，方便进一步了解您的病情，大概需要 15 分钟时间，您看可以吗？

患者：可以的。

（二）进行有效的治疗性沟通

护士：丁阿姨，我先帮您测一下体温、脉搏、呼吸、血压。（开始护理操作）

患者：好的。

护士：丁阿姨，您体温、脉搏、呼吸、血压都在正常范围，这次住院感觉哪里不舒服啊？

患者：我今天早上起来左边耳朵就听不见了，这是怎么一回事呀？

护士：您最近睡眠怎么样？有什么烦心的事吗？（引导交谈阶段：提出问题）

患者：哎，这几天夜夜睡不着觉，主要是孩子最近和家人闹矛盾，几天不回家，联系他也不接电话，又担心又生气。

护士：看您总是很累的样子，原来是这个原因。除了耳朵听不见，还有其他不舒服吗？（引导交谈阶段：鼓励患者表达感受同时引导话题延续）

患者：还有耳朵嗡嗡直响，晚上睡不好。

护士：这样响有几天了呢？

患者：三四天了。

护士：右边耳朵能听见吗？（引导交谈阶段：再次确认）

患者：可以。

护士：孩子的事情您着急我能理解，但也得顾好自己的身体，真要病倒了，自己受累，孩子也跟着受累。

患者：嗯嗯

（三）结束治疗性沟通

护士：丁阿姨，今天我的评估结束了，您的情况可能和着急、失眠有关，经过治疗，听力应该会慢慢恢复，我也会把您的情况汇报给主管医生。

患者：嗯，好的。

护士：住院期间，有什么疑问或不明白的，您都可以和我说，我们一起解决。

患者：好的。

护士：谢谢您这么信任我，孩子的问题，不是着急能解决的，让他冷静一下也好。现在您放宽心，好好休息！我晚些再来看您，再见！（结束交谈阶段：表示感谢、鼓励）

三、治疗性沟通在护理实践中的应用

在护理实践中，离不开沟通，如在护理工作中，护士为患者提供护理操作时，需要向患者解释和指导，患者表示接受后，护士方能继续进行操作。在护理实践中，有效地运用各种沟通方式，有利于治疗和护理工作的开展。

在护理实践中，护理操作用语一般分为操作前解释、操作中指导、操作后嘱咐三部分。

1. 操作前解释　根据患者及病情的具体情况，解释本次操作的目的、患者应做的准备，简要介绍操作方法和在操作中患者可能出现的感觉。态度诚恳、客观地做出尽量减少患者不适的承诺，以使患者放松并配合护理操作。如给患者注射药物前，可以说："您放心，注射时我会尽量慢些推药，您不必太过紧张。"

2. 操作中指导　操作中边操作边指导患者配合的方法，如深呼吸、放松等；使用安慰性语言，转移其注意力；使用鼓励性语言，增强其信心。如给患者插胃管时，可以说："现在请您随着我的口令做吞咽动作……好，放松，非常棒！您的表现太棒了，如果是我，也不一定会有这样的表现。马上就好了。"

3. 操作后嘱咐　操作结束后应亲切问候患者的感觉，观察是否达到预期效果；交代必要的注意事项；同时感谢患者的配合。如为患者进行头部刮痧治疗后，可以说："王姐，现在感觉清爽些了吗？……刮痧的部位不要吹风受凉，如果有需要您随时叫我……谢谢您这么配合、支持我的工作。"

范例二：青霉素皮试

操作前解释

护士：您好！请问您叫什么名字？（查对住院号、姓名）

患者：王红

护士：王老师，您好！因为您感染肺炎需要注射青霉素，这种药物有可能会引起过敏反应，为了用药安全，注射前需要进行皮试，请问您以前注射过青霉素吗？

（护士始终面带微笑，亲切友善地询问患者）

患者：嗯，注射过。

护士：过敏吗？

患者：不过敏。

护士：那您有没有对其他药物过敏呢？

患者：好像没有。

护士：那您的家人对青霉素过敏吗？

患者：好像也没有过敏的。

护士：好的，请您稍等，我现在配药，一会儿就为您进行青霉素皮试，请您做好准备，再见！

ER-8-2

青霉素皮试

操作中指导

护士：您好！我皮试之前要再向您核对一下名字，可以再告诉我一次您叫什么名字吗？

患者：王红。

护士：王老师，我现在给您做皮试，我帮您把衣袖卷起来好吗？

患者：好。

护士：我现在用酒精给您消毒一下，可能皮肤会有点儿凉。要进针了，可能有点疼，请不要紧张，尽量放松，我会轻点儿。（微笑，轻轻为患者卷衣袖，准确熟练地进行皮内注射。）

护士：王老师，皮试已经做完了，请问您有没有不舒服？

患者：没有。

护士：请您不要按压这个注射皮丘，20分钟内请不要离开病房，我会随时来看您，如果感到皮肤痒、咽喉部不适、呼吸困难、眩晕等不舒服，请立即按呼叫铃，我们会马上过来看您的。

患者：好的。

护士：谢谢您的配合。再见！

操作后嘱咐

护士：您好！观察皮试结果的时间到了，请问您有什么不舒服吗？

患者：没有。

护士：请让我们（护士双人）看一下皮丘。您的皮试结果是阴性，可以注射青霉素（判断皮试结果，结果阳性时及时通知医生，监测生命体征，做好病情观察，必要时配合医生抢救，做好相关记录，协助整理床单位）。稍后我将会为您进行青霉素药物注射。

患者：嗯，好的。

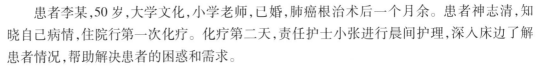

范例三：晨　间　护　理

晨间护理

患者李某，50岁，大学文化，小学老师，已婚，肺癌根治术后一个月余。患者神志清，知晓自己病情，住院行第一次化疗。化疗第二天，责任护士小张进行晨间护理，深入床边了解患者情况，帮助解决患者的困惑和需求。

操作前解释

护士：李老师，早上好！我是您的责任护士小张，您吃早饭了吗？

患者：我吃不下，恶心想吐，昨天晚上吃的都吐了。

护士：李老师，这是化疗的反应，会慢慢好起来的。您昨晚吐过，我给您清洁一下口腔，好吗？（靠近病床边，身体前倾，握住患者的手）

患者：好的。

护士：您现在要不要先解大小便？

患者：嗯，要的，那麻烦你了。

（护士面带微笑，轻声向患者解释，协助患者方便，轻手关门窗、调室温，遮挡患者……）

操作中指导

护士：李老师，请您张嘴，我先来看看您口腔里的情况。好的，我现在帮您洗漱，有什么不舒服的地方尽管告诉我。（开始护理操作）

患者：真是太过意不去了，连这样的小事都得麻烦你。

护士：李老师，别这么说，这是我们应该做的！只要您的病情越来越好转，我们再辛苦也是开心的。

(护士动作轻稳地为患者口腔护理→洗脸洗手→翻身擦背、按摩→梳头。全过程注意保暖及观察病情。)

操作后嘱咐

护士:李老师,我帮您洗漱好了,是不是舒服些了?

患者:嗯,舒服多了。真是谢谢你了。

护士:不客气,这是我应该做的。我看您的床单有点皱了,帮您整理一下床铺,好吗?

患者:好的。

(护士根据病情,轻柔地为患者整理好床铺,动作不宜过大。)

护士:您的床铺也整理好了,谢谢您的配合! 您还有其他需要吗?

(护士整理用物,开门窗,调室温。)

患者:没有了。

护士:呼叫铃在这儿,有什么需要,随时按铃叫我。

患者:好的。

(护士微笑地示意离开。)

学习小结

1. 学习内容

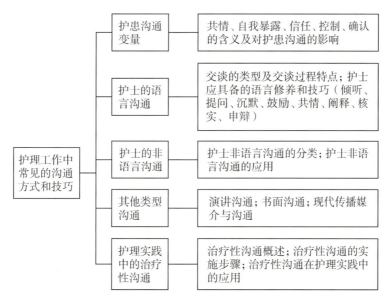

2. 学习方法

本章通过课堂讲授来学习语言沟通和非语言沟通的区别及内涵、护患沟通的技巧、沟通失误的处理方法等。通过小组讨论、情景模拟等方式使学生初步具备在实践中运用不同沟通方法与技能的能力。

扫一扫,
测一测

(郭莉莉 徐东娥)

复习思考题

1. 在护理工作中,护患交谈的沟通技巧有哪些? 如何应用?

2. 非语言沟通的特点是什么? 在人际沟通中非语言沟通能发挥怎样的作用?

3. 案例分析

患者王某,中年女性,因患肺炎高烧不退由丈夫陪伴入院,当护士说明住院无须留陪护时,患者表现焦虑不安,拉着丈夫的手不愿松开。结合案例情景,谈一谈如果你是护士,会如何对患者进行入院指导?

4. 研究性学习思考题

护理工作中,沟通潜移默化地发挥作用,尤其是治疗性沟通既能对患者的治疗问题起到积极作用,又能增进护患心理距离,是护患关系的润滑剂,护理工作的增效剂。请运用网络资源或医院见习的方式分析"治疗性沟通"在临床护理工作中的具体体现与应用。并将小组研究性学习的成果在课堂上汇报,形式不限。

第九章

护理人际关系与特殊情境中的沟通
——做有专业感、职业范儿的护理人

学习目标

1. 掌握护患关系、医护关系常见问题及沟通技巧(包括 CICARE 沟通和 SBAR 沟通)。

2. 熟悉与患者在不同住院阶段及特殊情境中(包括特殊环境、特殊心理状态、特殊病情下沟通)的特点及沟通技巧。

3. 了解护患关系发展趋势。

4. 小组合作以"情景剧"形式完成对不同住院患者及家属的沟通。

5. 尊重人的价值和独特性,理解做善于沟通、形象良好的职业人的重要性,自觉提升专业沟通能力与素养。

在医疗护理实践中,护士每天都要面对各种人际关系,并与之沟通交流,如护士-患者、医生-护士、护士-护士之间的沟通;也会与很多不同住院阶段及特殊情境中(如特殊环境、特殊心理状态、特殊病情下)的患者进行沟通。良好的沟通,特别是在各种情境中都能进行有效的护患沟通,是护士应具备的核心能力之一,是做好护理工作的重要条件,也是摆在护士面前的重要课题。

第一节　护患关系与沟通
——有理也应让三分

护患沟通是护理人际关系中最为重要的形式和内容,也是构建和谐护患关系的核心。通过沟通可增进护患间的信任和密切护患关系,护理人员可更好地了解患者的病情和掌握患者的心理状态,进而形成良好的工作氛围,提高工作效率,促进患者身心健康。

一、护患关系的特点与模式

护患关系是在特定的条件下,护理人员通过医疗、护理等一系列的技术活动与患者建立起来的一种特殊的人际关系。这种关系的实质是帮助者与被帮助者的关系,即护士与患者通过特定的护理服务与接受护理服务而形成的专业的人际关系,是医疗服务领域里的一项重要的人际关系。广义的护患关系是指护士与患者及其家属、陪护人、监护人的关系,狭义的护患关系是护士与患者之间的关系。护患关系除了具有一般人际关系的特点外,还具有专业人际关系的性质和特点。

(一)护患关系的特点

1. 护患关系是帮助性的人际关系 从专业角度认识,护理人员的独特功能是帮助护理对象恢复、维持及促进健康,所以护患关系是护理人员在尽力满足护理对象对健康需求过程中形成的,这种关系是通过提供帮助与寻求帮助形成的特殊人际关系,是帮助者或帮助系统与被帮助者或被帮助系统之间的人际关系,护理人员处于帮助关系的主导地位。

2. 护患关系是专业性的互动关系 护患关系是护患之间相互影响、相互作用的专业性互动关系。这种互动不仅局限在护士与患者之间,也表现在护士与患者家属、朋友和同事等社会支持系统之间,是一种多元性的互动关系。互动双方的个人背景、情感经历、受教育程度、性格特点对健康与疾病的看法以及不同的生活经验都会对相互间的感觉和期望产生影响,并进一步影响彼此间的沟通和护患关系的建立与发展。护患之间的行为所造成的结果也是双向的,因此护患关系的表现是多元化和互动性的人际关系。护患之间要达成健康行为的共识,就是一个专业性的互动过程。

3. 护患关系是治疗性的工作关系 治疗性关系是护患关系职业行为的表现,是一种需要认真促成和谨慎执行的关系,是护理人员职业的要求,带有一定的强制性。良好的护患关系一般需要护理人员通过其专业工作内容、工作方式等实践活动,为护理对象发挥、实现独特的专业功能后才能建立起来,所以这是一种治疗性质的人际关系,是维护护患关系的纽带。

(二)护患关系的基本模式

护患关系的模式是指在护理活动中护患双方的互动方式。1976 年美国医生萨奇(T. Sxas)和霍华德(M. Howard)根据医生与患者的地位、主动性大小提出医患关系的基本模式有三种,这种医患关系的分类方式同样适用于护患关系模式的分类。

1. 主动-被动型 护理人员对护理对象的服务处于主动的主导地位,护理对象是处于被动接受护理的从属地位。一般适用于某些难以表达主观意愿的护理对象,因为他们无法表达意愿或参与护理,需要护理人员发挥积极的能动作用。其特征是"护理人员为护理对象做什么"。

2. 指导-合作型 护患双方在护理活动中都呈主动状态。护理对象可以有自己独立的意愿和感受,他们可以向护理人员提供有关个人的信息,可以提出要求和意见,但他们的主动还是以执行护理人员的意愿为基础。尤其护理急性病和危重病患者时,护理人员的权威依然起着很重要的作用。这种护患关系模式适用面比较广泛。其特征是"护理人员教会护理对象做什么"。

3. 共同参与型 在护理活动的过程中,护患双方具有同等的主动性和权利。护理对象的意见和认识不仅是需要的,而且是有价值的,他们不是被动地接受护理,而是积极主动地配合和参与护理活动,护理人员在及时、正确接受反馈信息的同时,也在不断提高自身的工作质量。这是一种新型的平等合作型护患关系,一般适用于慢性病患者、疾病康复者以及健康人等。其特征是"护理人员帮助护理对象自我恢复"。

三种护患关系基本模式的主要内容见表 9-1。需要注意的是,在护理实践中,护患关系的模式不是固定不变的。随着患者状况的变化,可以从一种模式转向另一种模式。例如,对一个因脑出血而入院治疗的昏迷患者,就应按照"主动-被动式"的模式给予护理;随着患者意识恢复和病情好转,就应逐渐转为"指导-合作式"的模式;最后,患者进入病情康复期,此时护患关系模式就应为"共同参与式"。因此,在临床护理实践过程中,应对不同的护理对象,根据其具体情况选用不同的护理模式。

表9-1 护患关系的三种基本模式

	护士地位	患者地位	适用范围	类似关系	护士角色
主动-被动型	主动、主导地位	被动、从属地位	婴儿、危重、昏迷等难于表达主观意志的患者	家长-子女关系	保护者
指导-合作型	主动地位	主动地位	患者病情较重，但神志清醒，或急性病患者	主人-保姆关系	指导者
共同参与型	主动地位	主动地位	慢性病患者或受过良好教育的患者	朋友-朋友关系	同盟者

二、影响护患关系的因素

在医务人员中，护士与患者接触的机会最多、关系也最密切。友好、健康的护患关系是护理人员对患者进行良好照护的基础。因此，要建立和发展良好的护患关系，首先要了解影响护患关系的常见问题及相应的沟通技巧，才能够有效预防，有的放矢地调控护患关系。护患关系的影响因素主要有以下五个方面：

1. 信任危机　信任感是建立护患关系的前提和基础。要取得患者的信任决定于两方面：一是服务意识。护理人员在工作中端正服务态度、主动热情、细致周到地为患者服务是取得信任的有效方式。如果护理人员在工作中态度过于急躁，可能导致患者对护理人员的服务信任感降低，甚至产生不满和抱怨情绪。二是业务水平。护理人员扎实的专业知识和娴熟的操作是赢得患者信任的重要环节。如果护理人员因专业技术欠缺而出现护理差错，则难以取得患者的信任。

2. 角色模糊　"角色"指的是群体成员依其特定的地位和责任而表现出来的相应的行为模式。"角色模糊"是指个体对于自己充当的角色不明确或缺乏真正的理解时所出现的状态。因此，在群体中生活的任何人，都应该对自己所充当的角色及其功能特征有清楚的认识（角色认知），并努力按这个角色的功能特征去行动、去实践（角色行为）。这样，才能使自己的行为模式与人们的期待（角色期望）相一致。否则便会出现"角色模糊"状态，而"角色模糊"是造成人际关系问题的重要原因。

在临床护理工作中，护患双方在建立和发展相互关系的过程中，护士与患者对于双方角色功能的理解应在很大程度上保持一致。这样，双方才会有基本一致的角色期望（即对方的言行表现与自己所期待的相一致），护患关系才能顺利发展。如果双方对于各自或相互的角色功能理解不一致，便会觉得对方的言行表现不符合自己的期望，护患关系及其沟通便会发生障碍。

例如，患者对自己疾病的过分关注，强烈的康复愿望使他们对自己的诊疗护理过程的各个细节都十分关注，并花费大量的时间向护理人员询问。因为患者对疾病的了解不多，对自己的护理措施有很多不理解，而这些问题在护士看来可能比较零碎，无关紧要，有时不能设身处地为患者着想，对患者的提问缺乏耐心，表现为懒于解释或简单应付，使患者产生不满而引发护患冲突。

3. 责任冲突　护患双方对自己的角色功能认识不清，对自己应承担的责任和义务不了解而导致冲突。其冲突主要表现在两个方面：一是对于造成健康问题该由谁承担责任，双方意见有分歧。二是对于改变健康状况该由谁承担责任，双方意见不一致。这两者都会对护患关系产生不良影响。例如患者接受治疗后效果不好，常常会责怪医护人员，而究其原因，可能是与自己服药依从性差有关。但从另一个角度来说，这又与医护人员没有对他进行有效的健康教育有关。因此，医生、护士也要对此承担一定的责任。类似这样的问题，需要

225

通过护士发挥主导性角色功能,主动进行沟通,使护患双方取得一致看法,才能促进护患关系的良性发展。有许多疾病的产生,与人们不健康的行为如吸烟、酗酒、不良的生活习惯等有密切关系,或由于一些心理、社会因素等引起。但患者的不健康行为可以通过医护人员有效的健康指导而得到纠正;患者的许多心理问题,也可以通过有效的护患沟通而得到解决。也就是说,医护人员在这些方面是应该承担一定责任,并可以发挥主导作用。

4. 权益差异　要求获得安全而优良的健康服务,是患者的正当权益。但由于患者大多并非医护专业人员,缺乏医护专业知识,而且疾病缠身,失去或部分失去自身控制和自理能力,因而在大多数情况下,患者并不具备维护自己权益的知识和能力。也就是说,患者的许多权益不得不依靠医护人员来维护,这就使患者在护患关系中处于脆弱的依赖地位,而护理人员则处于比较权威的主导地位。这种情况往往助长了护理人员的优越感和支配感,在处理护患双方的权益争议时,往往会自觉或不自觉地倾向于照顾医护人员和医院的利益,较少考虑患者的权益,以致使护理服务简单化、省略化。在交往与沟通中,对患者表现出冷漠、生硬的态度,缺少关爱。有时甚至还会以服务的优劣作为"奖""惩"患者的手段,致使患者有意见也不敢提,被迫采取敢怒不敢言或逆来顺受的态度,因而加重心理负担,影响康复。患者的这种"无权"状态虽然很不正常,也不合理,但在功能制护理的体制下却普遍存在。许多有关患者健康问题的决策是在患者不参与、不知情的情况下做出的。一旦发生问题,护患纠纷将不可避免。

5. 理解分歧　理解分歧也是影响护患关系的一个因素。因为,当护患双方对于信息的理解不相一致的时候,要进行有效的沟通是困难的,而且这种理解分歧,最终将对护患关系造成损害。

例如,医护人员之间习惯于用专业术语进行沟通,但患者对这些专业术语是陌生的,很容易造成误解。一位被诊断为癌症的患者,听到医护人员说她会有一个"较好的预后",便忧心忡忡,焦虑不安,因为患者不理解"预后"是什么意思。

护士在与患者沟通时对这些术语如不加解释,便会妨碍患者对自己健康信息的了解,也会阻碍医护人员从患者那里得到应有的信息反馈,医护人员与患者的关系将受到损害。另外,护理人员的语言过于简单,表述不清,以及使用不同的方言土语,也会造成患者的误解。

三、护患标准化沟通与技巧

沟通是人与人之间运用语言或非语言符号系统进行信息交流的过程,是一个人获得他人思想、情感、见解、价值观的一种途径,也是人际交往的桥梁,通过这个桥梁,人们可以分享彼此的情感和知识,消除误会,增进了解,达成共同认识或共同协议。

(一)CICARE 标准化沟通模式

CICARE 标准化沟通模式是美国医疗机构的一种以流程为导向的沟通方式,指导护士利用治疗、护理的时间,通过循序渐进、环环相扣的 6 个步骤与患者沟通,加快护士的人文理论知识向实际应用的转化,是一种流程化护患沟通模式(图9-1)。

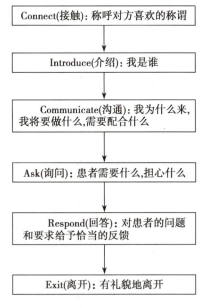

图 9-1　CICARE 标准化沟通模式

（二）影响护患有效沟通的因素

在护患沟通过程中，不当的沟通技巧会导致信息传递途径受阻，甚至产生信息被完全扭曲或沟通无效等现象，从而影响或破坏护患关系。影响有效沟通的因素有生理、情绪、认知、性格因素及环境因素（详见第七章介绍）。

（三）护患沟通技巧应用注意事项

沟通技巧在护理实践中应用非常广泛，在对患者的评估、健康教育、护理实施和评价等护理环节中都需要护士应用沟通技巧，因此护患沟通贯穿于护理工作的每个部分。在临床工作过程中，护理人员需注意从以下几个方面应用沟通技巧。

1. 设身处地为患者着想，理解患者的感受 生病及住院后的患者与家属面临巨大的压力，当患者病情比较严重时，患者会有一系列的心理及行为表现，如情绪易激动，常从医护人员的言语、行为及面部表情等方面来猜测自己的病情及预后。当患者哭泣时，不要急于制止，应让患者适当地发泄，可以轻轻地安抚，哭泣停止后，再鼓励患者说出哭泣的原因。

2. 尊重患者，维护患者的权力 在日常护理中，应该将患者看成一个具有完整生理、心理和社会需要的综合体。在与患者沟通的过程中，应注意维护其自尊和人格，平等地对待每一位患者。由于疾病的关系，可能会出现一系列的心理、生理反应，护理人员对患者说话时语气要温和、诚恳，使其正确的面对疾病，并尽量鼓励其说出自己的想法以及参与护理计划的制订。对患者提出的问题切忌使用审问的语气，避免不耐烦地打断患者或粗暴地训斥患者，尊重患者的知情权。

3. 及时了解患者的需要并及时给予帮助 在一般情况下，护患沟通传递了当时特定环境下的需要及信息，护理人员一定要对患者所反映的信息及时做出反应。护理人员在与患者的沟通中一定要认真仔细，根据他们的语言和非语言信息判断他们的需要，并及时给予帮助。这样不仅可以及时地处理患者的问题，满足其需要，而且能让患者感受到关心、温暖及重视，促进护患关系。

4. 及时向患者提供有关健康的信息，进行健康教育 护理人员应在护理实践中，随时随地利用各种机会，向患者提供健康信息及进行健康教育。如患者即将面临痛苦的检查和治疗，表现出焦虑和恐惧不安，护理人员应仔细观察患者的表现，及时给予指导、安慰，讲解注意事项。

5. 对患者所提供的信息保密 有时为了治疗及护理的需要，患者需要将某些个人隐私告诉护理人员，护理人员在任何条件下，都要保证对患者的隐私保密，某些特殊的情况下要将患者的隐私告知他人，必须征得患者同意。

与非治疗性沟通技术相比，护士应更多用治疗性沟通技术完成护理过程（表9-2、表9-3）。

表9-2 治疗性沟通技巧

技能	定义	治疗意义
倾听	积极接收信息过程，检验自己对信息接受情况的反应	护士关注患者的非语言沟通
保持沉默	参与者没有语言沟通的阶段	护士接纳患者的非语言沟通

笔记栏

续表

技能	定义	治疗意义
建立指导方针	有关具体沟通的角色、目的和局限性	帮助患者知道对他的期望是什么
开放式评语	要求患者决定沟通方向的大体评语	允许患者决定什么最有意义，并鼓励他坚持下去
减少距离	逐渐缩小患者与护士间的身体距离	护士想参与并了解患者的非语言沟通
承认	认可患者对反复沟通的贡献	证明这种关系中患者的重要性
重新陈述	对患者重述护士表达的主要想法或思想	要求护士信息解释的准确性
反应	返回到患者的想法，感觉问题和意愿的方向	试图给患者说明其想法、感觉和解释的重要性
试图澄清	为了理解接收到的消息要有额外的要求	证明护士想理解患者的沟通
试图验证同感	试图让双方都明白词语的指示意义和内涵意义	证明护士想理解患者的想法
关注	用提问的方式帮助患者发展或延伸想法	把谈话引入重要主题
汇总	描述沟通中主要谈论领域	帮助患者从不相关的材料中分离出来，回顾和结束沟通
计划	共同决定沟通的目标、方向等	反复强调在关系中患者的角色

表9-3　非治疗性沟通技巧

技能	定义	意义
倾听失败	没能接受患者想要表达的信息	把护士的需要放到患者之上
调查失败	描述模糊，回答不恰当，形式过场太多，没有分析患者的解释，导致数据收集不准确	构建了不恰当的决策数据库，导致缺少个性化的护理
鹦鹉学舌式的模仿	不断重复患者的语句	给人印象是"没在听"或"不胜任沟通"
评价性	赞同或不赞同描述	暗示护士有权形成依赖性关系
安慰	试图让词语发挥神奇的魔力	否定害怕感觉，不进行沟通
拒绝	拒绝同患者讨论题目	患者感觉到不仅沟通被拒绝，自己也被抛弃了
提出建议	向患者提出护士的想法	否定患者作为合作者的价值
辩护	消除消极反馈的影响，保护一些人和事	否定患者表达想法的权利
做千篇一律的反应	用老套、没有意义的词语表达	否定患者沟通的意义
改变话题	护士的沟通方向转向自我而不是患者关注的领域	从非语言沟通看，护士主宰讨论的决定权，可导致错过对患者很重要的话题
屈尊俯就	对患者显示出态度高傲的沟通类型	暗示护患关系不公平，护士处于优越地位

案例分析

患者王某,昨日晨起抽取空腹血液进行检查,今日发现抽血的手臂上出现了淤青,患者不断地埋怨,大发脾气,认为肯定是抽血的护士技术不佳造成的,此时作为责任护士该如何处理?

护士A:您手臂上出现的淤青与我们护士采血技术的好坏无关,责任都在您自己,是您没有按照正确的按压方法和按压时间所造成的,皮下出现淤青对您没什么影响。

护士B:王先生您好!您不用紧张,您抽血手臂出现的淤青,是由于抽血后压迫时间不够或者按压位置不准确,使得血液从血管内渗透,在皮下形成了紫色的淤血,不过您不必担心,一般3天左右可自行吸收。您在方便的情况下也可进行热敷,可以加速淤血部位的吸收,您若有什么需要,我们会及时为您解决。

分析:该案例中护士A在与生气、愤怒患者沟通的过程中,推卸责任,指责对方,会让患者更加生气;护士B用专业知识耐心解答患者的疑惑,用真诚与耐心换取患者的理解与配合,减少了护患矛盾。所以在沟通中我们应当注意:

1. 共情,理解患者的感受,优先考虑患者的治疗需求。

2. 和善而耐心地向患者解释,并合理地安排自己的工作时间和工作内容。

3. 用专业知识给予指导,赢得患者信任。

第二节　医护关系与沟通
——和为贵,守护健康的同盟军

医护关系是医生和护士这两种不同职业的人们在医疗活动中形成的相互关系,是护理人际关系中的重要组成部分。医生与护士的精诚合作,建立良好的医护关系既是医护人员医德修养和医德实践的具体体现,也是完成医疗护理活动,解除患者疾患,促进患者康复的重要保证。

一、医护关系特点与模式

(一)医护关系的特点

1. 目标一致的相互依赖性　医护人员共同的目标是解除由疾病引起的痛苦、照料和治愈疾病。因有共同的目标使得医护关系更进一步相互依赖,共同治愈疾苦。

2. 平等与不对称性　平等性是构筑医务人员和谐关系的前提。无论是医生还是护理人员,在人格尊严方面享有的权利和义务是平等的。但由于自身等方面原因,从事职业不同,医护人员在医学知识和能力上有不对称。

3. 协作性与同一性　协作性是医疗实践的客观要求,也是医学发展的必然结果。医护人员一切医疗活动,都以救死扶伤、防病治病、为人民健康服务为宗旨。

4. 竞争性　竞争性主要体现在医疗质量、护理质量、诊疗水平、科研成果和服务内容等各方面。

（二）医护关系的基本模式

医护关系的模式常见的有两种类型。

1. 主导-从属型　随着医学科学的发展和护理学科的进步,医生与护士的关系也在不断变化。但是长期以来,由于受传统医学模式影响,医疗护理活动都是以疾病为中心,在护理尚未形成独立的学科之前,护理工作只是医疗工作的附属,护士从属于医生,护士的工作是机械地执行医嘱,而不是对患者负责。这就制约了护士主观能动性的发挥,使医护关系成为支配与被支配的关系,形成主导-从属型医护关系模式。

2. 并列-互补型　随着生物医学模式向生物-心理-社会医学模式的转变,护理学也在不断发展,逐渐形成了自己独立的理论和实践体系,成为一门独立的学科。护理工作模式也由以疾病为中心的功能制护理向以人为中心的整体护理转变,护士角色从单一的照顾者角色向多功能角色转变。医生与护士的关系不再是支配与被支配的关系,而是既相对独立、不可替代,又紧密联系、缺一不可的并列合作关系。两者相互依存、相互促进、互为补充、共同协作,由此形成了并列-互补型医护关系模式。

二、影响医护关系的因素

医生职业和护士职业是两个各有特点的独立职业,在护士与医生的沟通交往中,会因一些特殊因素而产生矛盾冲突,从而影响医护之间的关系。影响医护关系的因素主要有以下几个方面。

（一）角色心理差位

心理方位是指人际交往中双方在互动时,心理上的主导性和权威性的程度,它是衡量人际心理关系最基本的指标,包括心理差位关系和心理等位关系两种情况。心理差位是指人际交往时,双方在心理上分别处于不平等的上位和下位关系中,如主顾关系、父子关系、师徒关系等;心理等位是指人际交往时,彼此之间没有心理上的主从之分,而是处于同等位置,如朋友关系、同学关系、同事关系等。医护双方各有自己的专业技术领域和业务优势,在为患者提供健康服务的过程中,医护之间只是职责分工不同,没有高低贵贱之分,更没有孰重孰轻之别,双方是一种合作伙伴关系。因此,医护关系是一种平等的同事间的关系,即心理等位关系。

但是,长期以来,医护关系模式一直是主导-从属型关系,在这种关系模式下,护士容易形成对医生的依赖、服从心理,在医生面前感到自卑,觉得自己比医生低一等,认为不折不扣地执行医嘱就是一个好护士,结果表现为护士只会机械被动地执行医嘱,而不能独立、主动地为患者解决问题。而近年来又出现了与此相反的情况,随着护理学科和护理教育的发展进步,一批批高学历的护士走上了临床护理岗位,其中有少数人过分强调护理专业的独立性和自主性,不能很好地配合医生的工作;另外,也有少数年资较高、临床经验丰富的护士,特别是专科护士,在对本专科的病情观察及抢救治疗方面,可能比低年资的医生更熟悉,因此表现出不尊重甚至挑剔指责医生的情况。上述这些情况都不能形成医护之间正常的互动关系。

（二）角色压力过重

在为患者提供健康服务的过程中,护士与医生均有自己独立的角色功能,并在各自的工作范围内承担责任。如果分工合理,各自的角色负担比较适当均衡,相互关系比较容易协调,矛盾冲突也较少发生。但实际上,许多医院医护比例严重失调,医生满员或超编,护士却缺编严重;或者是岗位设置不合理,忙闲不均;或者护理岗位多数为"聘用制",而医疗岗位均为"正式工"。这些现象都会造成某些护士心理失衡和角色压力过重,影响相互关系。随着社会不断进步和医疗体制改革,患者对于医疗护理质量的要求越来越高,他们的经济意识、法律意识及自我保护意识也在不断增强,这些变化均使护理人员感觉到了更大的压力和挑战。由于过重的角色压力,护士常常变得脆弱、易怒和紧张不安,即使为一些小事,也可能产生争执和矛盾,导致医护之间关系紧张。而且护士的工作十分琐碎繁杂,护士与患者的接触也最频繁、最密切,稍有不慎,就有可能引起患者及家属的不满,因此护士承受了更重的角色压力,不得不全神贯注地投入工作,没有多余的时间和精力与医生进行交流沟通,使医护关系得不到健康发展。

（三）角色理解欠缺

医疗和护理是两个不同的专业,有各自不同的学科体系,其教学一般是在相对独立的情况下进行的,双方对于对方的专业缺乏必要的了解,从而影响医护之间的合作关系。特别是在专业发展和变革迅速的情况下,更容易造成不同专业之间的理解欠缺。

在医院的日常工作中,医护之间常常相互埋怨或指责,例如护士埋怨医生开医嘱无计划或物品用后不清理;医生则埋怨护士未能按时为患者完成治疗,或治疗不到位、观察病情不仔细等。这些现象虽然有其客观因素,但主要原因是双方缺乏交流沟通而造成误解,这种情况若持续存在,也会破坏医护之间的合作关系。

（四）角色权利争议

医生和护士按照各自在自己的职责范围内承担责任,同时也享受着应有的自主权。但是在某些情况下,他们常常会觉得自己的自主权受到侵犯,而引发医护之间的矛盾冲突。例如当护士对医生所下医嘱有不同看法时,便可能产生自主权争议。医生认为开医嘱是医生的事,医生会对此负责,不需要护士的干预;护士则认为自己有权利对不妥当的医嘱提出意见,这也是护士的职责,医生应该接受意见。当护士与医生对同一患者的病情评估不一致时,或有经验的护士对低年资医生处理患者的方法有异议时,都有可能产生自主权争议。当医护双方发生自主权争议而引起矛盾冲突时,特别需要双方心平气和地通过平等交流来取得一致,否则将影响医护关系的正常发展。

三、医护标准化沟通与技巧

良好的医护关系提高医疗护理工作质量的重要因素之一。医疗过程是医护间不断交流信息的过程,是治疗信息的传递和反馈不断循环的过程。在信息交流中任何一个环节的信息阻塞,都会影响整个医疗过程的顺利进行。因此,建立新型的医护关系,不仅有利于医护人员的身心健康,而且可以促进医护关系的健康发展。

（一）SBAR 沟通模式

1. 定义　SBAR 沟通模式是一种以证据为基础的标准化沟通方式(图 9-2),可提供充足、清晰、准确的信息,使沟通变得有章可循,有效保障患者的生命安全,充分体现"以人为本"的优质护理内涵。

2. SBAR 标准化沟通的益处

（1）有助于减少不良的医护沟通,提高医生对护士专业的认可度。

（2）有助于提高护士专业素质及批判性思维能力,为新护士培训提供了新的培养模式。

（3）有助于提高患者满意度,确保患者得到安全的医疗服务。

（二）影响医护有效沟通的因素

医护沟通是一种以开放、积极的方式通过一系列普通的符号、行为、语言、文字,为了积

笔记栏

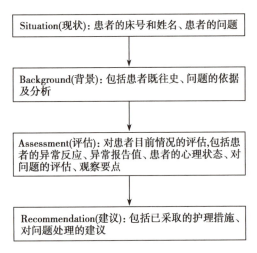

Situation(现状)：患者的床号和姓名、患者的问题

Background(背景)：包括患者既往史、问题的依据及分析

Assessment(评估)：对患者目前情况的评估,包括患者的异常反应、异常报告值、患者的心理状态、对问题的评估、观察要点

Recommendation(建议)：包括已采取的护理措施、对问题处理的建议

图9-2　SBAR 沟通模式

极的健康结果而传播正确的、可理解的、一致的、平衡的、可重复信息的能力。影响医护有效沟通主要有以下几方面因素：

1. 个人因素　有效的沟通应当将患者病情的轻重缓急、相关信息等及时准确地传递给对方。文化背景差异、个人资历、经验及知识储备是阻碍医护沟通的重要因素,因此,良好的医护沟通必须提高沟通双方的个人文化素养。

2. 沟通条件限制　受沟通时间和环境的影响,一定程度上限制了医护间沟通信息的传达,无法保障信息传递的及时和有效性。医护沟通的方法呈现多样化,主要方式有电子病历、电话、口头、面对面交流。由于护理人员的工作任务重、时间紧,信息更新常常相对滞后,有时医生更改医嘱后未及时与护理人员沟通,导致信息接收受阻。

3. 信息掌握不全　近年来,我国大多数护士向医生汇报病情时,通常只陈述表面问题,缺乏对问题的深入分析和思考,不能将所有相关信息准确地报告给医生。面对信息缺乏的沟通,医生没有重视或者缺乏回应,难以避免地引起护士的情绪变化,多数护士还会产生缺少认同感的心理体验。

4. 双方沟通态度　医护人员的情绪、任何态度的外在表现,如不耐烦、不满均会不利于沟通的顺利进行。相反,积极的态度,如耐心、尊重、倾听都是沟通必不可少的前提条件。有效沟通包括四要素:及时性、开放性、理解性、准确性,但无论哪个要素都离不开良好的态度支持。

5. 医疗系统背景　传统的医疗模式下,医生处在占主导地位,护士则处于不太知名的位置或屈从的角色。这种模式下,有些医生表示他们不愿意分享自己的权威和决策权,会对护士提意见表示不满。

（三）医护沟通的技巧

1. 相互信任,平等合作　医生和护士在医院为患者服务时,只有分工不同,没有高低之分。医生的正确诊断与护士的优质护理相配合,是取得最佳医疗效果的保障。医护双方的关系是相互信任、相互支持,不是发号施令与机械执行的关系,并充分认识双方的独立性和重要性,真诚支持对方工作。护士与患者接触机会多,要通过观察和了解患者的情况,主动向医师介绍护理专业的特点和进展,如系统化整体护理的特点与进展、护理病历的书写规范等,及时对诊治工作提出合理的建议,医生要理解护理人员的辛勤劳动,尊重护理人员,重视护理人员提供的患者情况,及时调整治疗方案。医护之间始终保持平等合作的良好关系,可以使患者对医疗护理工作充满信心。

2. 相互尊重,理解支持　医护关系是双向的,所以医护之间的尊重也是双向的,应该互相尊重,不要互相贬低对方。如住院医师和责任护士共同负责一个病房,此病房的患者便是医师和护士共同的服务对象,他们共同为患者实施诊断、治疗与护理。近年来,随着生物-心理-社会医学模式的转变和整体护理的实施,护理人员在执行医嘱的同时,要根据患者病情,制订出护理诊断、护理计划,并撰写护理病历,整个护理工作过程是独立的,具有专业性,是医师无法替代的。医护双方在相互尊重的基础上,相互学习,明确各自的职责、权利和义务对营造和谐的健康氛围具有重要意义。

3. 相互交流,提供信息 医护之间的团结协作是医疗工作顺利进行的基础,由于疾病的类型不同,患者的心理、社会状况不同,治疗手段和救治的缓急程度也必然不同。因此,医生和护士应在医疗过程中不断调整关系,以适应治疗过程的多样性,如在抢救患者时,医生和护士必须相互配合,行动准确、迅速,对有思想顾虑的患者进行解释、安慰。医护双方要注意讲话的方式与场合,不要在患者及其家属面前发生争执,更不要贬低对方,以免引起不必要的纠纷。

4. 相互监督,协作互补 在进行医疗护理的过程中,医生和护理人员要相互监督,防止出现任何侵犯患者健康利益的医疗护理行为。当医护之间出现协调配合欠妥时,要主动谅解对方,分析并理解对方的医疗或护理用意,善意地提出合理的建议。一般情况下,执行医嘱是护士的基本职责之一。执行医嘱时,护士要注意医嘱的正确性与合理性,对于医嘱中出现的"笔误"或其他不妥之处要勇于提出,及时查缺补漏,保证医疗的安全性,不能盲目地执行医嘱,对不理解的问题要虚心地询问医师。

案例分析

常见的汇报方式:

护士:"李医生,您好,我是病房护士刘丽。3 床患者突发寒战,您能回来看一下吗?"

医生:"我正在外面会诊,患者情况怎么样? 测体温了吗?"

护士:"测了,现在体温不高,36.9℃。"

医生:"先给患者保暖,观察一下。"

护士:"还是麻烦您回来一下吧,患者现在心率 150 次/min,家属非常着急。"

医生:"心率确实挺快,患者原来有心脏病吗?"

护士:"我没问,要不我去问问再告诉你?"

医生:"算了,我一会儿回去看看吧。"

正确的 SBAR 沟通方式:

S:护士:李医生,您好,我是病房护士刘丽。3 床患者×××,肾周脓肿,突发寒战,您能回来看一下吗?

医生:患者什么情况?

B:护士:患者既往糖尿病、高血压、肺部感染、有房颤病史。

A:护士:现在神志清楚,T:36.9℃,P:150 次/min,R:30 次/min,血压:159/95mmHg,寒战,左侧放置肾周脓肿引流管,24 小时引流量约 100ml。患者自述胸闷,憋喘。

R:护士:我认为患者可能是体温上升期,已经给予保暖,患者有房颤病史,您看先吸氧、心电监护,行吗?

第三节 护际关系与沟通

——共享智慧,抱团成长

护际关系即护士与护士之间的关系。在护理人际交往中,由于护士的年龄、学历、知识水平、工作经验及职责分工不同,常常会产生不同的心理,从而发生矛盾冲突。为了避免这些情况的出现,有必要了解护士的交往心理、矛盾的处理方法。

一、护士间交往心理与矛盾

（一）护士与护士长的交往与矛盾

护士长与护士交往时,希望护士有较强的工作能力,能服从管理,积极主动配合工作,按要求完成各项护理工作任务,并妥善安排好自己的学习、生活及家庭,以便全身心地投入工作;护士则希望护士长业务上过硬,能指导和帮助下属,具有较强的管理能力,能以身作则,严格要求自己,关心下属,一视同仁。

在工作中,护士长与护士之间有时会出现一些矛盾,如有的护士不体谅护士长的工作难处,服从意识差,过分强调个人的困难,较少考虑科室的工作,只要求护士长照顾自己,不愿意为科室做奉献;也有少数护士长对工作能力强的护士偏爱亲近,对工作能力差的护士一味批评指责,嫌弃或不尊重年龄较大的护士,或只关心工作,不关心护士的需求等,这些都可能成为护士长与护士之间的人际冲突。

（二）护士与实习护生的交往与矛盾

实习护生是正在进行临床实习的护理专业学生。护士与实习护生之间既是师徒关系,又是同行关系。带教老师希望实习护生工作主动,聪明勤快,虚心好学,多问多做,尽快掌握护理操作技术,尊重带教老师;实习护生则希望带教老师医德高尚,业务熟练,知识丰富,待人热情,带教耐心。

护士与实习护生之间的交往一般较好,但有时也会出现一些矛盾。带教护士往往喜欢勤快、反应灵敏的学生,而对一些接受能力较差、缺乏灵性或懒散的学生态度冷淡、不耐心,批评指责较多,操作也不放手,不仅使他们失去了学习兴趣和信心,师生之间也会因此产生矛盾冲突。有的实习护生,尤其是一些学历层次较高的实习护生,自认为有能力,傲慢、不虚心,不尊重带教老师,不懂装懂,结果护理出现差错事故,出现带教老师不愿意带学生的心理状况,学生也不能顺利完成实习任务。

（三）不同学历护士之间的交往与矛盾

随着高等护理教育的发展,越来越多具有本科以上学历的护士走上临床护理岗位。少数高学历护士以自己学历高、理论基础扎实自居,不愿意从事基础护理工作,也不愿意向临床经验丰富的低学历护士学习;而一些学历不高的护士,对那些只注重理论知识,不注重临床实践的高学历护士心存芥蒂,从而导致交往矛盾。

（四）新、老护士之间的交往与矛盾

新、老护士之间由于工作经历、学历等不尽相同,在交往过程中容易产生矛盾。年长的护士经过多年的护理实践,积累了丰富的临床经验,工作稳重,而且大多热爱护理工作,专业思想稳定,有敬业精神,责任心强,关心年轻护士的成长,对他们要求严格,希望他们能尽快掌握护理专业知识和技能,对少数年轻护士不热爱护理专业、没有敬业精神、不安心工作、工作敷衍了事、拈轻怕重等现象,看不惯,喜欢管;年轻护士则可能认为年长的护士观念落后,做事过于古板、爱管闲事、爱唠叨等,从而造成了新、老护士之间的交往矛盾。

二、护际沟通技巧

护际关系是反映护士素质及护理工作状态的重要标志。护际之间的沟通应以理解、尊重、友爱协作为基础,创造民主和谐,团结协作的良好氛围。

（一）相互理解，建立和谐的人际关系

护际关系是以相互理解，相互尊重，相互帮助为基本前提的。作为护士长，既是护理管理的组织者和指挥者，也是护理人际关系的协调者，是护际关系沟通的核心和关键。护士长首先要以身作则，严于律己，处事公平，平等待人；要了解每个护士，知人善用，充分信任他们；还要了解护士的需求，尽可能提供帮助和指导，做到以情感人，以理服人，而不以权压人；要通过自己的品德、知识、才能和情感等非权力性因素感染每一位护士。作为护士，要理解护士长的工作难处和艰辛，尊重领导，服从管理，明确自己的工作目标是帮助患者恢复健康，而不是为某个人工作。

护士之间要互帮互助，互尊互学，形成比、学、赶、帮的良好氛围；年轻护士要多讲奉献、比成绩，而不能只讲享受、比得到的好处，要虚心向年长的护士请教；年长的护士要对年轻的护士耐心传、帮、带，帮助年轻的护士在专业上尽快成长；护士与实习护生之间也应互帮互学，教学相长，实习护生要谦虚、勤奋、好学，带教老师要热情耐心，多指导、多鼓励、少指责，以免打击护生的学习兴趣和学习热情。通过护理人员之间的相互理解，从而建立和谐的人际关系。

此外还可以通过不同形式的集体活动，如组织外出游玩、联谊会、家庭聚会等非正式交流沟通形式，加强沟通的深度和理解的程度，使整个护理群体更具有凝聚力和向心力。

（二）相互支持，建立团结协作的工作关系

护理工作繁重琐碎，中间环节多且连贯性强。一系列护理任务的完成，不仅有赖于护士个人良好的综合素质，而且需要各级各类护士之间团结协作和整体机制的协调运转。各级各类护士虽然有分工，各司其职，但每个护士的工作都离不开其他护士的支持与配合。因此，护士应有主动协作精神，当其他岗位的护士工作任务重或工作遇到困难时，应主动帮助，不能认为不属于自己的分工范围而袖手旁观。各班护士都要多替别人着想，在完成好本班工作任务的同时，为下一个班的工作做好充分的准备，不能将本班的工作或难以解决的问题有意留给下一班的护士；下一班的护士也不要故意挑剔或指责上一班护士的工作，对于上一班实在难以解决的问题要积极帮助其解决。年轻护士要尊重年长的护士，主动承担较重的工作任务，适当减轻年长护士的工作负担；年长护士要关心、帮助、支持年轻护士和实习护生；所有的护士都要尊重护士长，支持护士长的工作。各级各类护士相互支持，相互配合，建立团结协作的工作关系。

如何对待和处理护理工作中的差错问题，通常是护理人际关系的一个缩影。一个识大体、顾大局，道德修养好的护士，应该敢于主动承担责任，绝不能把工作中的过错推给别人，更不能嫁祸于人，或在患者面前议论其他医护人员的过错和缺点。在分析和讨论过错责任时，应采取客观公正的态度，对事不对人，做出理智的评判，要避免使用偏离事实的过激言辞攻击当事人。对过错当事人应表示同情和理解，帮助其吸取教训，改进工作，这样才能维持一种团结协作的群体氛围。

第四节　护士与其他健康工作者之间的沟通
——做善于沟通的职业代言人

护理人员在工作中，除了护患、医护、护际之间的沟通以外，还需要与其他健康工作者进行沟通。

一、与医技人员的沟通

由于医技辅助科室所包含的专业类别与护理专业的区别较大,独立性强,护理人员和医技辅助科室人员对彼此的工作内容和特点并不熟知,容易造成工作中不能互相支持和配合。在工作中一旦出现问题,易出现相互推诿和互相埋怨的现象。如检验人员埋怨护士采集标本的方法不正确或计量不正确,护士则埋怨检验报告发送不及时;B 超操作技师埋怨护士对患者的检查准备不充分,影响检查效果,护士则埋怨 B 超室人员不好沟通,不能按时为患者做检查。

因此在与医技人员沟通时首先要互相理解和尊重,主动承担相应的责任,不要只顾埋怨,而应主动沟通并提出自己的意见和看法,并帮助做好善后工作,消除或减少不良影响。在与检验人员沟通时,要掌握标本采集的标准方法和要求,并及时、准确送检;与影像人员沟通时,严格按照影像检查前的要求进行准备,及时接送患者;与药剂人员沟通时,按照药品管理规定,有计划、及时地做好药品的领取和发放工作。

二、与后勤人员的沟通

医院后勤服务工作是医院各项工作正常运行的基础和保障。护理人员在临床第一线开展工作,与医院后勤部门工作人员之间的沟通随时随处都有。在与后勤人员的沟通中一定要做到以"服务患者"为共同的中心,进行有效沟通、实效沟通。并能够理解、体谅后勤人员的劳动,爱护院内设施,以减少后勤人员不必要的工作量。

三、与社区护士的沟通

社区护理随着我国社区卫生服务的深入发展和需要得到了不断发展。社区护理的开展,一方面将护理场所由医疗机构向社区延伸,另一方面将护理范围由患者扩展到高危人群和健康人群。

区域医疗机构与社区卫生服务中心之间既存在业务指导的关系,更重要的是双向转诊的联系通道,使双方的患者可以互相转入转出,这就需要医疗机构的专科护士与社区卫生服务中心的社区护士之间保持密切的联系与经常的沟通。在接收由社区转入的患者时,专科护士应仔细向社区护士了解患者的相关情况。当患者转诊问题解决后,专科护士应将患者完整的回诊资料转回给社区护士,必要时辅以口头的交流,使社区护士能及时、准确地了解情况,以便更好地指导患者进行继续治疗或康复。

四、与媒体的沟通

近年来,随着我国经济社会的发展和医疗卫生体制改革的不断深入,医患矛盾和医患纠纷呈现出明显上升态势,医疗卫生领域的各类负面事件不断被媒体曝光。与此同时,伴随各类新兴媒体的迅速发展和媒介融合的推进,媒体的影响力不断提升,媒体报道对于医院形象乃至医患关系都发挥着至关重要的作用。在此背景下,如何定位及处理与媒体的关系,已成为医院和医务工作者必须面对的问题。

(一)正确认识与媒体的关系

我们正处于媒介化时代,医院内的活动都处于各种媒介所构建的媒介环境之下。只有正确认识与媒体的关系,才能在实践中与媒体形成良好合作关系,让媒体成为医院开展宣传和舆论引导的"合作者",而非对立或对抗关系。虽然医院和媒体的目标不总是一致,我们应学会从中找到合作的切入点或者共同利益,及时掌握信息需求,找准应对关键点。

（二）媒体的应对

在医患纠纷和突发事件发生的时候,及时、准确、有效地应对媒体,对于事件的走向起着重要作用。日常积极参加医院组织的媒体应对培训教育,学习相关政策法规,熟悉医院危机应对流程。在遇到突发重大医患纠纷时,要在第一时间及时逐级上报医院主管部门,保证信息渠道的畅通。在正式接受媒体采访之前,要先与医院相关主管部门或对外媒体应对部门取得联系,不随便发表个人观点。在面对媒体时,要尽量与媒体配合,提供报道条件,要做到尊重、客观、准确,以保证媒体可以在充分了解事实的情况下进行报道。如果不知道或不能做到的事情,要做好解释工作,态度积极、坦诚。积极配合医院与媒体合作开展的医院新动态、新发展等对外报道或讲座,帮助医院树立良好的社会形象,缓解医患关系,增加医院的信誉度。

五、与外籍同行的沟通

随着与国际社会的合作与交流越来越多,护理人员与外籍同行的交流机会也呈增加趋势。在与外籍同行合作交流的过程中,要热情、友好,但应注意做到有礼有节、不卑不亢。同时,应学习一些必要的文化背景知识,尊重他国的风俗习惯。虽然说入乡随俗,外国人到了中国应该遵从中国的主流文化,但是我们也应该对对方一些基本的禁忌有所了解。比如初次见面不要过问属于隐私性的问题等,这样在交谈中才不至于出现尴尬的局面。

第五节　特殊情境中的沟通
——世界因关怀而温暖

医院中有许多特殊的环境,其工作性质和内容具有与众不同的特点。处在这些环境中的护士面对的是较为特殊的人群,他们的心理状态、疾病状况、服务需求、服务内容与其他科室有较大的差异。因此,护士必须根据不同服务对象的特殊情况,运用不同的沟通策略,准确、有效地进行护患沟通。

一、与不同在院阶段患者及家属的沟通

（一）入院

新入院的患者对所患疾病认识不清,对环境陌生,对检查、治疗手段不了解,因而表现为紧张、恐惧、焦虑等反应;有些患者存在不信任医务人员等心理反应。他们希望接待自己的护士热情、大方、工作经验丰富;希望自己的主管医生医术高超,在最短的时间内、用最少的医疗费用把疾病治好;希望病区环境好,居住舒适;希望医务人员重视自己,并渴望了解住院后需要注意的一些事项及疾病的相关知识。对新入院患者进行入院沟通,可使患者在感知上形成一个较具体的第一印象,护士应面带微笑、语气温和地向患者做自我介绍,缓解患者的心理压力,为护患关系进入良性循环奠定良好的基础。良好的入院介绍可以充分调动患者主观能动性,使其在整个住院期间身心处于接受治疗护理的最佳状态,以利于早日康复。

1. 要选择适当的时机　对新入院而安静合作的患者和家属,护士应给予热情的迎接,如神态自然、亲切地道一声"您好",送上一杯水、一条毛巾,递上一份科室简介或入院须知

等,使患者感到被重视,有一种回家的感觉。护送患者至病床,在安排好床位后主动向患者及家属介绍病区环境,认真地宣传病房制度和住院要求等情况。对急诊入院、病情较重的患者则需要在实施必要的护理措施和治疗后再进行宣传介绍。因为急诊入院多为病情较危重者,护士给予及时处理,如立即给氧、建立静脉通道、准备抢救器材和用品等。患者和家属看到这样迅速、准确而又有条不紊工作的护士,就会消除紧张情绪,对护士产生信赖和尊敬,以后再进行情况介绍,可得到事半功倍的效果。

2. 内容应全面

(1) 向患者和家属介绍在院期间的注意事项,如钱物的保管、食物的订送方法、电话的使用、病区水电和空调的应用等。

(2) 向患者和家属介绍病区的医疗设施、医护人员的情况如主管医生的姓名、科室和医院的一些规章制度。

(3) 耐心解答患者和家属的询问。

3. 具有针对性和灵活性　在宣传住院规则、卫生常识这一过程中,责任护士要注意社会心理因素对患者的影响。当一个新患者来到病室后,责任护士应对他们的病情性质、精神状况、思想文化修养、社交能力进行全面分析,机动灵活地改变介绍方式和内容。与来自农村的患者及其家属交流,语言应通俗易懂;而对于知识分子,简要说明即可。例如,在描述发热时,对文化层次高的患者可以说发热,而对于一些不能理解的文化层次较低的患者则应称发烧。

4. 注重语言艺术　责任护士在入院宣传中要注重语言艺术,用平易近人的语气、语调,提供支持性语言,表示对患者最大限度的理解,使患者在良好的交谈气氛中表达自己的思想情感。要根据患者的年龄、资历、个性、心理特征,调节自己的说话方式和语气。对性格急躁的患者要开门见山,对慢性子的患者要缓慢讲述;对老年人要表示尊敬,对年轻人要进行耐心疏导,切忌说教式的宣传介绍,易致其反感。例如,做自我介绍时,对于脾气急躁的患者可以说:"您好,我叫某某,是您的责任护士,有事情可以随时找我,我会为您提供帮助。"语调应简洁、干练;对于慢性子的患者则应语调柔和,语速放慢,让患者有充分的反应时间;对老年人应选择合适的称呼,不能直呼其名,言语恭谦,语调放慢;对待年轻人则避免说"你该做什么,不该做什么",应告诉其为什么要这么做,这样做的好处是什么,引导患者自发地、积极地配合治疗。

(二) 治疗阶段

治疗阶段是指度过住院适应期至出院之前患者在医院内接受治疗和护理的时期。患者希望医护人员热情、大方,工作经验丰富、技术好,对待自己亲切;希望医护人员重视自己,多给予关心和尊重;希望能更多地了解治疗方案及疾病的相关知识;希望自己的治疗方案都能有效,没有或很少有不良反应,能将治疗所引起的身体不适降到最低程度;希望疾病早日康复。这一时期应根据患者病情转归及个体的差异性、治疗时间长短、治疗效果,做好有效的沟通。

1. 与治疗效果满意的患者沟通　患者一般会主动配合治疗和护理,对生活乐观,对疾病的康复充满信心。与这类患者沟通时注意尊重患者的人格,重视、理解患者,给予适当的关心。经常询问患者的感觉,对患者的配合予以鼓励,以获得最佳治疗效果。认真、负责地给予治疗,使患者产生信任和安全感。

2. 与治疗效果不满意的患者沟通　治疗效果不满意,使患者身心都遭受折磨,对医护人员的信任度降低,抵触心理增强,对治疗和护理不配合。与这类患者沟通前要调整好自己的心态,首先要倾听患者的倾诉,甚至是谩骂,站在患者的角度给予理解和同情,取得患者的

笔记栏

信任,寻找治疗效果不满意的原因及对策。待患者发泄完毕,再用亲切的语言、谦虚的态度,耐心地对患者疑惑或不理解的地方给予解释,言辞恳切,具有说服力,使患者理解、满意。在生活上多给予患者关心,让患者真正感动。

3. 在实施治疗与护理措施中应注意

(1)治疗前做好解释和说明:如实向患者或家属介绍将要进行的治疗或护理措施的作用及可能出现的治疗效果和并发症。了解患者的心理反应,发现问题及时给予解释。

(2)治疗中认真操作与适时的关怀:因为有的治疗和护理措施会给患者带来痛苦,患者会存在一定的恐惧心理,担心疼痛、不良反应及医院内感染。此时护士应主动与患者交流沟通,适时地安慰、鼓励和解释,并可做到注意力的转移引导,以消除患者对疼痛的惧怕心理,使治疗顺利进行。有的患者在治疗或护理后有疲惫或不适感,护士应给予安慰或陪伴,使患者能充分地放松休息。

4. 与患者家属的有效沟通

(1)解决好陪护与病室管理的冲突:患者家属出于对患者的关心和不放心,常常会要求留在医院陪护,而医院管理制度中对家属陪护有着明确的规定和限制,护士在病房的管理过程中应耐心地解释、合理疏导,并主动为患者和家属提供帮助,让家属放心。

(2)解决好家属经常探视和询问与护理工作繁忙的冲突:出于对患者的关心,家属会经常来探视并向护士询问和患者疾病有关的问题。但过于频繁的探视和询问,会影响患者的休息和正常的诊疗工作,护士应和家属沟通适当控制探视的次数和人数,强调探视时间;对于家属提出的问题应耐心地解释,并适时地进行家庭健康教育。

(3)通过沟通收集和甄别有效信息:护士通过与患者家属的沟通可以对从患者处收集的信息进行补充,并可证实之前收集到信息的准确性。以此证实所发出的信息是否被患者全面、准确地接受了;还可评估护理方案的实施效果及为补充修改护理计划提供依据。

(4)与患者家属分享并建立信任:通过和患者家属一起商讨与患者护理工作相关的问题,与家属分享信息,分享思想和情感,建立一个相互信任、开放性的人际关系,为护理工作的实施奠定良好的人际工作环境。

(三)出院阶段

经过一段时间的住院治疗,大部分患者出院时心里非常高兴,对出院充满期待,希望出院办理手续迅速、顺利;疗效欠佳的患者则担心自己的病情及继续治疗,心情沉重。与出院患者的沟通必须在了解其出院原因的基础上才能顺利进行。

1. 与病情好转的患者沟通　患者病情有所好转但是没有痊愈,此时患者想知道下一步的病情转归及治疗方法。护士应告诉患者出院后的注意事项、继续治疗的方法、病情变化的观察,并指导家属如何配合出院后治疗和护理,给予患者康复的信心。

2. 与治疗无效的患者沟通　治疗无效或者病情有所加重的患者一般心情沮丧,对疾病康复没有信心,对生活失去信心和勇气,对继续治疗和医院有抵触情绪。护士沟通时应注意倾听患者的心声,对疾病的治疗和转归给予充分的解释,取得患者的谅解,消除患者对医院和继续治疗的抵触情绪。根据疾病情况给予一些专业性指导,给予患者治愈的希望。

3. 与特殊情况必须出院的患者沟通　患者因为特殊情况,如费用问题、家庭内部问题,或疾病本身的原因等情况要出院。此时患者及其家属的心情极其复杂,护士应给予足够的同情和尊重,与患者沟通时态度温和,同时给予患者信心和勇气。

4. 沟通中的注意点　选择合适的时间进行出院告知,最好是在出院前2日,以给予患者足够的准备时间。大部分痊愈出院的患者最关心的是出院后要注意些什么、能否工作、如何锻炼、饮食上要注意什么、怎么服用药物等。出院宣教重点应包括的内容：

（1）如何办理出院手续、接送的安排。

（2）营养与饮食的调配。

（3）活动与休息的要求。

（4）锻炼的方法及程度。

（5）出院带药的服用方法、量、注意事项及不良反应的观察。

（6）复诊时间。

护士应协助患者办理出院的相关事宜，如收拾衣物、结账、领取出院带药，护送患者出院。要真诚地嘱咐患者"记得按时吃药，定期来复查，如果有不适的话就随时来电话咨询"等。

有些患者出院时并不一定是所有问题都已经解决。如手术后患者出院时可能留有这样的几个问题：手术切口是否还要换药，多少天换一次药；出院时有的引流管尚未拔除，那么何时拔除，出现异常情况怎么办；肿瘤患者出院后多长时间复查一次等。护士应将所需注意的事项详细说明，必要时可留下联系方式，以便患者出现问题时能及时得到帮助。

案例分析

　　脓胸好转的患者王先生要出院了，但是他的心情并不好，在住院期间医患关系也并不融洽，经常对医护人员乱发脾气。今天的责任护士是小李，她调整好心态，微笑着走进病房。

　　李护士："王先生，今天您就可以出院了，可以回到自己的家了，恭喜您啊，回去的东西都收拾好了吗？"

　　王先生（悻悻地）："都收拾好了，办好手续我就要回家了。只是不知道这个病什么时候才能完全好，这样子回去了又能怎么样？"

　　李护士（用理解的目光看着患者）："嗯，这个情况我们都知道，脓胸的治疗过程是要稍微长一点，回家后您要坚持治疗。但是，您要想想这个疾病毕竟是可以治愈的，比起那些既花钱又治不好的疾病还是要好很多。既然已经患病了，我们要理智地接受和对待，怎么样都要面对，积极的心态有利于治疗，恢复也就快些。"

　　王先生（面色稍稍缓和）："嗯，我记得了。护士，非常感谢你们的关心和照顾。我这段时间心情不是很好，如果有得罪的地方请多包涵。出院后，我一定积极的治疗，有什么情况都会及时向你们汇报的。"

　　李护士（呵呵地笑）："好的，我们等待您的好消息哦。"

　　王先生："一定！"

　　李护士（关切地）："看您的东西比较多，我送您出院吧！"

　　王先生（惊喜地）："东西是多些，你能帮我，那就太谢谢了。"

　　分析：案例中患者在院期间的短期治疗效果并不明显，护士首先帮助患者接受这种疾病治疗时间比较长的现实，再给予患者一些希望及专业性指导，让患者能带着希望出院，积极面对今后的治疗，感受到医务人员亲切的关怀，拉近了距离。

笔记栏

二、在特殊环境中的沟通

（一）急诊

当进入急诊室时,重症患者或其家属会表现出极度紧张、高度恐惧,有的患者由于病情紧急、危重,常会产生濒死感。因而他们会把生的希望全部寄托在医护人员身上。他们对护士在抢救时是否表情镇静、动作敏捷、处置迅速都非常关注。护士稳定的情绪、果断的处理、不失礼节的语言、娴熟的抢救技术会给患者及家属带来信念上的支持。

1. 服务主动及时　时间就是生命,护士应分秒必争地投入医疗救治,因情况紧急来不及付费者,要实行救治在先的原则。在沟通时,护士要注意语言与行为的统一,不要总是提问而不采取急救措施,或只顾抢救而不进行沟通。

2. 注重人文关怀　急诊护士与患者接触时间短,接待患者及家属要热情真诚、态度和蔼。获得他们的信任。根据患者的情况进行沟通,尽量使患者能理解,交谈时应注意语音和语速,避免患者产生没听清楚或态度生硬的感觉。对于重症患者,要善于使用非语言沟通技巧,运用亲切的目光、良好的言行举止来缓和患者因紧张造成的恐惧心理,使患者积极配合治疗。在患者不断呻吟或大声喊叫时,不要呵斥或表现不满,应给予必要的安慰。在与家属沟通时,对不配合者,要耐心劝说;对言辞过激者,要冷静对待。在不影响抢救的情况下,尽可能让家属陪伴,以解除患者的孤独感和无助感。

3. 临场处置有序　在正确执行保护性医疗制度的同时,还应该根据患者的个体心理差异,选择性地将病情告诉患者或家属,以稳定患者的情绪,为患者创造有利于抢救和治疗的最佳心理状态。要理解患者的焦急心情,以理智的态度抑制非理性的冲动,如出现矛盾应有理、有节、有情地处理,保证救治工作的顺利进行。

（1）意外伤害的患者:表现为焦虑不安、顾虑重重。医护人员要以娴熟的技术,快速、敏捷地进行抢救。取得患者及家属的信任,增加安全感,并给予精神安慰,使患者及家属尽快平静下来,配合治疗。

（2）自杀患者:大多因一时对生活失去信心,采取了过激的行为,到急诊室后往往拒绝抢救,不配合治疗,出现拔针、拔管、砸东西,甚至打骂医护人员的情况。护士应鼓励患者倾诉其内心苦闷和不快遭遇,把不良情绪宣泄出来,并给予高度的同情和关爱,精心照料,使其重新树立生活的勇气和信心。要注意对其个人隐私予以保密。

（3）好斗、有敌意的患者:此类患者情绪不稳、易怒暴躁、自私偏执、以自我为中心。护士应配合医生尽快解除患者的痛苦,以娴熟的技术、诚恳的态度、极大的关爱获得患者的信任,并给予安慰和鼓励,使患者精神上得到支持,改变其不良的心理状态。在讲解病情时避免生硬和敏感的语言,忌直呼其名,对患者的粗暴无理给予深切的理解,用诚挚的心去感化患者。

4. 重视患者家属　在护理过程中,患者家属的情绪和言行对患者有着很大的影响。及时与家属沟通、取得信任,可以帮助医护人员劝慰患者,稳定患者的情绪,保证医疗护理的顺利进行。对不同情况者应采取不同的安慰技巧,如惊慌失措、啼哭者,采用温和的语言劝说其离开,以免影响患者情绪;对比较镇静的家属,如实告知患者病情及准备采取的诊疗措施,争取其配合,一起向患者做好解释工作,使救治工作顺利进行;留适量家属陪伴既能协助照顾患者,又可减轻患者的心理压力,使之处于有利的治疗心理状态;尽量满足患者家属合理的要求。

（二）重症监护室

重症监护室是一个相对封闭的环境。为了保护患者、避免发生院内感染，一般情况下是不允许患者家属随便出入的。因此，在这里工作的护士就更应该掌握与患者的沟通技巧。

1. 大手术后的患者　实施大手术的患者一般病情较重，且多处于意识模糊状态，此时护士可采用体触的方式与患者沟通。如摸一摸患者的前额，握握患者的手，帮助患者掖好被角等。

2. 实施特殊插管的患者　实施气管插管、留置尿管、留置胃管、引流管等各种特殊插管治疗的患者，由于管道刺激引起不舒适，可出现强烈的不安与躁动，有的患者甚至可能自行拔管。面对这种情况，护士可采用安慰性或鼓励性语言与患者沟通，如"您的手术很成功，这几天导管插在身上是很不舒服，但是随着病情的好转，导管很快就会拔除的，您会慢慢好起来的""您的家人每天都在外面守候着您，他们盼望您早日恢复健康，您可一定要加油哇"等，帮助患者度过身体的不适期。

3. 意识清醒后的患者　重症患者在清醒后，最想知道的是"自己在哪里"，"手术做得如何"，"自己的家人在哪里"，"现在是什么时间"等。护士应尽可能在患者提问前，就给出详细的答案，如"您的手术已经做完了""这是重症监护室，您的家人现在就在休息室等候，您不用紧张""我是您的责任护士某某，现在是上午某点"等，让患者在无亲人陪护时也能够产生安全感。

4. 暂时丧失表达功能的患者　对于因疾病原因暂时丧失表达功能的患者，护士应教给患者一些常用的替代性手势，如用手轻轻拍床表示不舒服，再用手指向不舒服的部位；动大拇指表示要大便；觉得有痰指指喉咙；想喝水指指嘴唇等。对有文化的患者，可以用写字板进行沟通。

课堂互动

重症监护室的患者，多因病情导致其意识模糊或丧失表达功能。而他们又因为病情危重，不能与亲人在一起，就更加需要来自护士的良好沟通和人文关怀。

1. 全班讨论重症监护室患者在沟通方面都有哪些需要？

2. 请同学们分别扮演患者和护士，来表达护士如何通过沟通满足患者的需要？（例：教会丧失语言表达功能患者采用肢体语言沟通）

3. 请大家讨论同学们在沟通表演中存在哪些不足？

（三）手术室

手术是一种有创治疗方法，会给患者带来强烈的心理刺激，引起不良的生理及心理反应。大多数患者都害怕手术，特别是第一次手术的患者，多表现出焦虑、恐惧和紧张心理。因此，手术室护士不仅要配合医生做好手术，还应关心患者、尊重患者，加强与患者的沟通，以减轻因手术引起的不良生理及心理反应，保证手术成功。

1. 做好术前访视　术前访视是保证手术顺利进行的重要措施。手术室护士在手术前应详细了解患者的情况，包括其一般情况、疾病诊断、手术部位、心理状态、对疼痛的认识和对手术成功及预后的担忧等。重点了解患者接受手术的态度，启发患者说出心里的顾虑和

笔记栏

要求,并根据具体情况给予恰当的解释说明和满足。术前交谈应避免说一些易引起患者不安的词汇,如死亡、大出血、危险等,对手术过程的解释不要过于详细,以免增加患者的心理压力。

2. 做好安慰工作　进入手术室后的安慰工作是促使患者主动配合手术的有效措施。患者进入手术室后的心情是复杂的,包括对陌生环境的焦虑,对手术过程的担忧,对麻醉意外的恐惧以及对手术预后的猜测等。对此,手术室的护士应主动与患者沟通,用亲切、平等、通俗易懂的语言向患者介绍手术室的环境、手术医生和麻醉医生的情况。

3. 注意术中语言　手术过程中意识清醒的患者对手术器械的撞击声和医护人员的谈话非常敏感,因此医护人员在手术过程中应谨慎交谈,不要说容易引起患者误会的话,如"糟糕""血止不住了""不对,错了"等。不要在患者面前露出惊讶、可惜、无奈等表情,以免对患者造成不良暗示,增加患者不必要的心理负担。

4. 加强术后沟通

(1)掌握好沟通的时间:根据患者病情掌握好沟通的时间。对于重症患者,沟通时间尽量使患者不感到疲倦为宜。对于不能说话的患者,应给予非语言沟通,如一次轻柔的触摸、一个鼓励的眼神,都能够给予患者莫大的心理支持。

(2)掌握好沟通的重点:沟通内容应重点放在术后的健康促进和健康维护上,如术后翻身、咳嗽、活动、休息的注意事项,缓解术后伤口疼痛的有效方法等;告诉患者手术的效果、术后的注意事项,如患者的体位、运动、饮食、休息及简要的病情观察。

(3)给予理解:对于部分患者的过度紧张,护士要给予理解,还应鼓励患者说出自己的内心体验和感受,仔细倾听并及时解答患者提出的疑惑,对不能回答的问题,可请手术医生帮助解释,以减轻患者的担心和忧虑。

(4)告知配合的重要性:对于不配合的患者,要告知配合的重要性。如果不配合的话会出现怎样的情况,让患者意识到配合治疗和护理的重要性。

5. 沟通要因人而异　无论男女老幼,进入手术室后都会产生紧张和焦虑心理。在沟通过程中,护士要做到因人而异,如对老年人应多用安慰性语言;对中、青年患者多用鼓励性语言;对儿童多用赞美性语言;对焦虑、抑郁的患者多用询问性语言;对沟通障碍的患者多用肢体语言等。

三、与特殊心理状态患者的沟通

患者因为疾病的影响处于应激状态,由于个体差异,会出现各种各样的情绪反应。有的因为病程长,心情沮丧;有的因为治疗效果不满意,对医院有对抗心理,对治疗护理不配合;有的因为对医院有偏见,觉得医疗费用高,对医院有敌意等。护理工作必须与形形色色的患者和家属打交道,并且要保证治疗、护理的顺利进行。如何在保证自己利益不受伤害的前提下,与患者处理好关系,这就需要护士根据患者的不同类型采取不同的沟通方式,赢得他们的信任。

(一)与愤怒患者的沟通

愤怒是指受到人为的不公平对待而出现的一种情绪状态。有些患者在突然患病或遭遇突发事件时难以承受,会以愤怒的方式来发泄自己的情绪,表现为拒绝治疗,大喊大叫,无端地仇视周围的人,有时甚至摔东西或殴打医护人员。

1. 正面回应　对愤怒的患者,有的护士可能会采取不理不睬或回避的态度,以暂时缓

笔记栏

解其情绪。这种回避的态度有时可以暂时缓解矛盾，有时却更容易激发患者的愤怒情绪。因为有的患者的愤怒行为在一定程度上就是为了引起医护人员的关注，如果对他们采取置之不理的态度，患者就会表现得更暴躁。护士应把患者的愤怒、生气看作是一种适应反应，给予正面回应。

2. 引导患者发泄　护士应主动倾听、了解和分析患者愤怒和激动的原因，并根据情况采用适当的方式安抚患者。如用试探性的语气询问患者："看来您很不高兴，发生了什么事情？可不可以和我说一说？"此外，对患者遇到的困难及问题应做出理解性的反应，即用移情的方式对患者表示理解。如对患者说："我能理解您现在的心情。"以缓和患者的情绪，并为患者创造一个较为安静的环境，尽可能地满足患者的合理要求。

🩺 案例分析

重症监护室内，各种抢救仪器的声音此起彼伏。护士小陈正在书写患者的重症护理记录单，今天她护理的是一位心脏术后第 1 天的患者小宋，患者的病情尚未稳定，需要严密观察病情变化。

小宋（怒气冲冲地，边骂边努力地摆动身体）："快让我出去，我要见我的家人，我不要待在这里，你们对我做了什么，为什么绑着我？怎么身上这么多线？"

陈护士急忙走到他身边，用手抚摸着他的额头，同时检查了一下四肢的约束带。

陈护士："小宋，是想爸爸妈妈了吧？如果你实在想见见他们，我可以让他们进来看你一下，但是不能陪你太久。"

小宋（气哼哼地）："为什么非要把我关在这里？与世隔绝。"

陈护士（微笑着）："你才做完心脏手术，还没有度过危险期，所以必须留在这里监护。别担心，只要积极配合治疗，你明天应该就可以出去了。至于这些管道和线，是手术后必须要留置的，以便观察病情变化，及时处理异常情况。"

小宋（渐渐安静下来）："是这样啊，我很想念我的家人，让我见见他们好不好？"

陈护士："可以，但是有个条件，不要闹了，现在充分的休息对你来说十分重要。如果老是吵闹的话，心脏休息不好，会使心率增快，甚至心力衰竭，手术就等于白做了，甚至会有生命的危险的。你的爸爸妈妈就在外面，你先安静休息一下，过一会儿我叫他们进来看你。"

小宋（开心地）："好的，谢谢你！"

分析：发怒常是焦虑或无助的心理反应，护士要充分了解患者的心理状态，以亲切、耐心的态度首先表示理解，并提供他们发泄的机会。对于患者的心理需求应尽力、尽快进行帮助，或用鼓励其进行其他活动的方法，暂时分散其注意力。案例中陈护士"软硬兼施"，使患者倾诉了心理需求，同时知道了监护的重要性，促使患者积极配合治疗。

（二）与焦虑患者沟通

1. 建立良好护患关系　压力是产生焦虑的原因，护士首先要尊重患者，对于焦虑患者应建立良好的信任关系，鼓励患者表达并无条件地接受其倾诉如抱怨、挫折感、罪恶感等，并引导患者说出心中的感受，如"您看起来不太舒服""您烦躁吗，抽很多的烟呢"，给患者提供倾诉焦虑感受和焦虑原因的机会,对患者焦虑所表现出的症状,不可取笑或限制其行为,应采用关心、同情、温和的语气与患者交谈,鼓励患者用言语表达,接受患者的言行并给予关注。

2. 引导患者应对压力　引导患者描述其解决焦虑的方式,建议患者自行评估,使患者辨识自己的焦虑行为后主动配合护士从焦虑前发生的事件中查找压力源及诱因,引导患者自行设想出较好的应对方式。护士在此期间可不断地使用说明、解释、分析及因果关系推论等技巧,协助患者创造较有益的应对方式,并进而做情景演练,分担患者的恐惧,同时要随时注意情绪的支持和行为的指导。鼓励患者参加活动,可分散注意力,消耗体能,使其精力指向外界。护士有条件时可与患者共同活动,一方面可随时给患者以支持,同时也可以了解患者对活动方式的喜好及投入情况。活动方式可有简单的劳作、书法、绘画、游戏、运动等。

（三）与抑郁患者沟通

抑郁的心境使患者把敌意转向自己,认为自己犯了严重的错误,甚至自责,因而产生罪恶感和无价值感。他们不愿与人接触,躲避别人的目光。护士应主动与他们打招呼,以关切的态度询问他们的要求,耐心与患者交流。抑郁患者具有思维迟缓、讲话吃力、动作缓慢和注意力不集中等特点。所以与之沟通时要放慢语速,认真倾听患者的诉说,鼓励患者说出心中感受。低声、满怀关切的语言会使患者感到他们是有希望的,周围人并没有嫌弃和厌恶他们。必要时可多次重复沟通中的主要内容。对患者的反应要给予及时的回应,鼓励患者积极参与沟通;注意在交谈时不要随意打断或催促患者。在交流时语言不一定很多,关切的态度足以使患者感到安慰。禁忌高声谈话和热烈反应,这会使患者更加不安。

（四）与哭闹谩骂患者的沟通

哭闹谩骂是较激烈的对抗性行为,是对挫折、痛苦、愤怒等情绪的宣泄,具有一定的攻击性。如患者指责护士:"你怎么这么没有同情心""你拿我们患者当什么人""你算个什么东西?不过就是个服侍人的小护士,有什么了不起"等。面对这种情况,护士首先应该稳定自己的情绪,以冷静的态度对待患者不冷静的行为,表现出最大限度的宽容和友善。如果是患者的原因,护士也应站在患者的角度,主动理解患者哭骂的真正原因,并用同情、关注、尊重的语言,帮助患者认识已存在的现实,重新评估自己的问题,恢复自我控制能力。如果是护士的原因,护士应积极主动、诚心诚意地向患者道歉,并在最短时间内化解矛盾,以缓和患者的激动情绪。

四、与特殊病情患者的沟通

（一）重症患者

与重症患者沟通时,要严密观察患者的病情,如果发生病情变化或患者因体力因素拒绝交谈时,护士应及时停止交谈。一般情况下,与重症患者交谈的时间不宜太长,尽量使用言简意赅的语言。对意识障碍的患者,可以采用非语言沟通方式,不要轻易放弃与意识障碍的患者沟通。

1. 控制谈话的时间　根据患者的体力情况、病情变化,与重症患者的沟通应尽量简短,一般不超过 5 分钟,以免加重患者的病情或痛苦。

2. 沟通技巧　最首要的是给予精神支持,积极鼓励其求生的欲望。在患者能清晰判断环境时,要用简单、明确、热情的语言和行动表达出对患者的尊重、关怀和照顾。治疗时动作要轻柔,要征求并尊重患者的意见和要求,要尽量满足其愿望。对于有焦虑心理的患者,沟通应着重说服、安慰,并配合适当的措施。心理因素的积极作用可通过神经-内分泌、神经-免疫等途径调动机体的潜能,可缓解心理应激源的冲击,唤起患者积极应对机制,培养积极的情绪。

3. 不要放弃沟通　对无意识、意识不清或处于特殊状态的患者,虽然无法进行对话,但是可以采取其他的方式进行沟通。如气管插管的患者不能说话,护士可以自制彩色"语言图片卡",底部配有大字号的说明。当医护人员发现患者的表情有细微变化时,立即耐心为其翻阅"语言图片卡",并逐个轻轻指点,假如患者的眼神定格在饮水板图片上或点头示意时,说明患者口渴了。术前教会患者手势,大拇指代表口渴,手指指向哪里代表哪里疼痛等,都可以取得良好的效果。

4. 良好的沟通方式——触摸　对于不能用语言进行沟通的患者,触摸是一种极其有效的沟通途径。对于患者而言,这代表着鼓励、理解、同情、信心、勇气和真诚。每时每刻我们都应该假设患者是能够感觉到的,注意保持环境的安静,无论患者是否能感知到、是否有反应,都应该不断地试图与其沟通。

5. 让亲人与患者在一起　疾病的折磨让患者失去信心,亲情在此刻变得更加珍贵与难得。护士可有计划地安排来访者的探视,怕失去家庭和朋友的患者可通过劝慰,并适当增加亲朋好友的陪伴。通过精心护理和对患者的高度尊重,可使自我控制能力弱化的情况得到最大限度的补偿。临床上,在重症患者抢救过程中,不能为了方便抢救而让家属回避,我们应该尊重患者和家属最后告别的权利,让家属陪伴,并与患者进行沟通。护士应守护在患者的身旁,听觉是人体最后丧失的知觉,故不可议论不利于患者心情的话,不可耳语。有的患者来不及等到亲属到来就离开了人世,应由护士代替亲人接受并保存遗物,让家属感受到医护人员的关怀。

(二)与感知觉障碍患者的沟通

护士与视力或听力等感知觉障碍的患者沟通时,可能会出现一些困难或障碍,护士应努力掌握与这类患者的沟通技巧。

1. 与视力障碍的患者沟通　最好选择有声语言沟通。

(1)避免突然出现或离开:患者因视力障碍导致视物困难,对护士的突然出现和离去会感到惊恐或不知所措。因此,当护士走进或离开病房时,都要向患者通报自己的名字和所处的位置,对于完全看不见的盲人,还应对发出的声响做出解释,这一点在与视力障碍患者的沟通中非常重要。

(2)给予患者足够的时间对沟通的内容作出反应:与视力障碍的患者交谈时说话的语速要放慢,语调要平稳,要给患者留有足够的时间,使患者对交谈内容充分理解后再做回答,切忌使用催促或厌烦的语气。

(3)鼓励患者表达自己的感受:视力减退的患者易产生被嫌弃的感受而表现出焦虑、烦躁或郁闷的心理,护士应鼓励患者充分表达内心的感受并予以情绪疏导。

(4)与尚有残余视力的患者交谈:要面对患者,并保持较近的距离,尽可能让患者看到自己的表情。

(5)避免非语言方式交流:在给患者进行任何护理操作前都应进行详尽的语言解释,对周围发出的各种声响护士应加以说明,增加其安全感,避免产生恐惧心理。

2. 与听力障碍患者的沟通　最好选择非语言方式沟通,即通过目光、表情、手势、姿势、书面语等方式。

（1）非语言方式能使患者在无声世界里感觉到护士对他的关心和体贴：如护士进病房时，可以轻轻地抚摸或拍拍患者，让他知道护士的到来，在患者还没看到护士进来之前，不要说话。

（2）与听力降低的患者交谈前应先判断两耳的听力情况：选择听力好的一侧与之讲话，在与患者交谈时，应面对患者，让患者能够看到护士讲话时的表情与口型；可采用面部表情和唇语来提高理解能力，如采用微妙的面部表情来表达幽默；适当增加肢体语言的表达，以弥补由于听力障碍引起的沟通困难。若患者不能理解护士所用的词汇，再重复时可用不同的词语来表达意思。

（3）与听力障碍患者交谈时应选择安静的环境：注意避开探视时间，这样可近距离地与患者耳语交谈，也可适当放大声音进行交谈，但应避免大声吼叫，以免使患者产生误会。

（4）间断地反馈了解患者得到的内容。

（5）恰当运用文字语言如采用写字板、卡片等其他沟通方式。

（三）与肿瘤患者的沟通

肿瘤患者恐惧死神的来临，更害怕疾病痛苦的折磨。因为疾病的折磨，不但折磨着患者，也让照顾的亲人心力交瘁。面对家庭的变故、未实现的抱负，患者无能为力。大多数患者的心理反应强烈而复杂，多经历 5 个心理反应阶段，即否认期、愤怒期、协议期、忧郁期和接受期。良好、有效地交谈能使患者调整心理状态，建立信心，积极合作，从而增强机体免疫力，控制疾病发展。

1. 初次谈话分清对象，区别病情轻重　对患者避重就轻，对亲属直言相告。与癌症患者交流沟通，提倡本人知情。不过在知情的过程中，护士应有计划、有步骤地将这个坏消息传递给患者。如果是直接与患者谈话，最重要的是要问患者两个问题：您最想知道什么？您已经知道了什么？当患者问："护士，你告诉我，我还能工作吗？"说明患者对疾病还没有思想准备，目前还不能马上告知其实情。如果是面对家属则应全盘告知，同时嘱咐家属要保持冷静和坚强。

2. 因人而异，引导患者积极配合治疗　护士应观察患者的性格类型，采取不同的沟通技巧。对于胸怀坦荡，心理承受能力强的患者如实相告，争取患者的密切配合，获得最佳诊疗效果。对于性格内向，心理承受能力差的患者则应逐渐渗透，使其有一个心理准备过程，密切观察心理变化，严防其走上轻生之路。

3. 渗透渐进，让患者有个接受的过程　对于不良信息刺激，运用心理学原理逐渐将信息告诉患者，开始以"发现包块"取代"得了癌症"，以"肠息肉"取代"肠癌"，使患者有一定的心理准备基础。

4. 给予患者希望　对患者说"我们有办法"，使其消除恐惧情绪，把生存压力转化为求生动力。知情后对治疗不利的患者，可以善意隐瞒，积极寻求亲属配合。肿瘤患者常因疾病的预后或治疗效果不好而表现出情绪不稳定，如恐惧、愤怒，不愿意承认现实；沉默、冷漠，不愿与他人交谈；自怜、自弃，不愿意积极治疗等。面对这些现象，护士应用真诚的心去抚慰患者，用关切的目光去关心患者，用适当的沉默去理解患者。鼓励患者说出内心的焦虑、恐惧及各种感受，将负性情绪发泄出来，以缓解内心的压力。也可以将肿瘤治疗中的一些新进展、新方法和成功的病例及时地告诉患者，帮助患者重新燃起生的希望。对需要手术的患者，应加强术前沟通，及时为患者介绍手术医生和麻醉医生的情况，手术过程的配合要点及手术后的注意事项等；对采用化疗的患者，可以通过一些预防或减轻副作用，如恶心、呕吐的暗示方法,帮助患者减轻化疗中的不适感。

5. 争取亲属配合　护士可以在患者亲属中选择合适人选一起向患者传递病情,当传达不良信息后,应嘱家属尽心陪伴,加强守护。

（四）与传染病患者的沟通

当患者被确诊为传染性疾病后,在遭受疾病折磨的同时还要遭受他人嫌弃的心理折磨,在疾病治疗期间还要接受隔离,与社会交往减少。此类患者在不同程度上表现出自卑、孤独、焦虑、恐惧、悲观、猜疑、情绪低落,也有少数患者表现出愤怒情绪以及对抗行为,所以建立良好的护患关系更为重要。根据患者的不同情况,解释清楚隔离治疗的作用与意义,做好传染病隔离治疗期间的健康宣教,及时为他们传递相关信息,消除他们的顾虑和疑惑;耐心指导他们适应隔离期间的生活,鼓励他们积极配合治疗。由于传染病患者容易敏感且疑心较重,所以护士在进行治疗护理时,要特别注意自己的肢体语言,不要让患者产生护士嫌弃他们的感觉。

1. 主动接近　患者因为自身疾病的缘故,与周围人群保持一定的距离,害怕把疾病传染给其他人。所以,护士应主动与其沟通,用真诚的语言打动患者,并告诉患者此种疾病的传染途径,与他人交往过程中应注意的事项。告诉患者只要病情允许,可以跟哪些人进行沟通和交流,使患者不要封闭自己。多巡视病房,多了解患者需要。对于不善于交际、家属又很少来探视的患者,护士应引导同室病友主动与其接触,以减轻其陌生感和孤独感。做治疗或护理时,要注意做好充分的解释,消除患者的顾虑。对于急、危、重症传染病患者,护士除迅速、果断、沉着地采取各种相应措施外,还应热情、耐心地解释,使患者从中获得安全感,原则上应给予肯定的语言。

2. 尊重患者　护士在与传染病患者沟通时,应注意了解患者的心理活动特点及情绪变化的原因,给予充分的理解与同情,使患者感到护士是他们精神上的支柱。护士的言行应使患者感到真诚、温暖、可信、可亲。沟通中护士应注意给予患者足够的尊重,避免使患者产生被排斥的感觉。语气要和缓,态度要平易近人,不涉及患者的隐私。沟通时尽量选择合适的场所,避免人多的时候进行沟通。

3. 给患者信心和勇气　传染病一般具有病程长、难根治的特点,所以患者在治疗期间容易产生急躁、悲观、敏感、猜疑等心理。患者往往因为病情不能迅速治愈而烦躁,也常因病情反复而苦恼。因为治病心切,患者对周围事物非常敏感,加之本身疾病产生自卑情绪,因而经常揣摩别人尤其是医护人员的谈话。对自己身体的变化、各项化验检查结果都非常关注。根据患者的特点,护士应耐心细致地讲述此种疾病的病程规律,甚至可以把病程说的稍微长一点,使患者安心治疗。

4. 尽量避免消极暗示,使患者对治疗充满信心　护士应做好其家属、亲友、病友的思想工作,取得合作与支持,使其认识到自己的一言一行都会影响患者的情绪及治疗,必要时一起商讨对策帮助患者。患者无论处于什么情况,大家都应保持沉着、冷静,和颜悦色地给患者以安慰、鼓励和支持,尽量满足患者的治疗、营养需求,以恢复健康,提高生存质量。

（五）与精神病患者的沟通

1. 与精神分裂症患者的沟通　精神分裂症患者因为生活在自己的世界里,常常以非语言或象征性的表达方式来表达自己,医护人员应对其说话的音调、声音强度、韵律以及肢体语言保持十分的警觉;对幻觉妄想的患者,应保持沉默、仔细倾听,接受其真实感受,不要过多地干涉和加以解释,更不要与患者争辩,可以适时地提出自己没有同样的感受,以说明他的这些感受是疾病的症状之一；对于有迫害妄想的患者，不要轻易地与其发生身体接触，以免被患者误认为带有敌意；对疑心很重的患者，切勿在其面前，或看得到但听不到的地方，与别人窃窃私语或动作神秘，以免引起不必要的误会；对沉默不语、退缩的患者，可运用非语言沟通技巧，传达对患者的关心和兴趣。

2. 与躁狂症患者的沟通　躁狂症患者常常以要求的姿态提出需要，或者以讨价还价的方式来表现，甚至爱说些粗俗、挑拨的语言，医护人员应用稳重、坚定的态度来接纳他，使患者慢慢降低焦虑感，增加安全感。要用简短、清晰、诚恳的词语，避免命令式的口吻。对于患者的一些越轨行为，医护人员应了解其原因，尽量淡化，不要羞辱、指责。当患者有夸大的言语时，医护人员最好用中立的态度来应对，注意转移他的话题，若此时听他的高谈阔论而跟着参与，则容易造成患者更加兴奋。患者有夸大妄想时，不应讥笑他或泼冷水，以免引起无意义的争论。限制或拖延患者的过分或无理要求，当患者以攻击性的方式要求时，应适当地隔离保护，以免伤害自己或别人。

（六）与失语患者的沟通

与失语患者沟通时应注意语句简短，比正常速度要稍微慢一些。采用封闭式问答，使患者能在"是"或"不是"中选择。沟通时应给予患者足够的时间思考，让患者理解话语的内容，并思考该如何给予回应。沟通内容应通俗、易懂。下面介绍几种与患者沟通的方法。

1. 手势法　先确定一套手势表示法的内容。反复向患者讲解示范，直至记清、弄懂为止，最后检验患者是否能掌握运用。这种方法除偏瘫或双侧肢体瘫痪患者和听、理解障碍患者不能应用外，其他失语患者都可以应用。学会手势法，无论对住院期间的患者还是患者出院后都有积极的作用。

2. 图片法　利用一些实物图片可让患者与他人进行简单的思想交流，以满足生理需要，解决实际生活困难。可自制一些常用物品图片，如茶杯、碗、便盆、便壶、人头像、病床等图片，反复教他们使用，如手拿茶杯图片表示要喝水；手拿碗图片表示要吃饭；女性患者手拿便盆图片是要大便或小便；男性患者拿便盆图片是要大便，拿便壶图片是要小便；手拿人头像图片是表示头痛；手拿病床图片是表示要翻身。这种方法适用于与听力障碍、理解障碍的患者进行交流。

3. 文字书写法　对于文化层次较高的患者，无机械书写障碍和视空间书写障碍时，多乐意以书写的形式与人交流。他们需要什么，医护人员、亲属有什么要求，可用文字表达，医护人员可根据他们的病情和需要来进行医疗、护理及必要的卫生知识宣教。

（七）与临终患者的沟通

与临终患者的沟通主要体现在心理上的慰藉和疏导，生活上的关心和照顾方面，并努力减轻临终患者存在的心理和身体上的痛苦。对此，护士应尊重患者的权利，即在法律允许的情况下，尊重患者对死亡时间、地点和方式的选择，充分理解患者在临终前的各种情绪反应，尽可能地帮助患者减轻临终前的恐惧及痛苦，帮助患者平静、安详、有尊严地离开这个世界，是医护人员的责任。护士可采用倾听、抚摸、沉默等方式与临终患者进行沟通，重视患者临终前的微小愿望，努力为其创造安静、温馨的环境。

五、跨文化护理中的沟通

（一）妨碍跨文化沟通的原因

跨文化沟通（cross-culture communication）是指拥有不同文化背景的人相互之间进行的

信息交流。随着国际交往的不断扩大,各国、各地区的交流日益加强,经济、文化往来愈加频繁,跨文化沟通已成为各国、各地区、各民族促进合作与发展的必备条件。人们在跨文化沟通过程中容易出现文化休克的现象。如西方国家的学生到东方国家留学,学校的教育体制、课程设置、气候环境、交通条件、饮食习惯、语言沟通等都可能存在较大差异,对此产生的不适应称为文化休克。

1. 语言差异的影响　不同的文化差异导致的理解差异是影响跨文化护理的主要因素。语言能够反映一个民族的特征,它不仅包含着该民族的历史和文化背景,而且还蕴藏着该民族对人生的看法、生活方式和思维方式。语言与文化之间相互影响,相互作用,理解语言必须了解文化,了解文化必须掌握语言,形形色色的文化形成多种多样的语言,由于文化和语言上的差异导致了跨文化护理时的障碍。如"阴"和"阳"两个词是中医学中的一个基本原理,却很难用英语对西方人进行解释,所以只好在《汉英词典》中将"阴"和"阳"两次分别注释为:yin,the feminine or negative principle in nature;yang,the masculine or positive principle in nature,使其与《朗曼现代英语词典》保持一致。就是这样的解释,西方人也还是不清楚"阴阳"的具体含义。另外,中医理论中的"上火"等也很难用英语表达清楚,只能先解释为"内热过多",然后再具体描述症状。

在我国,各民族使用的语言数不胜数,仅汉语就可以分为北方方言、吴方言、湘方言、赣方言、客家方言、粤方言和闽方言等七大方言区。56 个民族基本上都有属于自己的语言,即使是在同一个民族内,也存在较大的语言差异。随着我国加入世界贸易组织(WTO),越来越多的合资医院、独资医院或外资医院进入国内医疗卫生领域;越来越多的国外客商、留学生、游客以及短期来访的国际友人在华期间,都需要获得医疗卫生保障,而语言差异是造成护患沟通的主要障碍。

2. 生活方式的差异　生活方式是指人们在一定条件下生活的样式和方法。它包括社会生活各个领域的形式和特征,如人们的精神生活、物质生活、社会生活、政治生活等。不同的国家和民族在自己特有的文化背景下,形成了不同的生活方式,具体表现在人们的情趣、爱好、价值取向、生活习惯、行为方式等方面存在差异。如不同的国家在打招呼、道谢、致歉、告别等方面就存在不同的方式与理解。中国人见面习惯用"去哪儿""吃饭了吗"等客套话打招呼;而西方人却对这种问候十分敏感,在他们看来,衣食住行纯属个人私事,别人不应过问,否则不是看作没有礼貌,就是被当作一种邀请。在空间距离上,拉丁美洲文化与越南文化中喜欢保持人与人之间的亲密感,而美国人则把过于亲密的距离看成是对个人"领土权"的侵犯。在时间概念上,德国人以严守时间而著称,而亚洲、拉丁美洲等地人们却对守时不以为然。

在健康观念与健康行为方面也存在许多不同的行为方式。如有的患者受某种宗教信仰的影响,认为生病是上帝对自己的惩罚,是必须经历的痛苦,因此对疾病采取忍受态度,即使在疾病造成某些不适或难以忍受的疼痛时,也会默默忍受,不轻易向护士倾诉;而有的患者则认为有病就要向他人诉说,这样才能减轻痛苦,才能引起他人重视,因此只要身体有一点不适就呻吟,就大声喊叫,以引起他人的注意。同样,在空间距离、手势、体触、身体导向等方面也存在较大差异。如意大利人喜欢在交谈时用拍打或碰碰对方的方式表示亲热和友好,而亚洲人则不喜欢使用体触方式进行沟通。因此,护士在与不同文化背景的服务对象进行沟通时,应该主动了解他们的健康概念、生活方式以及传统的治疗方法,并为他们提供有针对性的护理服务。

3. 风俗习惯的差异　风俗是指社会上长期形成的风尚、礼节、习惯的总和。习惯是经过长时间逐渐养成的，一时不容易改变的行为、倾向。各个国家和民族之间存在着千差万别的风俗习惯。"入乡随俗，入国问禁"就是指的这一点，也是国际交往中的常规礼仪。

（1）饮食方面：我国西南山区的人喜欢腌制、烟熏食品，他们认为这样的食物味道鲜美，而北方地区的人则喜欢面食；大多数西方国家的人喜欢吃生、冷食品，他们认为这样有利于增进健康，而大多数东方国家的人则害怕吃生、冷食品。在进食时间与餐饮上，拉丁美洲人习惯在早餐与午餐之间加茶点，而美国人则喜欢在中餐与晚餐之间加茶点。

（2）宗教信仰方面：信奉伊斯兰教的阿拉伯人会在每年的伊历9月进行斋戒，斋戒期间从黎明到日落禁进食饮水，但可采用夜间加餐、输液的方法来满足人们对营养的需求。

（3）审美习俗方面：东方人不喜欢的东西，西方人可能喜欢；西方人不想要的东西，东方人可能认为是有用的。如在中国，探病者会送上一束红白相间的鲜花表示问候，但在西方人眼里这是有人死亡的征兆，是不吉利的象征。

（4）禁忌避讳方面：不同的民俗宗教与信仰有不同的禁忌与避讳，如信奉基督教的国家忌讳"13"这个数字，因为这个数字与耶稣殉难日联系在一起，是不祥的先兆。

（5）礼节习俗方面：日本人初次见面以鞠躬表示问候，欧美国家则用拥抱接吻来表示欢迎。伊斯兰教信徒在睡前、饭后都要祷告，祷告者要跪在毡垫上或从毡垫上跨过，绝不允许其他人站在祷告者正前方或在祷告者前面来回走动。

由文化背景带来的对异种文化的排斥和对自我信仰的崇敬，会增加护理工作的难度。如护士不能在病房安排、饮食照顾、护理服务、沟通方法等方面统筹兼顾，全面考虑，就可能做出伤害患者利益，侵犯其权利，有悖于其信仰，违背其意愿的事情，甚至发生冲突。

知识链接

两种文化背景的待客方式

中国人的"自谦"、美国人的"自赞"也是两种文化的鲜明对照。中华民族谦虚、谨慎、热情好客。在中国人家里做客，如果主人问客人需要些什么，客人往往出于客气说不需要。这时，主人为了显示其诚意和好客，会再三劝下去，直到客人接受才肯罢休，而客人也会因为主人的"盛情"，欣然接受主人提供的茶水或饮料。

可是，在西方国家如英国和美国，如果客人说不需要，主人便不会再坚持；吃饭时，他们也不会给客人夹菜，让他们随意。所以，在中国人看来，西方人不如我们热情，而他们自己的解释是：既然客人说不需要，我们为什么要强迫别人做他们自己不想干的事呢？

（二）跨文化沟通的策略

护士面对不同国家、不同民族、不同语言和不同信仰的多元文化背景的患者时，应该根据其特殊性提供有个性化的护理服务，以适应并满足不同文化背景患者的护理需要。在护患沟通过程中，护士应了解、掌握不同民族的行为方式，重点研究不同民族的传统习惯与照顾方式，运用这些理论和知识为不同国家、不同民族、不同地域的患者提供共性和个性的护理服务。

1. 提高沟通语言的一致性　医院应加强护士语言沟通能力的培训。各省、市、地区医院可根据医院收治患者的地域情况,选择常用的1~2个语种作为培训重点,逐步提高护士运用不同语言与患者交往的能力,避免因语言沟通障碍发生的误解、偏差和错误,消除因语言沟通障碍产生的紧张、焦虑心理,防止因语言沟通障碍延误治疗等。护士在进行跨文化沟通时,不仅要熟悉对方语言的词汇意义,而且还要努力学习与对方语言相关的其他知识。

(1) 尊重不同的价值观与习俗:护士在学好其他语种的同时,还要学习沟通技巧,提高自己与不同地域或不同知识结构患者的沟通能力。在价值观念上,中国人生病后依赖心理较重,希望由护士或家属来照顾自己的生活,忽视自理能力的培养;而西方人则非常重视自理能力的培养,希望患病期间自己能够照顾自己,出院以后能够料理家事。在饮食方面,信奉伊斯兰教的民族禁食猪肉、死物和血制品等。在非语言沟通方面,有时同样的肢体语言会因为不同的文化背景产生不同的含义,如尼克松最喜欢的手势就是高举双手做"OK"状,这一手势在美国文化里代表胜利和友好,而在巴西文化里则是一种最下流的手势,与美国文化里竖起中指的手势意义相同。因此,护士在与患者沟通时,要根据患者不同的文化背景和价值观采用不同的照顾方式。

(2) 安排适合的个人空间:根据不同国家和地区对空间距离的要求,护士应根据患者的需要为其提供适合的住院环境。如中国人希望与人交流,喜欢群居,不愿意住单人病房,人际距离相对较近;而西方人对住院条件要求较高,强调保护个人隐私,喜欢独居,希望住干净舒适的单人病房,人际距离相对较远。因此护士在接待患者入院时,应该考虑疾病治疗的整体需要。

(3) 实施有针对性的护理:护士应根据患者的文化背景采取相应的护理措施。为了使不同文化背景的患者尽快熟悉和适应我国的医院环境,护士应积极做好入院指导,以减轻患者的陌生感和孤独感。尽可能与患者使用同一种语言交流,用他们喜爱的称呼方式,按他们的习俗交往,尊重他们的生活习惯,用他们能够接受的方式进行健康教育,注意倾听患者的诉说,及时了解他们的需要,使他们尽快适应新环境。

2. 住院患者的文化休克与应对　文化休克是人们从熟悉环境进入陌生的文化环境中所产生的一系列紧张综合征。患者因病住院,从熟悉的家庭和工作环境来到陌生的医院环境,造成患者的不适,从而出现一系列生理、心理方面的文化休克的症状。护士需了解住院患者的文化休克表现,并进行相应的处理,以减轻或消除患者的文化休克,为治疗护理奠定基础。

(1) 兴奋期(蜜月期):患者到达病房这个新环境后,渴望了解新环境,并希望能够尽快适应新环境。对此期的患者,护士及时向新患者介绍病区环境及治疗常规,疾病知识,使患者具有安全感,消除其紧张的感觉,避免手足无措,从而可以较快地从陌生的环境压力下得到放松,建立良好的护患关系。

(2) 意识期(沮丧期):在兴奋感很快消失后,患者会意识自己在医院这个新环境中生存,必须改变自己的一些生活习惯及思维方式去适应新环境,患者的个人信仰、自我表现形象、行为角色都有受挫感,此期护士应正确理解患者行为,用通俗的语言解释各种医学术语,鼓励患者表达内心感受,动态地观察患者的行为及表达方式,尽量识别文化休克的表现,采取有效的措施满足其需求。

(3) 转变期(恢复调整期):经过住院一段时间的护理,患者开始尝试逐渐适应新环境的文化模式,采取一定方式,例如参加护患座谈会、感觉交流会等,对不同于自己的文化方式不再排斥,适应住院环境文化的生活方式。

(4) 接受期(适应期):此期患者已基本适应医院文化环境,行为、习惯、价值观念都发生了相应的变化,医院环境使其产生了安全感,一旦离开医院环境,回到以往的环境,易再发生一次文化休克,此期护士应做好出院指导及进行相应的文化指导,促使患者再次顺利转变角色。

六、处理投诉的沟通技巧

在护患沟通中,患者极其敏感,普通的一句话,或者是一个微小的动作,都有可能对患者造成刺激或伤害,引起患者投诉。不注重沟通效果、缺乏服务意识、指导方法不明确、语言使用不准确、忽视患者的知情权、不重视人文关怀,都是引起患者投诉的主要原因。如何有效地应对患者的投诉,消除误会,促进有效沟通,加强护患之间的理解,十分重要。

护患沟通,应以患者为中心,保障患者利益不受侵犯,解决患者实际问题。护士宽容对待患者的投诉,以真诚的态度,化解护患之间的不愉快,积极主动地面对投诉,与患者进行沟通。掌握有效的处理投诉的沟通技巧,有利于护理工作的顺利进行。

1. 用真诚赢得患者　信任的基本条件就是真诚。面对患者的投诉,护士真诚坦然地接受,如果投诉属于非护理方面,应积极协调、解释;如果属于护理方面,护士应诚恳道歉,虚心接受,并真诚地请求患者的谅解。

2. 用爱心感动患者　爱心是缓解矛盾的一剂良药。面对投诉者,呈现自己的真心,用爱去感动他,才能抚平其激动的情绪,减少负面不良情绪,使其冷静下来,重新分析事件的因果。给予患者更多的关爱,从而取得宽容和谅解。

3. 用倾听包容患者　倾听,是维护护患关系的一项基本技能。认真倾听,及时反馈,能够让患者宣泄情绪,并使其感受到护士对其的重视及认可,在倾听过程中,不要打断患者的话,更不要急于澄清。

4. 用共情理解患者　站在患者的角度,充分理解患者的心情和情感,感受患者面对的困难,这样才能让患者更多的自我暴露,说出内心真实的想法,进一步了解患者,解决困扰患者的核心问题,消除护患之间的误会。

学习小结

1. 学习内容

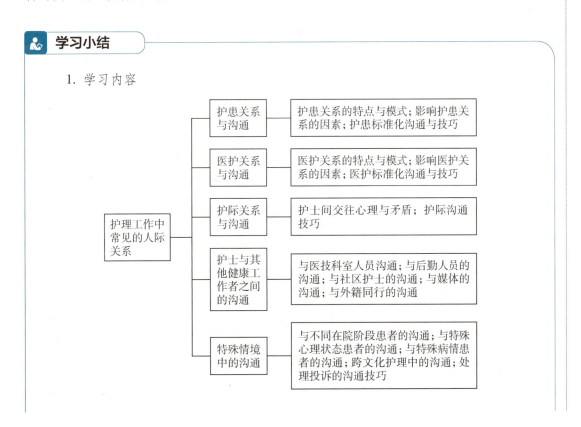

扫一扫，
测一测

2. 学习方法

本章除课堂讲授外，要通过实例分析、小组讨论、情景模拟等方式，练习如何处理护理工作中面对的护患、医护、护际等各种常见人际关系，学会在不同住院阶段及特殊情境中包括特殊环境、特殊心理状态、特殊病情下与患者沟通的技巧和要点。提高与患者和工作团队成员的沟通能力，为临床实践打下基础。

（黄卫东）

复习思考题

1. 护患关系的基本模式有哪几种？

2. 医护关系的影响因素有哪些？

3. 案例分析

公司职员秋枫被确诊得了乳腺癌，目前在乳腺外科病房住院准备接受乳腺切除术。因其母亲也是患乳腺癌去世的，她深知这个病的痛苦和不幸。她感到要战胜自己对病痛、躯体部分丧失乃至死亡的威胁所产生的恐惧是那样的艰难。她希望得到支持和帮助，所以找到她的责任护士倾诉对于失去乳房和生命受到威胁的恐惧。作为她的责任护士，你会如何同她沟通并从哪几方面消除她的恐惧？

4. 研究性学习思考题

掌握护患沟通技巧，可提高护患交流品质，构建和谐的护患关系。请结合本章节所学，以组为单位，自编护患沟通剧本，以情景剧形式展示。

第十章

护患沟通实践应用

——融入临床情境,体会人文沟通

PPT 课件

学习目标

1. 熟悉生命周期中生长、发育、疾病、衰老等过程中所应具有的沟通评估能力。
2. 掌握生命周期中特殊情境的沟通技术。
3. 在沟通实践中体现尊重生命,提高个人的人文修养和交流能力。

人们以各种不同的方式完成人生的历程。在这个过程中,很多个体的人生道路有着不一样的迂回与曲折。生理的变化同时伴随着心理的变化,从出生到死亡,每个人在不同的身、心演变中,会出现各种各样的问题,尤其当躯体出现疾病状态时,个人以及家庭除了疾病的痛苦和困扰外,还将承受不同程度的心理压力,因此更需要专业的指导、护理和心灵的沟通。

第 一 节　新 生 儿 期

——五脏始成,成而未全

从怀孕的那一刻起,生命便开始了。一个婴儿必定受到来自父母遗传及环境因素的影响,某些疾病特别是一些遗传性疾病,会烙在个体的基因里,这些孩子也许从新生儿起就会不可避免地遭遇疾病,护患沟通的主要任务是在对患儿生理需要满足的同时,迅速与患儿家属建立起相互的信赖和友好关系。

案例一　宝宝住院

综合评估:患儿的一般情况、生命体征、舌苔、精神、反应等,同时要兼顾家长的心理状态和需要。

拟订目标:根据患儿的病情及家长的心理需要,解除家长的思想顾虑,取得家长的信任和配合,确保各项医疗护理工作顺利完成。

建立沟通:

新生儿室为无陪护病房,病区大门口装有呼叫门铃。听见门铃声,确认是新患儿之后,备齐用物推床至家长探视室。

护士(微笑):您好! 我是这里的护士小唐,请问您怎么称呼?

护士:王女士,您好! 耽误您几分钟,宝宝来住院,我需要和您核对一下宝宝的基本信息,告知一下您宝宝的床位安排,介绍一下病区的相关制度,总体大概需要二十分钟,请您配合我一下哦。

护士(关切地):王女士,请问宝宝叫什么名字?

护士(接过宝宝):让我看看您的宝宝,真是个漂亮的小公主,您可以在这边椅子上坐一会,我先给她洗个澡,一会儿医生会来询问病情。

护士:王女士,您好! 我给您的宝宝安排的是 2 号床,现在我们给她做好标记(头转向患儿,先帮宝宝贴好额标,然后戴好手圈),我们这里的每一位宝宝都有这样的记号,所以不会搞错的,请您放心。

护士:您的宝宝脐部有点发炎,我已经给她消过毒了,在这里我们每天会给她消毒两次。一般来说,过两天会好转的。

护士:这是宝宝的衣物,请您带回去洗干净后下次来院再带来。我们病区每周一、三、五下午一点开始回答病情,周五下午可以看看宝宝,有特殊情况我们会及时和您联系的,若用母乳喂养的,要定时吸出,这样宝宝出院后就可以继续吃妈妈的奶了,您如有什么建议或需求可以随时跟我们联系。医生向您问好宝宝的病情后,您就可以回家了。来,宝宝和妈妈再见!

效果评价:

有效沟通:家长了解了患儿的病情和医院的探视制度,其心理顾虑得到有效解除,护患双方建立了良好的信任和有效沟通。

无效沟通:家长不能清楚地了解患儿的病情,护士不能了解家长的心理需要,无法有效解除家长的焦虑心理,护患不能建立良好的信任,双方沟通无效。

注意事项:上述沟通建立在人的生命周期第一站——"宝宝出生后第一次住院"的过程中,值得注意的是患儿是不会说话和表达的新生儿,而护士则是患儿的代言人和守护者,如何充分利用首因效应给家长留下良好的第一印象,取得家长的信任至关重要。在可能的条件下,尽可能尊重患儿家长的意愿,充分移情和关注,从而与家长共同建立患儿的住院诊疗支持系统。

课堂互动

解答一位新生儿妈妈的问题。

情境指引:宝宝发烧了该怎么办? 宝宝腹泻了该怎么办?

现场设置情境、模拟练习、角色扮演。

第二节　婴幼儿期
——五脏始全,全而未壮

在这段时间里,婴儿和亲人之间的肌肤接触非常重要,是亲子联结中情感交流的重要基础。因此,在这时期,与患儿的沟通应注重轻触、抚摸等肢体语言的运用,以给予患儿足够的安全感,同时为年轻父母缓解焦虑情绪,也是该时期沟通的重要内容。

案例二　小儿静脉输液

综合评估:常规评估患儿的年龄、病情、营养状况、血管状况、穿刺部位的皮肤以及患儿的心理状况、合作程度、活动程度、既往接受输液的情况,同时了解家属的文化程度、对患儿的重视程度、对患儿疾病的认知程度,以及对治疗的配合能力等。

拟定目标:确保患儿家长了解头皮静脉输液的过程和注意事项,解除其忧虑心理;安慰患儿,消除恐惧;取得患儿及家属的信任,确保头皮静脉穿刺成功。

建立沟通:(老师模拟或放映录像)

操作前:

护士(弯腰与患儿平视,微笑):宝宝你好,请问你叫什么名字啊?

护士(微笑,对患儿):小明你好,我是您的责任护士黄飞,你可以叫我黄阿姨,我叫你宝宝可以吗?

护士(对患儿):因为你今天有点不舒服(发热、咳嗽或拉肚子等),医生要为宝宝抗感染治疗,所以现在需要输液。这瓶液体中有抗生素,它将慢慢滴入宝宝的血管内,这样可以使消炎药在血液中保持一定浓度,尽早消除炎症,尽快消除不舒服。现在黄阿姨要帮你进行穿刺,可能有一点点痛,请你坚持一下,尽量不要动,阿姨会轻轻地帮宝宝穿刺的,好不好?

护士(对患儿家属):我尽量轻点,但是穿刺的成功需要我们大家共同配合。等下穿刺的时候麻烦您帮我固定好宝宝的膝盖,不要让他的腿移动,我们另外一个护士会帮我固定好宝宝的头,这样我才能很好地为宝宝穿刺。好,我们现在开始好吗?

操作中:

护士(微笑):宝宝乖,非常配合阿姨,对不对?

护士(温柔):宝宝很勇敢,阿姨帮你找一根又粗又直的血管,争取一针见血。

护士(对家属):小孩儿头上一般可以穿刺的血管有5处,(指着静脉)这根血管(额正中静脉)我们常作为首选,比较粗直,而且不容易被手抓到,但是为了能固定得更牢,需要稍微剃掉点头发……

护士(对患儿):宝宝不介意阿姨刮掉头发的,对不对? 虽然影响美观,但是病好了,很快就会长好的。宝宝真乖!(患儿不哭不闹)

护士(对患儿):好了,我们先消毒,宝宝很乖、很勇敢,阿姨穿刺很轻很轻,就像蚊子轻轻地叮一下……

护士(对患儿):我们针打好了,阿姨帮你用胶布在头上再固定两圈,这样——宝宝的针就不会掉了……宝宝真的很乖,很配合阿姨,谢谢你!

操作后:

护士(对家属):您好! 液体滴得很畅,我已经根据您宝宝的年龄、病情和药物性质将液体滴速调好,现在是每分钟15滴,请您不要随意调节滴速,抱宝宝时注意保护穿刺部位,以免针尖脱出血管或穿破血管。这瓶药滴入体内可能有……等不适,如果药液滴入后看到小孩儿有不适或输液滴速过快、过慢、不滴、输液部位肿胀、输液皮条或接头处漏水、药液即将滴完等其他任何需要,请您及时按铃,如果这儿指示灯亮,我们护士站的指示灯显示器就会有显示了,我看到后会马上过来;再有,我也会经常来看宝宝,请您放心。您还有什么疑问吗?

笔记栏

护士(对家属):如果小孩儿哭闹得厉害,就在床上哄哄抱抱,请不要携输液架带宝宝离开病床、病房,更不要离开病区,因为输液架举得高低会影响到液体滴速,举得越高液体滴得越快,举得低呢就会滴得很慢甚至不滴,总之,液体滴速会随输液架的高低变化而忽快忽慢,难以准确调整滴速;再有,大人在抱小孩的同时也会不经意地碰到穿刺针,或是小孩在抱离病区的过程中发生液体滴完、脱针、病情变化等,呼叫医生护士都会很不方便的。为了您孩子的健康,我们大家共同配合一下,好吗?

效果评价:

有效沟通:患儿及(或)家长了解了头皮静脉输液的全过程和注意事项,其心理顾虑得到有效解除;头皮静脉穿刺成功;出院前身心状态良好;护患双方建立了良好的信任度和有效沟通。

无效沟通:患儿及(或)家长不清楚头皮静脉输液的全过程和注意事项,无法有效解除其心理顾虑,头皮静脉穿刺后患方不满;出院前身心状态不佳;护患双方未能建立良好的信任度和有效沟通。

注意事项:上述沟通建立在护士充分尊重患儿及其家属意愿的基础上,值得注意的是此阶段的患儿具有一定的理解能力和表达能力,因此要注意语言、目光、表情、身体语言等非语言沟通的应用,通过适时地聆听和及时的反馈,适当地给予患方相关知识的指导,充分的移情关注和共情,避免主观臆断和"单向"说教。

课堂互动

如何应对以下情景?

情景指引:宝宝害怕头皮静脉输液怎么办? 患儿家长过分担心穿刺失败怎么办?

现场设置情境、模拟练习、角色扮演。

知识链接

有了"Hello Kitty"护士,小朋友再也不怕打针了!

家长带小朋友去打针,可能会遇过以下状况:出门前孩子哭着说不去,最终由父母"制服"带到诊所,即便到了诊所里,也要拉锯甚至哭闹一番才能打好针。可有想过,小朋友害怕的未必是打针,而是被感觉冰冷、没有色彩的医院环境吓怕?

2016年,中国香港一家诊所开创先河,打破以往社区医疗中心在人们心中根深蒂固的形象,在亚洲开设首家Hello Kitty健康中心,中心没有医生驻诊,服务主要包括儿童及成人疫苗接种、健康检测及医疗转介等,主打儿童及成人疫苗接种服务。该中心占地1 000多平方米,由外到内所有设计及物品都离不开Hello Kitty,从铺面装修、室内设计、用品摆设,甚至胶布、药膏瓶、药袋、复诊卡,到诊纸、电子秤等,全部都充满温暖的卡通元素,护士身穿Hello Kitty护士服。小朋友等候打针时,可随意玩耍看电视,有卡通人物及玩具陪伴,小朋友对打针的恐惧会减低。不少父母带子女来拍照兼打疫苗,深受欢迎。

第三节 学龄前期

——五脏始壮,生机旺盛

3~6岁并不只是人生轨迹中的一个小站,而是要为一个更重要时期的开始做准备的时期,更是一个发生着巨大变化、发展迅速的时期。此时儿童身体、智力和社会性发展都非常迅速,认知、语言发育很快,开始能够体验共情,心灵沟通重在共情与安慰,对患儿予以耐心地解释,消除患儿的紧张心理。

案例三 小儿雾化吸入

综合评估:常规评估患儿的年龄、病情、呼吸、痰液,以及患儿的心理状况、合作程度,排痰情况;同时了解家属的文化程度、对雾化的认知程度,以及对治疗的配合能力等。

拟定目标:确保患儿家长了解雾化吸入的过程和注意事项,解除其忧虑心理;安慰患儿,消除恐惧;取得患儿及家属的信任,确保雾化吸入效果。

建立沟通:(老师模拟或放映录像)

操作前:

护士(弯腰与患儿平视):你好! 我是你的床位护士小贾,请问宝宝叫什么名字啊?

护士(微笑):因为宝宝你今天有点不舒服(咳嗽或气促等),医生要为宝宝进行治疗,所以现在需要雾化吸入。宝宝握住这个小话筒(雾化吸入器)对准鼻子和嘴巴,宝宝的嗓子就不会疼了! 整个时间大概是唱两遍生日快乐歌的时间,你能坚持吗?

护士(鼓励):其实雾化吸入一点也不疼,只需要均匀呼吸就可以了。试试吧,我们现在开始好吗?

操作中:

护士:宝宝乖,你握小话筒的动作做得真好,感觉像个小明星,宝宝很棒!

护士(对家属):有的小孩子不配合,是因为害怕和不了解,其实雾化吸入并不难受,只需要深呼吸就可以了。

护士(对患儿):是不是一点也不难过啊? 宝宝真乖!(患儿不哭不闹)

护士(对患儿):宝宝"唱歌"的样子真像个大歌星! 真是一位勇敢的小朋友! 宝宝很配合阿姨,谢谢你! 这次"唱歌"就到这里了,好吗?

操作后:

护士(对家属):您好! 雾化吸入已经做好了,可以让小朋友漱一下口。如果宝宝有什么不舒服的症状,可以随时打铃叫我。一旦这儿的指示灯亮了,我们护士站的指示灯显示器就会有显示了,我看到后会马上过来。再有,我也会经常过来看宝宝,请您放心,谢谢您的配合。

护士(对家属)家长,您平时可以帮小朋友拍拍背,这样配合雾化吸入,治疗效果会更好。您还有什么不明白的吗?

护士:您和宝宝先好好休息,我一会儿再来看宝宝哦。

效果评价:

有效沟通:患儿及(或)家长了解雾化吸入的全过程和注意事项,其心理顾虑得到有效解除;雾化吸入有效;出院前身心状态良好;护患双方建立了良好的信任度和有效沟通。

无效沟通:患儿及(或)家长不清楚雾化吸入的全过程和注意事项,无法有效解除其心理顾虑,雾化吸入后患方不满;出院前身心状态不佳;护患双方未能建立良好的信任度和有效沟通。

　　注意事项:在操作过程中,护士要充分尊重患儿及其家属意愿,通过鼓励、遵循温暖性原则的提问,以及触摸、眼神等身体语言的应用,给予患儿和家属充分的移情关注和共情,确保沟通的有效进行。

> **课堂互动**
>
> 　　如何应对以下情景?
> 　　情景指引:宝宝在雾化吸入过程中不配合怎么办?
> 　　现场设置情境、模拟练习、角色扮演。

第四节　学　龄　期
——五脏始定,血气已通

　　随着身体、认知和社会技能攀升到新的水平,对于大多数儿童来说,它标志着正式教育的开始。某些疾病在这个时期已有所显现,如小儿癫痫、哮喘等。患儿家长心理都比较紧张,常表现出焦虑情绪,护患沟通重点在于让家长对疾病有一个科学的了解,并学习掌握正确的预防措施及方法,从改变认知着手来缓解焦虑情绪。

案例四　癫痫发作患儿急救

　　综合评估:综合评估患儿年龄、体重、生命体征及发作情况;了解患儿家长心理紧张程度、沟通能力以及既往接受止痉情况。

　　拟定目标:操作顺利进行,达到快速控制抽搐;患儿家长紧张心理解除,信任并配合护士。

　　建立沟通:(老师模拟或放映录像)

　　护士(关切地):欢欢爸爸,我是护士小王,请您不要紧张,孩子的抽搐必须马上控制,请您配合我们约束欢欢。(护士为欢欢注射好镇静药)

　　护士:镇静药是用来控制抽搐的,不会伤害孩子的大脑;如果抽搐不及时控制,大脑长时间缺血缺氧,这才会对孩子的大脑产生一定的伤害。

　　护士:现在孩子生命体征平稳,正处于睡眠中,由于抽搐时体力消耗很大,再加上镇静药的作用,所以孩子需要安静的睡眠,请不要呼叫他。

　　护士(耐心地):刚才您非常紧张,拼命摇晃孩子,这是不对的。如再遇到这种情况,在呼叫医生的同时让孩子平卧,头侧向一边,解开衣领,擦干净口鼻腔分泌物,不要摇晃或按压孩子。

　　护士:诱发孩子抽搐的原因很多,这次可能是孩子感冒发热诱发了抽搐,所以平时根据天气变化适当增减衣服,避免去人群拥挤的公共场所,避免与感冒的人接触。当孩子体温超过38.5℃时,及时松开衣被、温水擦身、用冷毛巾敷额头,降温效果不明显就要及时就医。日常生活中应避免劳累、情绪激动和强烈的声光刺激等各种诱发因素,必须按医嘱正规服用抗癫痫药。

护士:只要接受规范的治疗,80%患儿的癫痫发作可以被控制,服药2~5年后按医嘱逐渐减量以至停药,所以您要有信心,让我们共同努力,好吗?

护士:这是关于儿童癫痫的知识宣教单,请您仔细阅读。您还可以到书店或通过网络查阅这方面的知识,以便您更好地照顾您的孩子,您看您还需要了解什么内容吗?

护士(礼貌地):那您和欢欢先休息一下,我等十分钟后再来观察一下欢欢情况。

效果评价:

有效沟通:患儿家长认可护士积极抢救患儿的行为,紧张心理得到缓解,信任并配合护士,操作顺利快速,患儿无不良反应发生。

无效沟通:家长不了解止痉过程,不理解医护人员的抢救行为,心情紧张焦虑,不信任、不配合,患儿病情加重。

注意事项:在上述操作过程中,护士应做到止痉动作迅速熟练,言语亲切温和,尊重患儿及家长,避免态度粗暴或冷漠。合理运用共情技巧,让家长感知医护人员是和他站在一起共同战胜病魔。做好阐释工作,告知家长配合抢救的重要性,切勿影响医护人员抢救。做好癫痫患儿的健康教育,使患儿及其家长正视疾病、战胜疾病。

第五节　青春期
——血气始盛,肌肉方长

与同样发展迅速的婴儿不同,青少年能很好地意识到自己身体发生的变化,他们会很害怕或很欢喜地回应这样的变化,更多地站在镜子面前审视自己的身体。女孩子对于月经初潮可能表现出焦虑,也可能遭遇痛经、青春期功能失调性子宫出血等疾病。另外,青春期最常见的营养问题就是肥胖,而抵御肥胖的最好办法是运动。青少年剧烈运动往往容易导致意外事故的发生,如外伤、骨折、气胸等,护患沟通的重点是帮助孩子构筑一个认同自我知觉及与他人关系协调的良好角色。

案例五　外伤后

综合评估:常规评估患者的既往病史、受伤史、主诉、症状和体征(神志、精神、体温、脉搏、呼吸、血压、皮肤,有无休克现象,有无多脏器损伤等),同时注意评估患者和家属对突如其来伤害的心理承受能力及对损伤相关知识的了解程度。

拟定目标:患者了解外伤的程度、诊治过程及预后;掌握外伤的预防和功能锻炼知识;恐惧程度缓解或减轻,积极配合治疗;家属能有效支持。

建立沟通:(老师模拟或放映录像)

入院期间:

护士:你好! 我是你的床位护士小贾,请问怎么称呼你?

护士:王芳你好,你现在已经在医院,别紧张,我们都在积极给你处理,我现在帮你检查一下,大概需要五分钟,你有什么感觉就告诉我。

护士(对家属):我能理解您现在的感受,现在我们当务之急是稳定患者的情绪,赶快治疗,我们会很尽力的,请您配合我们到门外等候,好吗?

护士(对患者):王芳,我们再帮你把伤口处理一下,很快就好了,我会注意动作尽量轻些。你要是感觉痛的话就跟我说。

护士(对患者):王芳,现在我告诉你大致的伤情,下一步还需要做哪些的检查。你需要配合我们做……你还有什么担心的吗?

护士(对患者):王芳,你先休息一下,我稍后再来看你哦。

住院期间:

护士(对患者):王芳,刚看了你的伤口,愈合得都不错,你的伤口还痛吗?

护士(对患者):王芳,你现在需要配合我们来进行锻炼,加速你的康复,我来教您吧。

护士(对患者):王芳,今天心情如何?

护士(对患者):王芳,让我看看你锻炼的情况。你对自己的疾病和康复还有什么担忧吗?

出院准备:

护士(对患者):王芳,你今天可以出院了,祝贺你! 你回家后要注意定期复诊,多吃高蛋白富含维生素的饮食,功能锻炼还要继续。一周内来门诊复诊,如有什么不舒服,就随时来看医生。现在你能把我刚才说的复述一遍给我听吗?

效果评价:

有效沟通:患者了解自己的病情、治疗方式,能积极配合进行功能锻炼;护患经常沟通,健康教育到位;患者和家属都能积极应对存在的问题,不良心理得到改善,对护理工作满意。

无效沟通:患者不了解病情,对诊治过程不清楚;缺乏知识和支持,对预后担忧;身心恢复迟缓;对我们工作不满意,不配合。

注意事项:上述沟通过程中护士应在可能的范围内,尽量尊重患者及其家属的意愿,充分了解患者的感受,给予积极的影响,注意移情和关注、提问等沟通技巧的应用,注重评价沟通的效果。

课堂互动

如何应对以下情景?

情景指引:患者疼痛不能忍受怎么办? 患者担心预后怎么办?

现场设置情境、模拟练习、角色扮演。

案例六 自发性气胸

综合评估:评估发病的诱因、胸腔引流管的情况、患者的心理需求以及对疾病的认知程度。

拟定目标:患者了解疾病的病因和诱发因素;掌握胸腔引流管的自我护理、深呼吸和有效咳嗽等方法;解除顾虑和担忧。

建立沟通:(老师模拟或放映录像)

护士:你好! 我是你的床位护士张静,请问怎么称呼你?

护士:王涛,你现在感觉怎样?

护士:王涛,因为您气胸,经常觉得胸闷,医生开了吸氧的医嘱,我来帮你把氧气吸上。吸氧可促进气体的吸收,促使胸膜裂口愈合。我现在调节的氧流量是 3L/min,若有不舒服可以告诉我,但请你自己不要自行调节吸氧流量。你需要卧床休息,坚持吸氧,没有特殊情况,不要停止吸氧。你还有什么需要了解的吗?

护士:好多自发性气胸都是在剧烈咳嗽或剧烈体力活动时发生的,你今后要避免这些会增加胸腔内压力的活动。你这次是在打球时出现胸闷的,以前有没有出现过类似的情况?

护士(礼貌地):王涛,你先好好休息,我一会儿来看你。

第二天

护士:王涛,今天觉得怎么样?

护士:王涛,复查的胸片报告出来了,因为气体吸收不理想,医生决定给你放置胸腔引流管,这样可以使气体尽快排出来,等会做穿刺时医生会给您注射麻醉药,所以也不会痛。请你不要随意移动身体,不要咳嗽和说话,如有不适举手示意就行了。

护士:王涛,现在胸腔闭式引流做好了,你感觉还好吧? 为了防止胸腔引流管脱落移位扭曲,你翻身时要小心,可以打铃让我们来协助您,为了促进气体尽快排出,肺尽早复张,你要每2小时进行1次深呼吸和咳嗽练习,我先给你示范一下,但要注意避免用力咳嗽。

护士:王涛,这次治疗很有效,引流管已有2天无气体逸出了,这几天有没有胸闷等不适?

护士:今天先给你夹闭引流管24小时,明天复查胸片,情况好的话,就可以拔管了。

护士:王涛,我帮您把引流管夹闭了,你先好好休息,我一会儿来看你,如果有不适记得打铃呼叫我。

效果评价:

有效沟通:健康宣教到位,患者了解疾病的相关知识,能积极配合治疗和护理,住院期间有良好的心态。

无效沟通:患者不了解疾病的相关知识,顾虑重重,不配合,不合作。

注意事项:上述沟通过程中护士要充分运用共情、鼓励、阐释等沟通技巧,消除患者由于疾病引起的不良情绪。护士进行健康宣教时及时地给予患者专业性的指导,言传身教以取得患者的理解和配合,提高沟通效果。

案例七　艾条灸缓解经期疼痛

综合评估:常规评估患者的既往病史、主诉、症状和体征(舌苔、脉象、神志、精神、体温、脉搏、呼吸、血压、月经量、疼痛等),同时注意评估患者和家属对痛经及艾灸相关知识的了解程度。

拟定目标:患者了解艾条灸的相关知识;能够积极配合治疗。

建立沟通:(老师模拟或放映录像)

操作前:

护士:你好! 我是今天帮你做艾灸的护士小王。请问怎么称呼你?

护士:王云你好,你是第一次接受艾灸治疗,我先简单为你介绍一下。艾灸是一种常用中医操作手法,是用点燃的艾灸条悬于您身体固定穴位上方距离皮肤3cm左右进行治疗的一种中医操作技术。通过艾灸治疗能调整你身体内的功能,达到解痉活血、通络止痛的目的。在治疗过程中艾条不会接触你的身体,所以请你不要紧张。整个治疗过程大概需要30分钟左右,你需要配合我排空小便,在我艾灸过程中,保持体位,不要随意挪动。

操作中:

护士:现在我们开始治疗好吗?

护士:请你配合我平躺在床上,身体放松,把小肚子露出来。我已经把隔帘拉上,保护你的隐私。

护士:现在我来帮你确定施灸的部位,请问这里有什么感觉吗?

护士:这就是我即将为你艾灸的穴位。操作中你会感到有温热舒适的感觉,如果你感觉烫或不舒适请随时告诉我。

护士:王云,我开始为你艾灸了,我现在为你做的是温和灸。请问这个温度你感觉热吗?烫吗?(操作过程中用手感觉患者施灸部位温度)

护士:王云,温和灸做好了,现在我为你做的是雀啄灸,你是不是感觉热度一近一远的?

护士:这样是在刺激你的穴位,有利于热力和药力的渗透,达到治病的目的。(操作过程中用手感觉患者施灸部位温度),雀啄灸做好了,您有什么不适吗?

护士:王云,现在我为你做的是回旋灸,用艾条在你的穴位上方左右移动或反复旋转施灸(操作过程中用手感觉患者施灸部位温度)。这个穴位灸好了。现在我为你灸另外一个穴位。

操作后:

护士:王云,我现在为你施灸结束啦,你现在觉得怎么样,舒服吗? 从中医的角度来讲,你的痛经是寒凝胞中、气滞血瘀所导致的,简单来说就是寒气凝结在你的子宫中,使你月经期间的经血不能顺利排出体外所致。一般艾灸一两次疼痛就会明显好转,因为艾灸主要通过灸火的温热刺激和药物的作用,通过对穴位的刺激达到祛湿散寒、温阳补虚的作用,从而做到"通则不痛"。

护士:你可以在床上休息一下,再慢慢坐起来。

护士:请将这杯温开水喝掉,有利于你身体恢复(协助患者坐起)。

护士:你回家后要注意定期复诊,多吃高蛋白富含维生素的饮食,月经期间注意保暖,不要受凉,不要吃生冷食物,可喝热红糖水祛寒。疼痛时可以用热水袋放在下腹部热敷以加速血液循环。如有什么不舒服,就随时来看医生。你还有什么不清楚的吗?

护士:王云,多谢你的配合,你先好好休息,我等一下再来看你。

效果评价:

有效沟通:患者了解自己的病情、治疗方式,能积极配合进行治疗;护患经常沟通,患者对护理工作满意。

无效沟通:患者对诊治过程不清楚;缺乏知识和支持,对预后担忧;对护理工作不满意,不配合。

注意事项:上述沟通过程中护士充分了解患者的感受,对于患者可能存在的担心予以事先解释、化解,给予积极的影响。能够正确应用提问、倾听、鼓励、阐释、核实等交谈技巧,并注重面部表情,以及身体语言、空间距离等非语言沟通技巧的应用,注重评价沟通的效果。

课堂互动

如何应对以下情景?

情景指引:为患者施灸时烫伤患者怎么办? 为患者施灸时患者出现心慌、头晕、呕吐等现象怎么办?

现场设置情境、模拟练习、角色扮演。

第六节 成 年 早 期
——五脏大定,生理最佳

生理发育和其他许多方面的发展成熟在成年早期结束。大部分人在这个时期处于体能的巅峰期,他们精力旺盛,应对生活中的种种挑战,经受着不同程度的压力,当然这会成为威胁健康的重要因素。压力作为应激源促使体内肾上腺分泌的某种激素导致心跳加快、血压升高、呼吸急促、出汗等。在一般情况下,这些现象对人体有益,但如果长期、持续地接触应激源,既可能导致机体的应激能力下降,又可能对人体心血管、消化系统等造成一定的损害,如胆囊炎、胰腺炎、上消化道出血等。而突发事件导致的外伤等意外也屡见不鲜。大部分女性在这个时期要经历生育过程,有一部分女性在压力大等多种因素下,还可能得不孕症。

案例八 急性阑尾炎

综合评估:常规评估患者的既往病史及腹部手术史;腹部的症状和体征;患者的全身情况:精神、体温、脉搏、呼吸、血压、有无休克现象等以及患者的心理状况、心理需要和舒适程度。

拟定目标:患者了解疾病的病因、诊治手术过程,掌握疾病预防和自护知识;解除患者的顾虑和担忧,建立良好的护患关系,使患者积极配合治疗。

建立沟通:(老师模拟或放映录像)

护士:您好! 我是您的床位护士小贾,请问您如何称呼?

护士:杨小姐,您好,您现在哪里不舒服,能告诉我吗?

护士:杨小姐,现在您的疼痛的原因还不是很明确,所以暂时不能用止痛针,因为止痛会掩盖病情。我来帮您把床头摇高一些,这样是不是舒服点?

护士:杨小姐,您是不是对自己的疾病有些担心?

护士:我们正在积极给您治疗,现在需要做××检查,这样能确定您的病因,您需要配合做……

护士:杨小姐,您先休息一下,我稍后再来看您。

护士:杨小姐,医生对您的初步诊断是急性阑尾炎,准备为您急诊(择期)手术治疗,您别紧张,阑尾切除术是一种很常见的术式,多数患者恢复的都很好,您现在有什么疑问和担心吗?

护士(对患者及家属):杨小姐,就要手术了,我能理解您现在的心情,请您和您的家人不要紧张,我向您介绍一下手术前的注意事项,希望您们配合完成……

护士(对患者):杨小姐,手术室的护士马上要接您去手术室,请您准备好,先去卫生间排空尿液,然后换上手术衣或穿棉质衣物,这样您会舒服一些。并将随身贵重物品及金属物品,如眼镜、首饰、手表、头夹等取下,交给家人保管。如您有义齿也请取下,您还需要什么帮助吗?

护士(对家属):在手术开始后,请家属务必在手术等待区等待。手术过程中一旦有特殊需要或需告知病情,医生会在那里找家属谈话签字。手术结束后,会有医护人员将您送返病房,不用担心。

护士(对患者):杨小姐,您好,您的手术顺利完成了,现在感觉怎么样?

护士(对患者):杨小姐,您是硬膜外麻醉,术后需去枕平卧4~6小时,不可以枕枕头,术后6小时后可以枕枕头,改为低半卧位。

　　护士(对患者):杨小姐,您好,您还没有排气,还不能进食。您要等待麻醉药物的作用消失,胃肠活动恢复后才能进食,要注意的是,胃肠功能逐渐恢复,需要一定过程。在您出现排气后,才标志着胃肠开始工作,此时开始吃流食如米汤、菜汤等,然后逐渐过渡到半流食(如烂面条等),再到软食,最后普食。每餐不宜过饱,可少食多餐。牛奶、豆浆易致胀气食物不宜过早服用。您还有什么需要了解的吗?

　　护士(对患者):杨小姐,您已经术后24小时了,可以下床活动了,早期下床活动可以促进胃肠蠕动恢复,防止肠粘连发生,对您十分有益。让我来扶您下床活动一下吧。

　　护士(对患者):杨小姐,您有点发热。在术后第一天或第二天,可能会伴有轻至中度发热,属于"吸收热",是正常反应,请您不必紧张。

　　护士(对患者):杨小姐,现在还有留置导尿管,要注意保持尿管的通畅,不要发生尿管的扭转打折,下床活动时要将尿袋固定在耻骨联合以下,防止尿液逆流发生尿路感染。为了保持您的会阴清洁,防止尿路感染,我会为您进行会阴护理,请配合我们。

　　护士(对患者):杨小姐,您排气了,又刚刚拔除导尿管,需要多饮水,如果在4~6小时内您可以自行小便,就说明您的膀胱功能恢复了,这是最好的。但如您这个时间内感觉还是不可以便出,也不要担心,及时告知医护人员,我们会为您提供帮助。

　　护士(对患者):杨小姐,您今天要出院了,祝贺您! 您回家后,要注意休息,避免劳累,2周内避免重体力劳动。出院一周内门诊复诊,这是复诊的联系方式,如有腹痛、腹胀、恶心、呕吐、停止排便、排气等应及时就诊。

　　护士(对患者):杨小姐,您先休息一下,我一会儿再来送您出院。

　　效果评价:

　　有效沟通:患者了解所患疾病的病因、治疗、护理,能积极配合各项治疗护理工作;护患经常沟通,有效解决患者的心理问题;患者身心恢复良好;患者和家属对护理工作满意。

　　无效沟通:患者不了解所患疾病的病因、治疗、护理,不能积极配合各项治疗护理工作;护患沟通不足,患者心理负担重,对预后担忧;患者和家属对护理工作不满意。

　　注意事项:上述沟通过程中护士要在可能的范围内,尽量尊重患者及家属的意愿,充分了解患者的感受,注意鼓励和倾听、移情等沟通技巧的应用,以及目光、表情、身体语言的应用,以增加沟通效果,避免主观臆断和"单向"说教。

课堂互动

　　如何应对以下情景?

　　情景指引:患者担心病情怎么办? 患者拒绝手术怎么办?

　　现场设置情境、模拟练习、角色扮演。

案例九　上消化道出血后

　　综合评估:常规评估患者的神志、生命体征、皮肤、甲床颜色,肢体温度、周围血管充盈程度、尿量等失血性周围循环衰竭症状;呕血、黑便情况;腹痛及其他不适主诉;心理状况;实验室及其他特殊检查结果。

拟定目标:了解患者的病情及出血量;减轻患者疼痛,促进患者舒适;维持患者生命体征平稳;患者能了解疾病相关知识;解除其焦虑等不良情绪。

建立沟通:(老师模拟或放映录像)

护士:您好! 我是您的床位护士小马,请问您怎么称呼?

护士(对患者):李阿姨,您好,您现在处于活动性出血期,需要绝对卧床休息,并且要在床上进行大小便,以避免活动引起出血。您住在医院里,医生、护士都在您身边,现在已经在给您输血补液,为您进行积极的治疗,请不要紧张,您有任何需要都可以和我说,我会尽力帮您解决。

护士(对家属):消化道出血患者需要卧床休息,为了给患者一个安静休养的环境,请减少陪客和家属的探视,有困难及时和我们沟通,我们一定会努力做好的,谢谢您们的配合。

护士(对患者):李阿姨,您的疾病情况需要您暂时禁食,就是不能吃或者喝任何的东西,防止食物和酸性胃液对胃黏膜刺激,加重出血和引起感染。当出血停止能够吃东西的时候我会及时通知您的。您还有什么需要了解的吗?

护士(对患者及家属):上消化道出血是由于各种原因导致的消化道黏膜破损、血管破裂出血。不仅饮食会对您的病有影响,休息和情绪也会有很大的影响,所以您要注意休息,保持良好的情绪状态,这样才有利于疾病的恢复。

护士(对患者):李阿姨,呕血的时候,您要把头偏向一侧,防止血块误吸,进入呼吸道。我来为您示范一下,您学会了吗?

护士(对患者):李阿姨,您已经没有呕血、便血现象了,现在可以稍微在床上活动,起身坐起的时候要注意缓慢,避免直立性低血压,如果过快的话,您可能会觉得头晕,眼前发黑,严重者甚至会晕倒。让我来扶您在床上活动一下吧。

护士(对患者):李阿姨,您已经 24 小时没有出血的现象了,医生说您可以进低温流质饮食了,就是温或凉的开水、米汤、果汁等,从少量开始,如果 2 日后仍没有出血现象就可以过渡到营养丰富的易消化的半流质、软食了,少量多餐。注意饮食卫生和规律,避免过度饥饿或者暴饮暴食,避免粗糙、刺激性食物,或者过冷、过热,产气多的食物、饮料等,禁烟酒。到时候我还会具体给您讲解的,您还有什么需要了解的吗?

护士(对患者):李阿姨,您先休息,我等一下再来看您。

效果评价:

有效沟通:了解患者的出血量,维持患者生命体征平稳;有效解决患者对呕血时的恐惧、焦虑等心理问题。患者没有发生误吸和窒息现象;了解消化道出血的相关疾病知识,特别是掌握饮食知识。患者和家属能够配合治疗和护理。

无效沟通:患者不了解疾病知识,未掌握饮食知识;未能解决患者的心理问题;患者及家属不配合、不合作。

注意事项:在上述案例沟通中,要注意观察患者由于疾病引起的恐惧、焦虑等不良情绪,要注意适时地聆听,并及时地疏导,仔细地观察和及时地反馈。及时地给予患者专业性的指导,适时地安慰、鼓励和解释,让患者积极地面对治疗。

笔记栏

如何应对以下情景？

情景指引：患者害怕病情危及生命怎么办？患者担心预后怎么办？

现场设置情境、模拟练习、角色扮演。

案例十　不孕症伴焦虑情绪

背景资料：徐某，女，35 岁，银行职员，已婚，未育 5 年，1 年前被医院诊断为继发性不孕症。丈夫系家中独子，婆婆退休在家抱孙心切，公公 2004 年 12 月因喉癌行部分切除手术。主诉：心慌、失眠、面部潮热、烦恼、手指发抖、多疑、急躁易怒 3 个多月。人际关系紧张，常与婆婆及同事发生口角，看到数字就头皮发麻，经丈夫劝说前来咨询求助。5 年前曾因孕 1 个半月时出差而流产 1 次。平素性格温和、善解人意。心理测量结果：SAS：总分为 53 分，SDS：总分为 54 分。MMPI 测验结果：D：54，Pd：55，Pt：57，Sc：51，Si：61，T 分低于中国常模。精神检查：意识清，思维正常，有明显的焦虑情绪。

综合评估：详细了解患者既往身心状况、家庭情况、工作环境、人际关系等。

拟定目标：求助者学会缓解压力的有效应对方式，减轻心理压力，缓解焦虑情绪，改善人际关系，增强个人及家庭的社会适应能力；调整求助者及其家庭成员（丈夫、婆婆）对不孕症的认知，充分提供社会支持。

建立沟通：（老师模拟或放映录像）

1. 充分移情和关怀患者，体会患者对不孕的焦虑心情和整体感受。

2. 采用支持性心理治疗、认知行为疗法、放松疗法等支持心理沟通，并评估实际效果。

3. 在建立信任关系的基础上，运用心理咨询技巧分别和患者家属核心人物及患者进行面对面的沟通。

4. 心理支持性护理的沟通参考。

护士与患者家属的沟通

护士：我们三个人坐在一起谈话的目的是一致的，就是帮助她摆脱目前的心理问题，上次咨询，我已经了解了一些你们家庭对于她的看法，现在想和你们一起讨论一下有关不孕的问题。

患者丈夫：是的，我也这么想（婆婆同时点点头）。

护士：对不孕的原因你们可能还不是很清楚。现在对患者来说，除了盆腔自身的炎症外，心理紧张和压力也是主要原因，因为任何紧张都可使患者内分泌系统紊乱、女性激素分泌失调、排卵受抑制等。所以我们目前需要共同努力的是：多给患者关心、爱护和支持，尽可能不提生育之事，让她以完全放松的状态接受药物治疗。盆腔炎症不是难治之症，只要好好与医生合作，会有希望治愈的。

患者婆婆：是吗？那么需要多长时间？

护士：这个我可以帮助您联系一下妇产科专家，如果是慢性、有粘连的，要坚持做一段时间理疗。

患者丈夫：做理疗对怀孕有副作用吗？

护士:一般不会有明显的副作用。

患者婆婆:好的,从现在起,我和我儿子都不再提生育的事,一心一意为她治病。

患者丈夫:是的,我们会尽力帮助她减轻压力的,谢谢您。

护士和患者的直接沟通

护士:您能告诉我您现在最担忧的事情是什么吗?

患者:就是全家人最担心的那件事。

护士:能告诉我您具体的想法吗? 如果不考虑别人的看法,您自己对不孕是怎么想的?

患者:其实,已经5年了,我一直在坚持检查和口服中药,我觉得自己已经够努力了,可是天不遂人愿,公公得了喉癌,他们家就一个儿子,婆婆自然是很焦急了,有时我觉得她几乎就要对我翻脸了,可是她又不忍心伤我,俗话说:不孝有三,无后为大。我觉得自己简直就像个罪人,老天怎么对我那么不公平,我好像又在走我妈妈的老路了……

护士:是的,按照我们的传统文化,您的想法可以理解。可是,医生是否告诉过您,过度紧张也会引起不孕。现在,您的主要问题除了盆腔有炎症,紧张焦虑造成的内分泌紊乱也可能是不孕的另一个因素,您丈夫和婆婆也都已经知道这个原因了,他们已经打算把为您治病放在第一位。那么您自己计划如何调整呢? 享受天伦会有很多途径的,您是否考虑过选择别的途径呢?

患者:是的,冷静下来好好想想,可能还是我自己太着急了,我是该好好想想其他途径了……

护士:我们可以把这个想法作为一条退路,现在积极治疗还是有希望实现愿望的,我们共同来努力,好吗? 我会尽力帮您的。

患者:谢谢您。

效果评价:

1. 自我评估 我现在不再出现心慌、失眠的症状了,也能正常地工作,婆婆很疼我,我也尽力多孝顺点,和同事之间能开放自我,坦然面对不孕,其实大家都很关心我。

2. 丈夫评估 现在我感觉很轻松,她和我妈又恢复到以前那样了,挺善解人意的,我妈也想通了,实在不孕,我们就领养一个孩子。

3. 护士评估 患者逐渐认识到情绪上的焦虑对受孕有直接的影响,学会放松自己的紧张焦虑情绪,其家庭主要成员在接受沟通后改变了认知,主动关心和帮助求助者,使其症状明显缓解,工作能力完全恢复,人际关系达到协调。

4. 心理测验结果 焦虑自评量表(SAS):总分为33分,SDS为28分,对比第一次的测验结果,求助者的焦虑和抑郁总分已在正常范围内,提示求助者的焦虑情绪已缓解,心理问题基本解除。

注意事项:心理沟通中常用的应对技巧:①及时采用折中的方法化解冲突,如放弃劝说及任何说教式的指导;②努力为患者及家属解决治疗中的实际问题,如请妇科医师会诊,帮助查询不孕症治疗的有效方法,指导其进行放松治疗等,逐步与之建立信任关系;③通过聆听、观察等途径充分收集患者信息,进行详尽的评估、分析,发现并判断心理问题,明确诊断,对症咨询;④鼓励患者及家属进行一定量和深度的自我暴露,提供良好的沟通信息;⑤争取家庭支持系统的援助,充分运用各种资源获得沟通的有效方法。

知识链接

心理沟通中常见的冲突

1. 护患信任关系未能建立时患者的阻抗和防备。
2. 护患之间信息不对称而沟通受阻或无效。
3. 护士未能移情于患者,体会患者的感受不足,盲目同情和先发制人的说教等引发患者的反感。
4. 患者未能充分自我暴露,隐藏自己的想法。
5. 家庭支持系统的干预和矛盾等。

案例十一　分娩前

综合评估:常规评估临产前孕妇的生命体征、心理状况和需要;查询围产保健检查记录、入院医嘱、相关记录;是否有临产先兆。

拟定目标:孕妇掌握临产前胎儿自我监护的常识;了解正常分娩过程及关心的问题;解除顾虑和担忧。

建立沟通:(老师模拟或放映录像)

护士:小杨,自然分娩主要看您有没有信心,分娩是正常的生理过程,刚才医生为您做了检查,您可以顺产。在分娩时您的丈夫或亲属和我们的"导乐"会同时陪伴在您的身边。所以您不必担心,放轻松。

护士:小杨,我们医院开展无痛分娩,您如感觉宫缩痛受不了,麻醉师会给您做硬膜外麻醉,来减轻您的痛感,对胎儿也没有影响。所以有需要请及时告知我们。

护士:小杨,我给您听过胎心,在正常范围。每天3次数胎动可别忘哦,如您感觉胎动减慢或增快,随时按铃告诉我们,以便我们进一步监测,采取措施,防止胎儿缺氧。

护士:小杨,我们根据医嘱给您氧气吸入20分钟,您睡觉时尽量向左侧卧位,这些对胎儿有好处。而且活动对顺利分娩也很重要,所以您下午可在走廊或院内花园里散散步,运动一下。

护士:小杨,您要多吃些高蛋白食物,如肉类、牛奶等,还要多吃绿色蔬菜和水果,增强体质,有助分娩。

护士:小杨,您的家人可以陪护,但不要太多,您可以看看电视、报纸、画报,听听轻音乐,保持良好心情。

护士:如果您发现阴道见红、分泌物增多、出现腹痛,可能是临产先兆,一定及时告诉我们,如出现不自主小便样的水流出您也要告诉我们。我们也会经常过来看您。如果有需求可以随时按呼叫器,我们马上会到您身边来。

护士:您分娩后咱们最好要选择母乳喂养,我们会协助和指导您。因为母乳是婴儿最好的食品,母乳营养丰富、温度适宜、方便卫生、母子接触还可以增进母子感情、帮助产妇子宫收缩、减少产后出血。

效果评价:

有效沟通:孕妇了解临产征兆,情绪稳定,对自然分娩充满信心;沟通有效,孕妇顾虑有效解决,孕妇及家属配合;健康宣教到位,了解母乳喂养好处,积极准备母乳喂养。

无效沟通:孕妇不清楚临产征兆,情绪不稳定,缺乏对自然分娩的信心;沟通无效,孕妇顾虑未得到解决,不能取得孕妇及家属的配合;健康宣教不到位,没有认识到母乳喂养好处,不能积极准备母乳喂养。

注意事项:上述沟通建立在护士充分尊重孕妇及其家属意愿的基础上,护士要充分认识到产前孕妇的恐惧、焦虑等不良情绪,要注意适时地聆听,仔细地观察和及时地反馈。适当表达移情和关注;避免主观臆断和"单向"说教。

 课堂互动

如何应对以下情景?

情景指引:孕妇产前过分焦虑怎么办? 孕妇不愿母乳喂养怎么办?

现场设置情境、模拟练习、角色扮演。

第七节　成 年 中 期
——腠理始疏,平盛不摇

成年中期是大部分个体不断意识到身体内部逐渐变化的时期,而这些变化标志着衰老的开始。虽然生理变化贯穿于整个生命周期,但有些变化却是生活方式选择的结果,如饮食、锻炼、吸烟、喝酒和毒品的使用等。源于以上两个方面的原因,身体患病的机会增多,如高血压、心肌梗死等,某些疾病导致的器官移植手术,在这个年龄段发生率也是很高的。

大部分女性在成年中期都经历了更年期的变迁,更年期的女性身心变化大,情绪不稳定,容易造成护患冲突,护患沟通尤其要关注患者内心的情绪体验,给予更多的共情和心理支持。

案例十二　乳癌术前

综合评估:常规评估患者生理、心理状况及家属的心理状况并查询医嘱、病史及相关资料,积极参与术前讨论,了解手术方式。

拟定目标:患者建立良好的术前心境;担心术后可能发生形体改变的心理问题得到疏导;护患之间建立良好的信任关系;掌握术前相关知识,确保手术顺利进行。

建立沟通:(老师模拟或放映录像)

护士:小兰,您好! 您明天就要做手术了,是不是医生已经通知您啦? 现在我要给您做术前准备工作,希望您能配合,谢谢。

护士:小兰,您明天的手术会采用全身麻醉,为了避免在麻醉和手术中出现呕吐情况,今晚八点以后请您不要再吃食物、十点以后不要再喝水了,请您一定记住哦,否则会影响咱们的手术计划的。

护士:小兰,手术中、手术后要用些抗生素,所以现在我要提前为您做几个皮试,以前您做过××皮试吗? 进针时有点疼,做皮试的地方请您不要用手去揉,20分钟后我会来看结果,这期间请不要远离病房,如果您有任何不舒服的感觉,请及时用呼叫器告诉我。

护士:小兰,因为术后您要平卧6小时不能下床,大小便都需要在床上解决,担心您术后不适应,所以今天咱们先练习一下在床上大小便。您适应了这种方式,术后排便就会舒服一些、容易一些。

护士:小兰,术前咱们要清洁一下手术区域的皮肤。您下午可以洗个澡,再换上干净的病员衣裤。

护士:小兰,您对手术还有什么想法和顾虑吗?您看××床,和您是一样的术式,您看她恢复得多好。对于术后形体的改变,现在可以通过乳房再造术、佩戴假乳来弥补,可以做到很美观,别人看不出来你的变化,所以您不用担心。

护士:小兰,这些天您的丈夫经常向我们询问有关您术后康复的注意事项,包括一些细节他都考虑到了,他真的好爱您,您放心手术。别像之前总是担心术后丈夫对您的感情会有所疏远,我想您可能多虑了!

效果评价:

有效沟通:患者心情开朗、乐观;健康指导及时,患者配合良好;建立了良好的护患关系;手术如期顺利进行。

无效沟通:患者对手术过程及效果缺乏了解;信任关系未及时建立;患者心理问题未解决,不配合,延误手术。

注意事项:在上述沟通过程中注意评估患者对病情的知晓程度,对于不知道病情者严格执行保护性医疗制度;护理人员要应用共情,试着去体会患者术前的心境;护理人员在操作过程中切忌态度冷漠,对患者提出的问题不能有厌烦情绪。

案例十三　乳癌术后

综合评估:查询医嘱、病史,评估神志、生命体征、伤口、引流管、引流液及患侧上肢血供情况等相关资料;了解手术过程、麻醉方式、术中相关记录及术后医嘱等;评估患者及家属对疾病的认知程度、心理承受能力及社会支持度。

拟订目标:明确患者术后心境,解除因形体改变所产生的顾虑和担忧;确保患者和家属掌握术后康复自护的知识与方法;出院前良好的身心状态。

建立沟通:(老师模拟或放映录像)

护士:小兰,手术进行得很顺利,您已经回到病房了,现在感觉如何?还会感觉紧张吗,有什么不舒服及时告诉我。

护士:您的手术采用的是全身麻醉,术后要去枕平卧6个小时,头要保持偏向一侧,如果没有这么做的话,可能会出现头痛、呕吐。在您血压平稳后我们会协助您改为半卧位,以利呼吸与引流。

护士:您刚做完手术,暂时不能吃东西,6个小时后无麻醉反应才能喝点温开水或米汤,然后可以逐步补充高热量、高蛋白、高维生素类的正常饮食,如鸡蛋、牛奶以及一些新鲜的水果和蔬菜,但千万不要吃过于油腻的食物,也不能一下子吃得太多,可以少食多餐。

护士:小兰,手术后放置的两根引流管很有用处的,是为了防止手术创腔积液、皮瓣坏死引起感染。注意要保持管路的通畅,别将它压在身下或使它折叠、扭曲,以免影响引流液的流出,造成皮下积血,伤口愈合延期。在您翻身时要小心,不要使引流管脱落、移位。引流管相连的负压袋如有鼓起,说明有漏气,请及时联系我们来处理。

护士:小兰家属,为了预防切口感染,让患者有一个安静休养的环境,请尽量减少陪客和家属探视。遇到困难请及时与我们沟通,我们一定尽力帮助解决。谢谢你们的配合。

护士:小兰,麻醉效果消失后伤口会有些痛,我可以教您如何利用缓慢深呼吸来减轻疼痛。如果您感觉难以忍受时,请告诉我们,可以给您适当用一些止痛药。

护士:小兰,为了使术后的皮瓣与胸大肌不留残腔,减少皮下积液,患侧皮瓣更好地愈合。术后 3 日内您的患侧上肢一定要平放,不可以做任何活动,尤其要避免上臂外展,您记住了吗?

护士:小兰,术后您必须进行咳嗽和排痰,这样可以预防肺不张和肺部感染。您咳嗽、排痰时伤口会很疼,但要坚持。我可以教您进行有效的咳嗽排痰,让您顺利渡过此关。

护士:小兰,功能锻炼对患侧上肢的功能恢复起着重要的作用。我们是这样给您安排的:一般术后 1~2 日会指导您做患侧握拳锻炼,3~5 日做屈肘活动,术后 1 周(7 日)做肩部活动,以后逐步增加活动量,要坚持每天练习。还会指导您做手指爬墙运动,直至您的患侧手指能够高举过头,能够梳理头发,并且能够端碗吃饭。

护士:小兰,您情绪似乎有些低落啊,不要这样,您应该树立正确的人生观,和自己的丈夫坦诚相对,这次手术虽然失去了一侧乳房,却保住了自己鲜活的生命,并且能够和爱人长相厮守,这种代价实在是微乎其微,希望您能够调整好心态,尽快适应新的生活方式,以达到身心全面康复。

护士:小兰,恭喜您马上就要出院了。出院后有些注意事项要和您交代一下:①要避免用患侧上肢搬动、提拉重物;②不宜在患肢测血压、行静脉穿刺,防止肢体肿胀;③遵照医嘱要坚持放、化疗,定期到医院复查;④完全康复后可佩戴塑料泡沫乳罩或行乳房再造术。

评价效果:

有效沟通:患者及家属对手术有足够的认知,有效解决相关问题;沟通和谐,健康指导到位,患者及家属积极配合;术后患者身心恢复顺利。

无效沟通:患者对手术认知不足,关注问题未得到解决,对医务人员缺乏信任;患者及家属未掌握相关知识,与护士配合、协作不够;患者术后身心恢复迟缓。

注意事项:护理人员在沟通过程中态度热情、诚恳,注意适时聆听,并充分地移情、关注和及时反馈,对患者提出的问题不能有厌烦情绪;充分尊重患者及家属意愿,避免主观臆断和"单向"说教。

课堂互动

如何应对以下情景?

情景指引:患者担心术后形体改变怎么办?患者术后因害怕伤口疼痛不敢咳嗽怎么办?

现场设置情境、模拟练习、角色扮演。

案例十四　耳穴埋籽缓解失眠

综合评估:常规评估患者的既往病史、主诉、症状和体征(神志、精神、体温、脉搏、呼吸、血压等),同时注意评估患者和家属对失眠及耳穴埋籽相关知识的了解程度。

拟定目标:患者了解耳穴埋籽的相关知识;能够积极配合治疗。

建立沟通:(老师模拟或放映录像)

操作前:

护士:您好! 张萍! 我是今天帮您做耳穴埋籽的护士小刘。您是第一次接受耳穴埋籽治疗,我先简单为您介绍一下耳穴埋籽。耳穴埋籽又叫耳穴贴压,是用一种王不留行籽粘在胶布上,贴于耳朵上相应穴位,用手指按压,刺激耳廓上的穴位或反应点,通过经络传导,达到防病治病目的的一种中医操作技术。耳穴埋籽操作简单、无痛苦,对于失眠是一种简便易行、安全有效的治疗方法,所以请您不要紧张。

护士:耳穴埋籽做好后,您需要每天用手指按压相应部位,您能配合吗?

护士:整个治疗过程大概需要十分钟左右,您需要解小便吗?

操作中:

护士:现在我们开始治疗好吗? 请您坐在凳子上,身体放松,我先观察一下您耳廓部位皮肤情况,再帮您清洁一下耳廓。

护士:现在我来帮您确定埋籽的部位。(用探针刺激穴位)请问您有什么感觉吗?

护士:您有酸、麻、胀、痛的感觉是正常反应,证明这个穴位反应性很好,我现在要把王不留行籽埋到这里。

操作后:

护士:张萍,我现在帮您把籽都埋好啦,您现在觉得怎么样? 中医认为耳朵与脉络之间有着非常紧密的联系,当人体发生疾病时,就会在耳廓相应部位出现"阳性反应点",这些反应包括压痛、变形、结节等,也就是我们所说的敏感点,我们称之为耳穴。人体的耳穴总体上形如一个倒置的胎儿,也是我们做耳穴埋籽的依据,贴好后按压时有酸麻胀痛感是正常的感觉,中医称之为"得气"。

护士:您每天都要像我刚才教您的那样用拇指和食指指腹面相对按压埋籽处 3~5 次,每次每个穴位按压 1~2 分钟。按压压力不可太大,以疼痛能忍受为宜,切勿揉搓。您能按压一遍给我看吗?

护士:洗澡时不要揉搓埋籽部位,如果脱落请及时来门诊更换胶布。

护士:您回家后要注意定期复诊,如果有什么不舒服,就随时来就诊。现在您能把我刚才说的复述一遍给我听吗?

效果评价:

有效沟通:患者了解自己的病情、治疗方式,能积极配合进行治疗;护患经常沟通,患者对护理工作满意。

无效沟通:患者对诊治过程不清楚;对护理工作不满意,不配合。

注意事项:上述沟通过程中护士充分了解患者的感受,对于患者可能存在的担心予以事先解释、化解,给予积极的影响。能够正确应用提问、倾听、鼓励、阐释、核实等交谈技巧,并注重面部表情、身体语言、空间距离等非语言沟通技巧的应用,注重评价沟通的效果。

课堂互动

如何应对以下情景?

情景指引:为患者进行耳穴埋籽时患者出现心慌、头晕、呕吐等现象怎么办?

现场设置情境、模拟练习、角色扮演。

第八节　成年晚期
——五脏始衰,气机始滞

　　成年晚期也就是老年期,该期体内的感觉器官出现了明显退化,困扰老年人的主要疾病是白内障、青光眼等。因为感觉器官是人和外界联系的桥梁,所以,感觉能力的衰退将会对心理产生很大影响。

　　导致老年人死亡的主要原因有心脏病、癌症和脑血管意外,还有相当一部分的老年人患有一些慢性疾病如老年慢性支气管炎等。

　　心理因素对老年病患者有着重要的影响,在护患沟通中,应给予乐观、积极的心理暗示,更多地给予心理支持,以增强战胜疾病的信心。

案例十五　慢性支气管炎发作

　　综合评估:常规评估患者生命体征及伴随症状、病史、诱因、发病经过、心理社会反应、实验室检查及其他阳性值。

　　拟定目标:患者了解发病原因及诱因;掌握治疗配合事项和有效排痰的方法、营养、功能锻炼等保健知识并积极制定营养休息计划。

　　建立沟通:

　　护士:刘先生,您好! 我是您的责任护士小张。噢,看您咳嗽的真厉害,可能气管里痰液比较多,因为您正处在疾病急性发作期,一定要注意卧床休息。我来帮助您选择一个比较舒适的体位。这样感觉好多了吧,请您不要紧张,医生马上过来看您。

　　护士:刘先生,根据病情需要,给您使用消炎、止咳、平喘、祛痰药物,现在给您做静脉输液治疗,用药过程中,可能出现手指震颤、心悸、头痛、失眠等不良反应,请告诉我们,我们会及时调整药物,也有些药物继续使用以后,以上症状会消失,不必过分担心。如果出现局部疼痛、皮疹、恶心、呕吐或腹泻等不良反应时,请立即按铃联系我!

　　护士:刘先生,用药以后,感觉好些了吗? 噢,让我看一看,现在仍然是白色黏液痰吗?不要紧的,会慢慢好起来,来,现在让我帮您翻身,拍背(5分钟左右);请您再跟着我一起做深呼吸和有效咳嗽:请坐起来→深呼吸5~6次→屏气3~5秒→缩唇,缓慢呼气→再深吸一口气→屏气3~5秒,身体前倾,做2~3次短促有力的咳嗽(帮助患者按压上腹部)。对,很好! 看,又吐出一口痰,来漱漱口,太棒了,您现在好好休息,过会我再来看您。

　　护士:刘先生,您的病很消耗体力,要加强营养,可多吃些高蛋白、高维生素,高能量的易消化饮食,如鸡蛋、牛奶、鸭、鱼、瘦肉等,每天摄入量应达到100~120g,同时保证有水果蔬菜的摄入,如芹菜、白菜、青菜、梨、苹果等;还有重要的一点就是每天保证足够的水分,有利于痰液咳出。

　　护士:您看上去好多了,请您出院后,合理安排休息和活动,坚持锻炼,增强耐寒能力,如每天用冷水洗鼻、洗脸、室外散步、快走、慢跑、太极拳、体操等,逐步提高肺活量和活动耐力,戒烟,避免油烟,防止受凉,预防感冒。祝您健康长寿!

　　效果评价:

　　有效沟通:患者了解疾病发生的原因和治疗原则,积极采取有效措施;掌握康复锻炼、保健知识,积极参与制定休息、营养摄入计划;主动戒烟,并避免烟、粉尘等刺激性环境。

无效沟通:患者不了解疾病发病原因及诱因,未进行正规药物治疗,治疗效果差,反复发作,迁延不愈;患者不能戒烟,喜高脂、高糖等饮食,蔬菜、水果、水摄入量不够;患者焦虑、不配合、不合作,家属关注不够。

注意事项:在上述沟通过程中患者应取舒适体位,以减少氧耗量。护士应随时观察患者主要症状和体征,给予积极处理,减轻焦虑,同时要注意和患者充分沟通,了解患者生活习性,督促家属帮助患者形成健康生活方式。

> **课堂互动**
>
> 如何应对以下情景?
>
> 情景指引:患者担心疾病预后怎么办?患者在服药过程中出现手指震颤、心悸、头痛、失眠等不良反应很恐惧怎么办?
>
> 现场设置情境、模拟练习、角色扮演。

案例十六 罹患肿瘤接受化疗

综合评估:常规评估患者的年龄、文化水平、生活经历及社会文化背景、既往的化疗经历、日常生活中人际交流能力、自我护理能力的需求;全面了解患者对基本治疗要求、所患疾病及并发症的了解程度、认识能力以及知识缺乏程度;尤其注重观察患者的化疗毒性反应及其严重程度。

拟定目标:向患者提供有关的健康知识及相关信息,使患者了解治疗的作用、预期效果、简要步骤、可能出现的副作用和需要配合的事项,帮助患者预防并发症;消除患者对治疗手段及过程的顾虑和疑问,缓解其焦虑心情,及时掌握患者治疗效果和缓解因治疗而带来的痛苦,努力提高患者的自我护理能力,建立对肿瘤治疗的信心;护患之间建立相互信任、开放的护患关系,为实施护理奠定良好的人际工作环境。

建立沟通:(老师模拟或放映录像)

护士:罗阿姨,您这是第一次化疗。手术是肿瘤治疗的主要手段之一,化疗也是目前医治肿瘤的主要辅助治疗。术后为了预防及控制癌细胞的扩散或浸润,进行化疗是非常必要的。比起手术来说,化疗带来的副作用应该更容易克服。化疗好比爬山,虽然这一路会有很多困难,但只要勇敢面对,坚持下去,一定能达到顶点,看到美丽的风景。我们会帮助您的。

护士:罗阿姨,化疗前我们会给您做全面的检查,如抽血做化验,做 CT、心电图、B 超等检查,了解您的全身情况及肿瘤情况,选择效果较好、副作用相对较轻的方案。床位负责医生会详细跟您说具体的内容,最主要的是,医生会使用一些预防呕吐、过敏和保护肝功能的药物,最大程度减轻药物的副作用。另外,合理的饮食、良好的情绪和充足的睡眠,也是非常重要的。一般说,经过预处理,大部分患者出现的副作用是轻微的,所以,您不用害怕。

护士:罗阿姨,今天您就要开始化疗了,我先给您推 2 支针,这是一种高效止吐剂,是预防化疗引起的恶心、呕吐等胃肠道反应的。推完止吐针,我将给您用化疗药。化疗药在杀灭肿瘤细胞的同时,也会损伤机体的正常组织细胞,引起一些毒性反应,如胃肠道反应(恶心、呕吐、便秘、腹泻等)、过敏反应、肝肾功能损害、骨髓抑制(白细胞、血小板下降等)、脱发等。

由于个体差异,每个人出现的毒性反应及严重程度都不尽相同,但您不用紧张,我们会给您做好预防措施。若出现毒性反应,医生会给您采取积极的治疗措施。只要您配合我们,相信您一定能顺利完成化疗。

护士:罗阿姨,您现在使用的化疗药物是"某某",其主要的毒性反应为胃肠道反应和神经毒性,临床主要表现为恶心、呕吐、便秘、肢端发麻等。化疗期间饮食宜清淡易消化,少量多餐,多饮水。避免冷刺激,勿进食冷食物,以免引起喉部痉挛、呼吸困难,注意肢体保暖,勿接触冷物体,出现不适反应及时向医护人员反映。

护士:罗阿姨,明日您将行"紫杉醇"化疗,其较特殊的毒性反应为过敏反应,轻者出现面部潮红、皮疹等,严重者可出现血压下降、呼吸困难等。化疗前 12 小时、6 小时分别口服地塞米松 6mg,化疗前 30 分钟行西咪替丁 300mg 静脉注射、非那根(盐酸异丙嗪注射液)25mg 肌内注射,可预防该毒性反应。今晚 22:00 和明晨 7:00 要分别口服地塞米松 6mg,护士到时间会分发药物给您,请您配合按时服下。

护士:罗阿姨,您这两天头发掉得有点多,这是化疗引起的副反应。脱发只是暂时的,停药以后,头发就自然长好了,长出的头发在色泽、弹性、质量方面都不会发生明显的变化,即使出现脱发,也可以带发套、戴帽子或扎丝巾,同样非常漂亮。

护士:罗阿姨,您今天行艾力化疗,其主要也是最严重的毒性反应是腹泻。这是备用药品"易蒙停",是为了预防该毒性反应的。当出现肠蠕动加快、大便变稀,请及时向我们反映,并口服 2 片易蒙停(洛哌丁胺),以后每 2 小时服 1 片。若腹泻症状好转,可改为每 4 小时服 1 片,直至遵医嘱停药。

护士:罗阿姨,您现在胃肠道反应较重,我们可以遵医嘱临时再使用一些止吐药物,减轻您的反应,您就不会觉得太难受了。您不吃东西是不行的,这样营养会跟不上,免疫力就会下降,您可以让家人给您准备一些您喜爱的食物,您现在胃口不是很好,可让家属适量加一些调味品,饮食宜清淡易消化,尽量吃些干的食物,与汤和饮料分开,避免进食过热、过甜、粗糙、辛辣等食物,少食多餐,尽量在呕吐间歇期进食。若呕吐严重,进食太少,就需静脉补充营养。最难坚持的可能就是化疗这几天,等化疗结束,化疗药物停止使用,这些症状慢慢就会得到缓解。只要您跟我们好好配合,这些反应是可以减轻的,并能顺利完成治疗。

护士:罗阿姨,您的血液报告出来了,白细胞较低。我现在给您打一支吉赛欣(重组人粒细胞刺激因子注射液),它是一种升高白细胞的制剂。您现在白细胞较低,易发生感染。要多注意天气变化,避免受冻感冒,不要到人群较多的场合。这几天亲戚朋友尽量不要来探视,避免交叉感染。增加营养素的摄入。可适当吃些红枣、花生、赤豆、猪蹄等补血食物。

护士:每个肿瘤患者都有复发转移的可能性,只是每个人的概率不一样,您应遵守医嘱定期进行随访复查,有不适应及时就医。但心理压力不要太大,一切顺其自然,压力太大,免疫系统会发生紊乱,免疫力减弱,就会增加复发转移的概率,很多癌症患者不是因为疾病而死,而是被吓死的。

护士:罗阿姨,掉发是化疗药物的正常副反应,化疗结束后,经过 1~2 个月会长出更黑、更亮、更有弹性的新发。其实您可以戴一个适合您脸型、年龄、气质的发套,别人一点也看不出来的,而且人的精神状态也会更好一些,更有自信一点。您应该大胆走出去与人交往,比如参加癌友协会主办的活动,与癌症患者交流一下体会心得,或参加一些社会活动,将自己融入正常人的生活中,这样您的心情会开朗一些,可以避免一些负性情绪。如果您长期待在家里,与外界缺乏沟通,会感到孤单、寂寞,对疾病的担心会多一些,容易产生抑郁心理,这样免疫系统会受到损害，也会增加复发转移的可能性。

护士：罗阿姨，过正常人生活对康复有很大的意义，只有过正常人的生活才会拥有正常人的心态，如果因为体能较差而把自己当作一个患者，您就会是患者的心态。其实肿瘤患者在康复过程中就是正常人，只是在治疗结束的初期体能会差一些，经过一段时间的调养，体能会得到恢复。若您的工作体能消耗较小，您完全可以重新回到工作岗位上去，但也不要过于勉强，若自身感到乏力、疲惫，不能胜任工作，就及时休息。

护士：罗阿姨，我把我们病区的电话号码告诉您，您有什么需要可以打电话跟我们联系。您也留个电话号码给我们，我们会定期打电话进行回访，了解您的病情并解答您的疑问。

效果评价：

有效沟通：护患双方建立了良好的护患合作关系，患者积极配合护士进行一系列护理活动，解除了负性情绪，对肿瘤治疗建立起了信心；能有效执行预防及应对化疗副反应的措施，减轻化疗副反应；对康复期的生活安排及自我护理充满信心，自我护理能力提高。

无效沟通：患者对化疗充满恐惧感，化疗前心理问题未能解决，对治疗缺乏信心，情绪低落，有时可表现为哭泣，不配合，不合作；对自己所用药物的主要不良反应不清楚，不能有效执行预防及应对化疗副反应的措施；对康复期生活缺乏信心，依赖性增强。

注意事项：与化疗患者沟通过程中应注意使用通俗语言，尽量减少专业术语，避免刺激性语言，使用礼貌用语；营造轻松祥和、温暖宽容的沟通气氛，让患者了解到他或她的全部情绪反应都是合情合理的，都是正常人应有的反应；护士应从患者的角度出发，通过关切的目光、同情的态度、治疗性的触摸、认真地倾听等方式表达对患者的关心；注重心理疏导，传递关怀信息，表达愿意陪伴患者共同战胜癌症的意愿；以移情的方式倾听患者的诉说，表达对患者感受的理解，传递接纳、了解的信息，对于患者的感受和想法不作随便的评论或建议；若患者以"愤怒"的态度表达对医务人员的不满，则希望以理解的态度倾听，不做辩护；护士一定要对患者所反映的信息或非语言的信息及时做出反应，这样不仅可以及时地处理患者的问题，满足患者的需要，而且使患者感受到关心、温暖及重视，促进良好护患关系的建立。

课堂互动

如何应对以下情景？

情景指引：患者对化疗心存恐惧心理不肯配合怎么办？患者在化疗过程中出现脱发、乏力等不良反应很恐惧怎么办？

现场设置情境、模拟练习、角色扮演。

案例十七 刮痧治疗中暑

综合评估：常规评估患者的既往病史、主诉、症状和体征（神志、精神、体温、脉搏、呼吸、血压等），同时注意评估患者和家属对刮痧及中暑相关知识的了解程度。

拟定目标：患者了解刮痧的相关知识；能够积极配合治疗。

建立沟通：（老师模拟或放映录像）

操作前：

护士:您好!李刚!我是今天帮您做刮痧的护士小李。您以前接受过刮痧治疗吗?我先简单为您介绍一下刮痧疗法。刮痧是通过刮板在人体体表一定部位的皮肤上反复刮动,使局部皮下出现痧斑或痧痕,从而达到疏通腠理、调畅气血、逐邪外出目的一种中医操作技术。刮痧操作简单,对于中暑是一种简便易行,安全有效的治疗方法,所以请您不要紧张。

护士:整个治疗过程大概需要 10 分钟左右,您需要解小便吗?

操作中:

护士:现在我们开始刮痧治疗好吗? 这次我将为您在背部进行刮痧,请您趴在治疗床上,身体放松,我帮您把上衣脱掉,我已经拉好遮隔帘为您进行隐私保护。

护士:您背部皮肤完整,现在我先在您背部涂点刮痧油并按摩一下,会增强刮痧效果,等刮痧完毕,您的后背皮肤会发红、有瘀斑,这属于正常现象。

护士:我要开始为您刮痧了,刮的时候如果有疼痛难忍或其他不舒服请及时告知我。

操作后:

护士:李刚,刮痧结束了,您现在觉得怎么样? 请您把这杯温开水喝下,有利于增强刮痧效果。

护士:现在您后背刮痧处的皮肤有红色的瘀斑和刮痕,这是刮痧后的正常现象,过几天会逐渐消退的,皮肤可能会有轻度疼痛、瘙痒感觉,请您不要抓挠,以免皮肤破溃引发感染。刮痧后 30 分钟就可以洗澡了,洗澡时要用温水,不要揉搓刮痧部位。

护士:要注意饮食清淡,不要吃生冷、肥腻、辛辣的食物。

护士:您要注意定期复诊,外出活动时尽量安排在早晚,延长中午休息。及时补充水分,不要过度劳累,保证充足休息睡眠,保持室内通风良好。如果有什么不舒服,就随时来看医生。

效果评价:

有效沟通:患者了解自己的病情、治疗方式,能积极配合进行治疗;经护患沟通,患者对护理工作满意。

无效沟通:患者对诊治过程不清楚;对护理工作不满意,不配合。

注意事项:上述沟通过程中护士充分了解患者的感受,对于患者可能存在的担心予以事先解释、化解,给予积极的影响。能够正确应用提问、倾听、鼓励、阐释、核实等交谈技巧,并注重面部表情,以及身体语言、空间距离等非语言沟通技巧的应用,注重评价沟通的效果。

课堂互动

如何应对以下情景?

情景指引:为患者进行刮痧时患者出现皮肤破溃现象怎么办?

现场设置情境、模拟练习、角色扮演。

第九节 临 终 期
——人尽天年,生命终结

由生存到死亡是生命活动发展的自然规律,临终和死亡是人生的必然归宿。

作为一名临终关怀的护士,必须以极大的同情心给予临终者更充分的关爱、理解和尊重。临终护理的关键是讲求人性化,要维护临终者死亡的尊严,使他们及家属都能获得身体、心理及精神上的支持和照顾。

综合评估:常规评估:①全身状况:患者的年龄、营养状况、重要脏器功能、机体活动度,是否存在疼痛、呼吸困难等不适症状;②心理状况:患者的精神状况、性格、文化教育背景(宗教信仰)、对疾病的了解程度、对死亡的认识和看法,有无焦虑、抑郁、绝望等负面情绪及其程度,目前存在的主要心理问题等;③社会支持系统:患者家庭成员组成、家庭经济、文化背景,患者家属对患者所患疾病的认识、对患者的关怀和支持程度及对预期死亡的认识等;④对治疗方案的选择、配合度以及对姑息治疗、护理的认识及接受程度。

拟定目标:患者情绪较稳定,能平静从容地接受现实,接受姑息治疗和护理;能够接受药物、音乐等方法对疼痛等不适的干预,积极配合治疗;树立科学的死亡观,正确对待死亡并能进行生前遗嘱;能够在临终前带着家人的温情,安详、无憾地离开人世;家属能够较为平静地接受丧失亲人的现实,适应新的生活。

案例十八　安宁照护

蒋先生因患晚期肝癌生命垂危,进入了临终状态,这几天他情绪极低,一直在自责自己没能及时进行每年体检以致病入膏肓。因为痛和虚弱,医生给他开了绝对卧床休息医嘱,用白蛋白支持治疗,小剂量吗啡镇痛。蒋先生病前是单位的领导,平时很注重个人卫生清洁。这次入院由于虚弱,他已经一个月没洗澡了,身上皮肤黄疸瘙痒难忍,夫人很想帮他洗澡,但是不敢。一天,他终于忍不住了,坚决要求护士长帮忙给他洗澡,但此时他的血压较低,极其虚弱,护士长汇报医生后未果,只好拨通护理部主任的电话求助,这时,主任来到了蒋先生床边:

建立沟通:

护理部主任(走到床边,轻轻拉开蒋先生的衣袖,看了看,黄黄的胳膊上面全是手指搔痒的划痕):您很想洗澡,是吗? 一个月没冲淋了,如果是我也会熬不住的,(转向蒋夫人)夫人也想帮他洗是吗?

家属(蒋夫人):是的,就是不敢。

护理部主任(摸了下蒋先生脉搏,看看监护仪的血压、氧饱和参数,基本在正常范围,对护士长说):请床位医生护驾,准备好抢救车和氧气装置,还有吸引器。(转向蒋夫人)蒋夫人,我们准备和您一起帮他洗澡,需要您签个字,洗澡的过程可能存在呕血、休克等危险,我们将共同承担责任,可以吗?

家属(蒋夫人):(点点头,在病历上签了字)

护理部主任:护士长、床位护士和我还有夫人,我们共同帮他洗澡,由于患者较虚弱,只有10分钟时间,我们需要在浴缸内放好椅子等所有防护设备。蒋先生,我们都是您的妹妹,您不介意我们帮您洗澡吧,您夫人替您洗下半身,我们替您洗上半身,如何?

患者蒋先生(点头):谢谢您了!

护理部主任:好了,让我们调好水温和室温,开始吧! 蒋先生,我先要冲湿您的头发,哦,水温刚好,您试试行吗?(边说,边和护士长、床位护士共同给他用洗发香波揉搓他的头发)这样会不会太重? 有什么不舒服请告诉我好吗?

患者蒋先生:太舒服了,我感觉很轻松。(她的夫人用毛巾帮他搓着下身。约10分钟,屋里弥漫着洗发水和沐浴露的芳香……）

护理部主任（看了眼墙上的时钟）：时间到了；（摸了下蒋先生的脉搏 112 次/min），不能再洗了，马上停止吧！

患者蒋先生：再让我冲一会儿吧，舒服极了，我好像感到自己又活回来了……

护理部主任：蒋先生，您的脉搏在加速，头上在出汗，不能再冲了，否则血管继续扩张会休克的，现在需要休息，来，我们用大毛巾将您裹起来，头也要用干毛巾裹一下，否则会着凉感冒的。

护士长（护士长、床位医生、护士及家属共同将他抱回轮椅，推回病床，护士长用吹风机给蒋先生吹头发，其他人则帮助他擦干身体，穿上干净的衣服，并问到）：您现在感觉如何？是否很累？

患者蒋先生：真的很舒服，能够在这个时候洗上澡，我死而无憾了！

学习小结

1. 学习内容

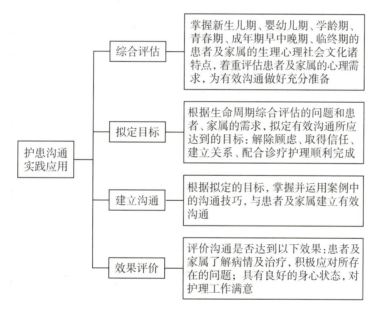

2. 学习方法

本章学习，通过老师课堂讲授及观看示范录像，了解生命周期各阶段的疾病特征及患者、家人等生理、心理、社会、文化等问题的综合评估和应对方法，理解护患沟通的特殊性和重要性，掌握生命周期各阶段的沟通要素和注意事项。通过小组讨论、情景模拟等课堂活动课程，为临床沟通实践提供理论和实践指导。

（王岩梅　任　蓁）

扫一扫，
测一测

复习思考题

1. 新生儿期的沟通对象以及注意事项有哪些？

笔记栏

2. 与手术前焦虑患者沟通的注意事项有哪些?

3. 案例分析

牛牛是个男孩子,从一出生到2周岁每次打预防针都是爸爸妈妈两个人陪他一起去的。但是妈妈本身自己就怕打针,每次看到牛牛打针就心疼、害怕,把脸转向别处。这种恐惧心理传递给牛牛,他每次打针都哭着奋力挣扎,全靠爸爸使劲抱牢他才能顺利完成打预防针的工作。但是随着牛牛长大,力气也越来越大,这次打预防针时爸爸竟然也按不住他了,他哭着跑出注射室,远远地躲在墙角,就是不肯去打针,周围的小朋友听见他的哭声,也跟着哭了起来。

思考:假如您是牛牛的注射护士,碰到这种情况应如何与家长及患儿沟通?

4. 研究性学习思考题

在临床护理实践中,处处存在着护患沟通,掌握护患沟通技巧,提供精益求精的护理技术,是构建温馨和谐的护患关系根本保证。请结合您在临床实习或见习的经历,谈谈沟通技术在实践工作中的具体体现与应用,并以小组研究性学习的成果在课堂上汇报,形式不限。

◇◇◇ 主要参考文献 ◇◇◇

[1] 张翠娣.护理人文修养与沟通技术[M].北京:人民卫生出版社,2012.

[2] 胡佩诚.医学人文学精要[M].北京:人民卫生出版社,2018.

[3] 刘霁堂.哲思中医:关于中医学本体、认知及方法的多角度思索[M].广州:暨南大学出版社,2020.

[4] 吴学华,汪晶.护理人文修养[M].北京:中国医药科技出版社,2019.

[5] 王霁.护理社会学[M].北京:北京大学医学出版社,2011.

[6] 朱丹.护理社会学[M].北京:高等教育出版社,2009.

[7] 李鲁.社会医学[M].5版.北京:人民卫生出版社,2017.

[8] 吴学华,汪晶.护理人文修养[M].北京:中国医药科技出版社,2019.

[9] 张翠娣.护理人文修养与沟通技术[M].2版.北京:人民卫生出版社,2016.

[10] 胡爱招,章晓幸.临床护理人员职业能力构成要素的调查和分析[J].解放军护理杂志,2009,26(4):37-38.

[11] 黄建萍,钱阳明.医务人员求职应聘指南[M].北京:人民卫生出版社,2010.

[12] 范国正,刘伊玲.护理职业素养[M].北京:人民卫生出版社,2017.

[13] 史瑞芬,史宝欣.护士人文修养[M].北京:人民卫生出版社,2012.

[14] 李小寒.护理中的人际沟通学[M].上海:上海科学技术出版社,2010.

[15] Julia Balzer Riley.护理人际沟通[M].6版.隋树杰,董国忠,译.北京:人民卫生出版社,2010.

[16] 冷晓红.人际沟通[M].北京:人民卫生出版社,2006.

[17] 尹梅.医学沟通学[M].北京:人民卫生出版社,2011.

[18] 史瑞芬,刘义兰.护士人文修养[M].2版.北京:人民卫生出版社,2017.

[19] 李秋萍.护患沟通技巧[M].3版.北京:科学出版社,2018.

[20] 王晓莉,徐贤淑.护理美学基础[M].北京:人民卫生出版社,2018.

[21] 刘明.护理质性研究[M].北京:人民卫生出版社,2008.

[22] 黄行芝,刘义兰,杨春.关怀护理学——华生人性关怀理论在护理中的应用[M].北京:人民军医出版社,2009.

复习思考题
答案要点

模拟试卷